황우석
황만기
박사의

현대과학적 논문 근거를 갖춘
한의약 클리닉

소아청소년 키성장 · 성조숙증 클리닉

Dotori

추천의 글

안덕균

경희대학교 한의과대학 본초학교실 주임교수,
대한한의학회 회장, 대한본초학회 회장 등 역임
現 대한한의학회 명예회장

저는 지난 50여 년 동안 한의학 그중에서도 특히 본초학(本草學) 분야를 집중적으로 연구해 왔습니다. 연구를 거듭할수록, 한의약의 과학적 우수성에 대해서 새삼 놀라게 되는 경우가 상당히 많았습니다.

그럼에도 불구하고, 팩트에 기초하지 않은 (한의학에 대한) 비논리적 선입견이나 비합리적 몰이해 때문에, 적절한 한의약적 개입을 통해서 충분히 개선될 수 있었던 환자가 그만 시기를 놓쳐버리는 너무나 안타까운 일들이 매우 빈번하게 벌어지고 있는 것 또한 대한민국의 현실이기도 했습니다.

특히 '중의우세병종'(中醫優勢病種 : 서양의학적 관점에서는 효율적으로 제대로 잘 치료할 수 없는 난치성 질병들(총 508개)에 대해서, 중국 국가중의약관리국(国家中医药管理局, State Administration of Traditional Chinesemedicine)이 공식적으로 발표한 바 있는 한의학이 서양의학에 비해서 현저하게 우세한 치료 효과를 나타내는 병증들) 중에서 가장 대표적인 한방소아청소년과 병증이라고 할 수 있는 '성조숙증(precocious puberty)'과 '성장부진(short stature)' 문제에 대해서, 임상적 안전성(safety)과 유효성(effectiveness)뿐 아니라 과학적 근거(scientific evidence)도 충분히 갖추고 있는 많은 한약 처방들이 존재하고 있다는 매우 명백한 사실조차, 대한민국의 많은 국민분들께서 아직도 잘 모르고 계신 상황이, 하루빨리 타개되었으면 좋겠다고 늘 생각하고 있었습니다.

때마침 너무나 다행스럽게도, 사랑하는 두 제자인 황우석 박사와 황만기 박사가 학문적으로 의기투합해서, 자녀들의 성조숙증과 성장부진 문제로 고민하고 계신 대한민국의 많은 부모님들에게 완벽한 매뉴얼이 되기에 전혀 모자람이 없는, 최신의 과학적 연구 성과까지 모두 포괄한 아주 훌륭한 단행본을 이번에 출간하게 되었다는, 흐뭇하고 반가운 소식을 듣게 되었습니다.

황우석 박사와 황만기 박사는 모두 경희대학교 한의과대학 91학번으로서, 한의사 면허증을 취득한 이후 20년이 훌쩍 넘는 오랜 시간 동안 소아청소년들의 성조숙증과 성장부진 문제에 대한 올바른 한의약적 접근법에 대해 현대과학적 연구에 기반하여 매우 성실하고 모범적으로 클리닉을 운영해 왔을 뿐 아니라, '한방소아청소년과임상연구회'를 조직하여 많은 후배 한의사들에게 성조숙증과 성장부진에 대한 학문적 최신 지견과 경험적 임상 노하우를 꾸준히 공유하는 교육적 실천 작업에도 늘 치열하게 앞장서 왔습니다.

이 책은 바로 20년이 넘는 시간 동안 매일매일 조금씩 쌓아 올린 두 제자의 땀의 금자탑이라 부를 수 있을 것입니다. 자녀의 성조숙증과 성장부진 문제로 고민이 많으신 부모님 뿐 아니라, 성조숙증과 성장부진 클리닉에 관심이 많은 한의과대학 재학생이나 한방병원 수련의 및 대학원생 그리고 현재 성조숙증과 성장부진 클리닉을 운영하고 계신 임상한의사(전문가) 분들에게도 많은 도움이 되리라 확신하며, 다소 어려운 내용(논문)이 중간에 나오더라도, 꼼꼼하게 끝까지 완독해 보시기를 적극 권유드립니다.

2022년 4월 5일 청명(淸明)

우초(友草) 안 덕 균

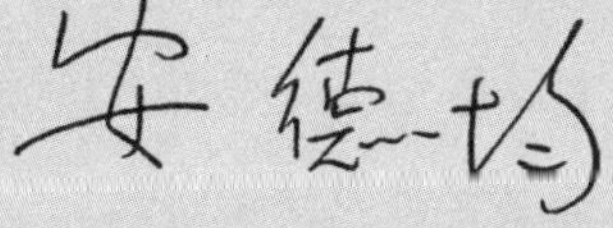

추천의 글

정승기

現 경희대학교 한의과대학 명예교수

본 저서는 20년 이상 소아청소년 전문 한의사로서 임상에서 경험한, 성장하면서 나타나는 수많은 유형의 질환과 성장과 관련하여 부모님들의 다양한 기대치를 경험한 저자와, 또한 20년 이상을 알레르기 · 면역 · 내분비 분야를 학문과 임상 연구를 통하여 이들 관련 질환들이 소아청소년의 성장과 깊이 관련이 되어 있음을 연구한 저자가 성장과 관련된 다양한 문제들을 설명하고 한편으로는 그에 대한 안전하고 합리적인 한의학적 해결 방법에 대하여 자세하게 기술하고 있습니다.

성장과 성장 관련 질환들에 대한 저자들의 섬세한 관찰과 세심한 설명은 쉽고 간단한 언어로 이루어져, 읽는 사람들이 쉽게 이해할 수 있도록 하였습니다.

작은 관심만 가져도 성장과 관련하여 도움이 되는 유용한 정보들과 자칫 놓치기 쉬운 부분들을 자세히 설명하고 있으며, 영유아기 학동기 아이들을 괴롭히는 알레르기 · 면역 · 내분비 계통의 병리적 현상과 성장과의 관련성도 상세히 설명하고 있습니다. 뿐만 아니라 성장을 방해하는 여러 문제들을 해결하기 위한 한의학적인 방법 및 성장에 도움이 되는 일상의 생활요법들도 깊이있게 서술하고 있습니다.

성장에 대한 올바른 지식을 알리기 위하여 임상에서 얻어진 자신감과 함께 저자들의 경험을 통하여 한의학적인 방법으로 해결하려는 저자들의 전문가적 견해를 쉽고 편안한 언어로 설명하고 있습니다.

본 서적은 잠시 시류에 편성한 성장 관련 서적이 아니라 시대를 초월한 성장 관련 서적으로 저자들이 기대하는 성장과 관련된 다양한 문제를 '현대한의학'으로 해결하려는 저자들의 강한 의지가 담긴 서적입니다.

건강한 성장을 위한 방법과 건강한 성장에 대한 올바른 이해, 잘못된 성장 방법에 따른 부작용의 심각성 등을 저자들의 해박한 지식과 소중한 경험들을 소개하여 성장과 관련된 모든 허실을 담은 필독의 서적입니다.

아무쪼록 이 책을 통하여 성장에 대한 저자들의 지식과 경험이 일반인은 물론 많은 관심 있는 분들께도 도움을 줄 수 있으리라 기대합니다.

2022년 4월 5일

정 승 기

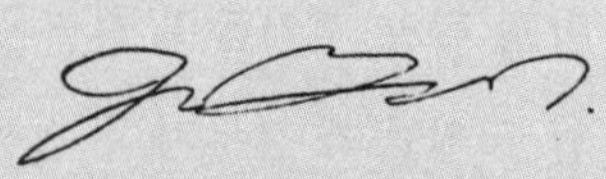

추천의 글

정희재

現 경희대학교 한방병원장

건강보험심사평가원 자료에 의하면 성조숙증으로 진료를 받은 환자는 2010년 2만 8,181명에서 2020년 13만 6,334명으로 최근 10년 사이에 약 5배가 증가하였습니다. 성조숙증 환자가 이렇게 급증한 이유는 서구화된 식습관, 비만, 스트레스, 환경호르몬 등 여러 가지 인자들이 복합적으로 작용하였을 것으로 추정됩니다.

2003년 30억 개의 인간 유전체(게놈)의 염기 서열이 모두 해독되었을 때 생명현상에 대한 모든 비밀이 금방 풀릴 것으로 전 세계 과학자들이 기대했었습니다. 하지만 기대와 달리 수많은 연구를 통해 더 많은 것을 알아낼수록 우리는 인체에 대해서 얼마나 모르고 있는지를 더 정확하게 알게 되었습니다. 모든 인류가 살아가면서 경험하는 사춘기조차 어떤 기전으로 시작되는지 아직까지 정확하게 밝혀져 있지 않습니다.

본인은 대학병원에서 진료하고 대학에서 강의하면서 수많은 수련의들과 학생들을 가르쳐 왔습니다. 이렇게 많은 사람들 중에서도 인상에 깊게 남는 제자들이 있기 마련입니다. 이 책의 저자들이 바로 그런 제자들입니다. 수련의 시절과 대학원 시절 수많은 논문을 같이 리뷰하고 근거 중심의 치료를 위해 열정적으로 토론하고 자료를 정리하던 제자들의 모습이 눈에 선합니다. 또한 개원 후에도 21세기 근거 중심의 현대한의학을 만들어 가기 위해서 늘 한결같은 자세로 연구해 왔던 제자들이기 때문에 특히 인상에 강하게 남습니다.

추천사를 부탁받고 이 책을 읽어보니 독자들에게 단순히 성조숙증과 성장부진을 어떻게 극복하고, 어떻게 하면 키가 클 수 있을까를 쉽게 알려주는 책은 아닙니다. 이 책은 독자들에게 정답을 바로 제시한다기보다는 저자들이 어떻게 고민하고, 어떻게 연구해왔고, 왜 이런 결론을 내렸는지를 이해하기 쉽게 담아내고 있습니다. 책을 읽으면서 두 제자들의 평상시 화법이 그대로 담겨 있어서 웃음이 절로 나왔습니다.

이 책이 성조숙증과 성장부진으로 고민하는 소아청소년과 부모님들에게 희망의 동반자가 되어줄 것을 믿어 의심치 않습니다. 왜냐하면 각종 정보의 홍수 속에서 올바른 지식을 전달해 주기 위하여 저자들은 학문적 근거가 없는 내용과 상업적인 홍보성 내용은 최대한 배제하고 만든 책이라는 것을 확실히 느낄 수 있었기 때문입니다. 이 책은 사춘기를 앞둔 자녀를 두신 부모님들에게 훌륭한 큐레이터가 될 것이라 생각하면서 추천하는 바입니다. 두 제자의 노고에 경의를 표합니다.

2022년 4월 5일 청명(淸明)

정 희 재

추천의 글

안지윤

경희대학교 한의과대학 졸업, 한방부인과 전문의
Harvard T.H. Chan School of Public Health, Master of Public Health
(전) Research Data Analyst, Johns Hopkins School of Medicine

건강보험공단 데이터를 이용한 논문에 따르면 대한민국의 성조숙증 환자는 빠르게 늘었습니다. 2008년 발생률 10만 명 당 40명 (여아: 10만 명 당 89명, 남아: 10만 명 당 2명)에서 2014년 10만 명 당 199명 (여아: 10만 명 당 415명, 남아 10만 명 당 15명)으로 5배 정도 증가했습니다. 물론 최근에는 더 많은 비율로 늘고 있습니다.

우리나라에서 성조숙증 발생률과 유병률이 빠르게 늘어나는 것은 유전적, 환경적인 요인에 더하여 의료진, 환자 및 보호자의 관심이 늘어난 것도 기인을 했을 것으로 보입니다. 성조숙증은 아이의 잠재된 키만큼 도달하지 못하게 하는 원인 중의 하나로 알려지면서,

증상에 대해 많은 관심을 가지고 적극적으로 치료를 받으려는 수요가 많아졌습니다.

키성장은 소아청소년이 겪게 되는 여러 성장발달 과정 중 하나입니다. 저자들은 아이가 가지고 있는 잠재적인 키에 충분히 잘 도달할 수 있게 하면서, 신체적 또는 정신적으로도 건강한 아이로 성장하도록 한의학적 치료 방향을 합리적으로 제시하려는 임상한의사의 고민을 담았습니다.

성조숙증과 키성장에 대한 최신 의학 정보와 한의학적 치료에 대한 내용을 담고 있는 이 책은 임상에서 진료하는 한의사가 일차적으로 활용할 수 있는 훌륭한 지침서입니다. 또한, 큰 키에 대한 관심이 늘어나면서 여러 상업적인 글과 영상들로 인해 선택할 수 있는 치료에 대한 정확한 정보를 얻기 어려운 현재 상태에서, 성조숙증 또는 아이의 키성장에 관심이 있는 보호자에게도 최선의 판단을 돕기 위한 효용성 있는 지식을 쉽게 전달하고 있기에 강력히 추천합니다

2022년 4월 17일

안 지 윤

Jiyoon Ahn

들어가는 글

황우석 원장

저는 학부 때부터 알레르기 · 면역 · 내분비 관련 질환에 많은 관심을 가지고 있었습니다. 이후 경희대학교 한방병원에서 전문의 과정을 할 때도 자연스럽게 해당 질환에 대해 전공하였습니다. 20년이 넘게 알레르기 · 면역 · 내분비 관련 질환을 연구하면서 이들 질환이 아이들의 성장부진과 밀접한 관련을 가진다는 것을 더욱 확실히 깨닫게 되었습니다.

요즘은 아이를 한 명 아니면 두 명 정도만 낳기 때문에 아이들에 대한 관심이 역사상 그 유래를 찾아보기 힘들 정도로 높아진 데다가 최근의 외모지상주의가 한몫 거들어서 자녀들의 키에 대한 관심이 아주 높습니다. 면역 기능이 떨어져서 자주 감기에 걸리거나 아토피피부염, 알레르기 비염, 천식과 같은 알레르기 질환으로 한의원을 방문하여 진료를 받을 때 많은 부모님들이 꼭 부가적으로 키에 대하여 상담을 요청합니다.

2000년대 부모님의 호소

"아이가 입이 짧아서 밥을 잘 안 먹어서 키가 안 커요."
"천식으로 스테로이드제를 흡입하는데 키 크는데 지장은 없을까요?"
"아토피피부염으로 연고를 너무 자주 발라요. 키 크는데 문제는 안 되겠죠?"
"비염과 중이염이 자주 걸려서 병원을 너무 자주 다녀요. 성장에 장애가 되지는 않을까요?"
"우리 아이가 병원만 다니다 보니 다른 아이들 보다 머리 하나는 작아요. 키 크게 하는 방법은 없나요?"

사실 의학계에서 정의하고 있는 저신장은 3백분위수(또래 아이들 100명 중 키 작은 순서 중 3번째)미만인 경우를 말합니다. 하지만 필자가 진료를 하다 보면 실제로 저신장으로 내원하는 아이들의 비율은 1% 정도에 불과하였고 평균보다 조금 작은 키를 가진 아이들의 비율이 약 70%나 되었습니다.

부모님들과 자녀들이 원하는 것은 저신장을 면하는 정도의 키 수준이 아니라 평균 이상의 큰 키가 되는 것입니다. 따라서 진료를 할 때는 저신장을 면하기를 원하는 것인지 아니면 큰 키를 원하는 것인지 분명히 파악할 필요가 있습니다. 내원한 대부분의 부모님과 아이들은 부모님의 키, 골연령, 역연령, 최근의 성장 속도 등을 참조하여 최종적인 키를 예측했을 때 평균보다 크거나 조금 작은 수준임에도 불구하고 대부분은 실망하는 빛이 역력합니다. 이는 대부분의 부모님들과 아이들이 남자는 180cm 이상, 여자는 167cm 이상을 원하기 때문입니다. 이 정도의 키는 아직까지 90백분위수 정도의 수준이기 때문에 최종적인 자신의 키에 만족하지 못하는 부모님과 아이들이 90% 이상일 수밖에 없는 것입니다.

과거 성장부진의 원인 중 식욕부진과 소화기 장애가 1순위로 꼽혔지만 최근에는 영양 상태가 좋아지면서 그 비율이 점차 낮아지는 추세입니다. 이는 성장부진의 원인이 분명 과거와 달라지고 있음을 나타내는 소견입니다. 따라서 이제는 저신장을 유발하는 성장부진의 원인뿐만 아니라 평균 이하의 작은 키를 유발하는 성장부진의 원인으로 깊은 숙면을 방해하는 알레르기와 호흡기 질환에 주목할 필요가 있다고 봅니다.

사실 필자가 이 책을 집필하게 된 결정적인 계기는 아이누리 한의원 대표원장인 황만기 박사의 제안 때문이었습니다. 원래 경희대학교 한의학과에 다닐 때부터 같은 학번, 앞뒤 번호인 황만기 박사와는 오랜 친분이 있었습니다. 4년 전 황만기 박사의 요청으로 임상의를 위한 한방소아청소년과 관련 강좌를 맡아서 함께 강의하게 되었습니다. 강의 준비를 같이 하면서 서로의 임상 경험을 공유하였습니다. 이후 성조숙증에 대한 책을 집필하는 것에 대한 공감

대가 자연스럽게 형성되었습니다. 왜냐하면 최근 20년간 소아청소년 성장 관련 질환의 메가트렌드가 완전히 바뀌었기 때문입니다.

메가트렌드의 변화는 20년 전에는 평균 이상의 키가 되고 싶어서 내원하는 소아청소년이 많았다면, 최근에는 성조숙증을 염려하여 내원하는 소아청소년이 확실히 많아졌다는 점입니다. 20년 전에도 성조숙증 환자가 있었지만 환자 비율이 아주 적은 편이었습니다. 하지만 최근에는 성조숙증 환자의 증가 추세가 심상치 않습니다. 실제 건강보험심사평가원 자료에 의하면 성조숙증으로 진료를 받은 환자는 2005년 375명, 2010년 2만 8,181명, 2015년 7만 5,945명, 2020년 13만 6,334명으로 15년 사이에 약 363배가 증가하였습니다.

최근 부모님의 호소

"아이 가슴에 멍울이 잡히는데, 성조숙증이 아닐까요?"
"뼈 나이가 빠르다는데, 혹시 초경을 빨리하지 않을까요?"
"생리를 너무 빨리 시작했는데, 얼마나 더 클 수 있을까요?"

성조숙증이 이렇게 급증한 이유는 무엇일까요? 여러 가지 인자들이 복합적으로 작용하여 성조숙증의 발생 빈도가 증가했겠지만, 필자는 비만이 가장 큰 영향을 미치고 있다고 봅니다. 지난 20년간 소아청소년 비만 환자가 급격히 증가하고 있다는 것에는 의심의 여지가 없습니다. 체지방이 늘면 렙틴이라는 호르몬의 분비 또한 많아져 사춘기가 빨라질 가능성이 가장 높다고 생각합니다. 이 외에 비스페놀 A, 프탈레이트 같은 환경호르몬도 많은 영향을 미치는 것으로 추정됩니다.

성조숙증과 관련된 객관적인 임상데이터를 살펴보면, 한약은 혈중 에스트로겐 농도를 떨어뜨리고, 유선 크기를 의미있게 줄여주고, 골성숙을 통계적으로 유의미하게 지연시킵니다. 한약이 사춘기 발달을 조절하는데 효과적임은 다양한 논문을 통해 과학적으로 충분히 증명이 되었지만, 그 정확한 내부 기전은 아직 불분명한 부분이 남아 있는 것도 사실입니다.

이 책은 이렇게 필자의 주장을 담으면서도 최대한 객관적으로 서술하고자 노력 하였습니다. 이 책을 쓰면서도 최대한 필자가 직접 경험하고 연구한 자료들을 중심으로 책을 쓰려고 노력하였지만, 아직도 성조숙증과 관련된 연구들이 미진한 부분이 너무도 많기 때문에 현재 필자의 결론이 불변의 정답이라고 생각하지는 않습니다. 환자를 진료하면서 그리고 현대한의학과 서양의학을 공부해 나가면서 끊임없이 변화해 나가는 것이야말로 보다 인체의 본질을 잘 이해하고 질병을 치료하는 정답이 아닌가 합니다. 고인 물은 썩기 마련이듯이 변화하지 않는 의학 지식도 정답이 아님을 이 책을 읽는 독자분들도 알아야 할 것입니다.

들어가는 글

황만기 원장

소아청소년 전문 한의원을 개원한 지 20년이 되었습니다. 그동안 아토피피부염, 알레르기 비염, 천식, 두드러기, 만성 식욕부진, 만성 중이염, 과민성 대장증후군, 발달장애, 기능성 위장질환, 야뇨증, ADHD, 성장부진, 성조숙증 등 다양한 소아청소년 환자들을 적지 않게 진료해 왔습니다. 재미있는 것은 질환에도 트렌드가 있다는 것입니다.

과거에는 성장에 브레이크가 걸린 성장부진 아이들이 훨씬 많았다면, 최근에는 성장에 지나치게 액셀레이터를 밟은 성조숙증 아이들이 점점 많아지고 있습니다. 따라서 진료실에서 조기 유방발육으로 자녀가 성조숙증이라고 스스로 진단하고 내원하는 부모님을 상당히 자주 만나게 됩니다. 그러나 사실 이런 아이들 중 의학적으로 성조숙증으로 진단되는 아이들은 극히 소수에 불과합니다. 의학적으로 성조숙증은 여아에서 만 8세 미만, 남아에서 만 9세 미만에 2차성징(사춘기 신체변화)이 나타나는 것을 말합니다.

지난 20년간 성조숙증으로 진료받는 어린이 환자가 급증하면서 치료제의 사용도 증가하고 있습니다. 양방에서는 대표적으로 성선자극호르몬 방출호르몬 효능제(GnRH agonist)가 성조숙증 치료를 위해 많이 사용되는데 이것은 반드시 중추성 성조숙증일 때에만 제한적으로 사용되어야 합니다. 하지만 조기에 유방이 발육되었거나 골연령이 증가되어 초경을 일찍 할 것 같다는 염려만으로 쓰는 경우도 점점 증가하고 있어 심각한 문제가 되고 있습니다. 이런 양방치료제의 남용은 장기적 부작용의 문제는 제쳐두더라도, 객관적 근거가 전혀 없을 뿐 아니라, 실제 최종키에서도 별다른 이득이 없습니다.

큰 키를 원하는 것을 단순한 개인의 욕심으로만 보기는 어렵습니다. 이것은 엄연한 사회적 현상으로서, 키를 포함한 외모가 가지는 높은 사회적 경쟁력은 머리속으로는 인정하기 싫지만 그렇다고 해서 외면할 수 없는 것이 우리의 현실인 것입니다. 문제는 큰 키가 되기 위한 부모님들과 아이들의 열망에 부흥하여 언제부터인가 신문과 케이블 TV, 홈쇼핑에는 성장과 성조숙증에 대한 과학적으로 입증되지 않은 특효약이 넘쳐나고 있다는 것입니다. 또한 각종 책과 인터넷에도 특정 제품을 선전하기 위한 홍보성 글들이 난무하여 성장과 성조숙증에 대한 정보를 찾고자 하는 이들도 무엇이 옳고 그른지 정확한 판단을 하기 힘들어졌습니다. 황우석 박사와 이 책을 집필하게 된 결정적인 계기도 바로 여기에 있습니다. 우리는 단순한 정보의 나열이 아닌 제대로 맥(脈)을 짚을 수 있는 지혜가 담긴 책을 쓰고자 노력하였습니다.

이 책은 성장·성조숙증과 관련된 다양한 임상적 문제들을 과학적으로 입증된 '현대한의학'으로 해결하는 안전하고 효과적인 방법에 대하여 이야기하고 있습니다. 성조숙증은 과거와 다르게 그 환자 수가 최근 급속하게 증가하는 것과 동시에 가족력이 전혀 없는 집안에서의 발병률도 점점 증가하고 있는 추세입니다. 이는 성조숙증이 유전적인 영향을 받는 것 보다는 스트레스를 포함한 환경적인 영향을 훨씬 더 많이 받고 있다는 증거입니다. 학생 때부터 친한 친구인 황우석 박사와의 토론과 임상케이스 공유를 통해 우리는 서로 부족한 점을 보완하면서 성장·성조숙증 클리닉의 한의학적 솔루션에 완성도가 상당히 높아졌다는 확신을 가지게 되었습니다. 알레르기·면역·내분비 관련 질환을 오랜 기간 치열하게 연구해 온 황우석 박사와의 협업 과정을 통해 서로에게 임상적 깨달음의 지평을 더욱 확장시킬 수 있었습니다.

최근 고혈압, 고지혈증, 당뇨병, 복부비만 등 대사증후군의 원인 기전을 '인슐린 저항성'이라는 개념으로 많이 설명합니다. 주목할 점은, 키가 작을 때 흔하게 양방에서 처방되는 성장호르몬 주사의 대표적인 부작용이 바로 '인슐린 저항성'을 유발한다는 점입니다. 우리의 내분비계는 음양(陰陽)이 끊임없이 상호전변(轉變)합니다.

필자는 한의학이 세상의 모든 질환에 대한 해답을 모두 제시할 것이라고 생각하는 사람은 아닙니다. 다만 성조숙증은 내분비계의 카오스(Chaos)로 생겼고, 알레르기 질환은 면역시스템의 카오스(Chaos)로 생겼기 때문에 주로 특정 장기에 국한된 질환에만 상대적 우위를 보이는 기존의 서양의학적 사고방식만으로는 많은 부분 임상적 한계에 부딪칠 수밖에 없습니다. 성조숙증과 알레르기처럼 다양한 인자와 복잡하게 관련된 질환은 인류가 경험했던 그 어떤 질병보다도 아이들 개개인의 개별적 체질에 따른 변화와 편차가 큰 특별한 질환입니다. 따라서 철저하게 개별적인 맞춤형 접근이 이루어져야 하는데 바로 이런 '맞춤의학'의 역할을 훌륭하게 수행할 수 있는 만반의 준비가 된 의학 체계가 바로 한의학(특히 과학적 근거를 갖춘 현대한의학)이라고 생각합니다.

그동안 성장·성조숙증 한방 클리닉에서는 치료하기 위해서 지백지황환, 자음강화탕, 가미소요산, 용담사간탕, 대보음환, 향사육군자탕, 온담탕 등의 처방을 활용한 과학적 임상 논문들이 국내외 학계에 많이 보고되었습니다. 사실 성조숙증은 과거에는 거의 없던 질환입니다. 하지만 한의사들은 성장부진과 성조숙증을 치료하기 위해서 수천 년 전부터 동북아시아 지역에서 널리 사용되어온 안전한 처방을 임상에 활용했습니다. 논문에서 각 처방(수천 년 전부터 널리 사용되어온 안전한 한약 처방)들은 성장부진과 성조숙증에 일관성 있는 좋은 임상적 효과를 보이고 있습니다.

현대인들은 각종 광고에서 약을 권하는 사회에서 살아가고 있습니다. 너무나도 귀한 우리 아이들의 성장부진과 성조숙증 치료를 위해 부작용이 없고 그 임상적 효과도 명백하게 과학적으로 입증된, 그리고 수천 년간 처방되어온 안전하고 효과적인 한약을 선택하는 것은, 장기적으로 매우 현명한 과학적 결정이 될 것이라 확신합니다.

목 차

PART 1.

우리의 키는 이렇게 큰다.

3. 키가 클 수 있을 때 많이 키워라. 57

- 키가 크는 방식은 사람마다 다르다.
- 여성은 유방이 커지는 시기가 사춘기의 시작이다.
- 남성은 고환이 커지는 시기가 사춘기의 시작이다.
- 6개월에 한 번은 아이의 키와 몸무게에 대한 기록을 남겨라.
- 어려서부터 관리하라. 사춘기 이전을 잡아라.
- 방학을 잡지 못하면 큰 키는 절대 기대할 수 없다.

4. 성장판과 성장호르몬 63

- 뼈의 길이 성장에서 성장판(Growth Plate)이 핵심이다.
- 성장판이 닫혀가는 중이다.
- 성장에 영향을 미치는 호르몬은 여러 가지가 있다.
- 성장호르몬은 성장작용과 대사작용을 한다.
- 성장호르몬의 분비는 성장판이 닫힌 이후에도 지속된다.
- 성장에는 인슐린양 성장인자 I(Insulin-like Growth Factor-I : IGF-I)의 역할이 중요하다.
- 성장호르몬은 성장호르몬 방출호르몬(GHRH)과 소마토스타틴(Somatostatin)의 상호작용에 의해 결정된다.
- 성장호르몬은 밤에 깊은 잠을 잘 때 가장 많이 분비된다.
- 공부와 큰 키의 두 마리 토끼를 잡기 위해서 아침형 인간이 되자.
- 성장호르몬 결핍증이 의심되면 성장호르몬 농도 검사를 실시한다.
- 아이들이 살이 찐다면 이는 성장호르몬이 부족하다는 신호일 수 있다.

5. 나 자신의 최종 키를 미리 예측할 수는 없을까

- 키부터 올바르게 재자.
- 키는 아침과 저녁에 0.5~2cm 정도 차이가 날 수 있다.
- 모두들 최종 키에 대해서 궁금해한다.
- 유전적인 최종 키 예측법
- 성장클리닉에서 의미 있는 연령에는 3가지가 있다.
- 골연령(BA) 측정을 하자.

PART 2.

성장의 브레이크, 성장부진!

- 저신장을 면하는데 만족할 것인가 아니면 큰 키를 원하는가를 분명히 해야 한다.
- 성장부진을 뜻하는 한의학 용어는 여러 개가 있다.
- 오지(五遲), 오연(五軟), 감증(疳證)
- 성장부진(장애)의 원인은 1차성과 2차성으로 나뉜다.
- 저신장의 원인 중 가장 많은 원인이 가족성 저신장과 체질성 성장지연이다.
- 가족성 저신장증(Familial Short Stature)
- 체질성 성장지연(Constitutional Delay of Growth)
- 자궁 내 성장지연(Intrauterine growth retardation : IUGR)
- 성장호르몬 결핍증, 터너증후군, 만성 신부전인 경우 성장호르몬 치료가 필요하다.
- 잘 먹어도 키가 안 클 수 있다.

PART 3.

성장의 액셀레이터, 성조숙증!

- 한의사는 진맥을 한다.
- 가능성을 현실화시켜주는 한의학
- 한의학은 맞춤의학이다.
- 맞춤의학에서 멀어지면 정답에서 멀어진다.
- 변증(辨證)을 해서 치료를 해야 한약의 효능이 제대로 나온다.
- 전문가에 의한 정확한 진단에서 치료가 시작된다.
- 한의학에서는 키의 성장과 가장 관련 있는 장기를 비위(脾胃)와 신장(腎臟)으로 보았다.
- 최근 성장부진을 치료하는 개념이 바뀌고 있다.
- 제대로 한약을 복용한다면 간과 신장은 나빠지지 않는다.

PART 5.

알레르기란 면역계의 카오스다.

- 천식은 호흡기 알레르기 질환의 대표적인 질환이다.
- 천식은 선진국병이며, 천식 유병률도 점점 높아지고 있다.
- 성인 중 13%가 천식 환자이다.
- 발작적인 기침, 호흡곤란, 천명이 천식의 3대 증상이다.
- 천식의 확진은 폐기능 검사를 통해서 가능하다.
- 부모가 천식이면 아이에게 유전될 가능성이 높다.
- 우리 아이가 앓고 있는 천식이 없어질 수는 없는가?
- 한의학에서는 천식을 효천(哮喘)이라고 한다.
- 천식의 기본에는 정기(精氣)의 부족(不足)이 깔려있다.
- 천식을 치료하려면 담어(痰瘀)를 제거하라.
- 천식 치료 시 한약과 양약의 병용투여는 아주 합리적이다.
- 만성 천식은 소청룡탕보다 청상보하탕이 우수하다.
- 한약을 복용하고 당장 효과가 나지 않았다고 해서 효과가 없다고 단정할 수는 없다.
- 3개월에 한 번 정도는 한약으로 치료를 받는 편이 좋다.
- 한약을 복용하면 스테로이드로부터 탈출할 수 있다.
- 스테로이드제를 쓰던 환자군은 한약의 효과가 더디 난다.
- 출발점이 다르면 결승점까지 달리는 시간도 달라야 한다.

PART

1

PART 1.

우리의 키는
이렇게 큰다.

1 / 90%는 자신의 키를 작은 키라고 생각한다.

어떤 경우를 저신장(Short Stature)이라고 하는가

일단 의학적으로 키가 작다는 것에 대한 의미를 먼저 알아볼 필요가 있다. 의사나 한의사가 저신장이라고 표현할 때는 같은 연령, 같은 성의 아이 중 3백분위수 미만인 경우를 저신장(Short Stature)이라고 한다. 여기서 3백분위수는 보통 3퍼센타일이라고 부르는데 쉽게 말하면 정상적인 아이 100명을 키 순서로 세웠을 때 키 작은 순서로 3번째 안에 드는 경우를 말하는 것이다.

그러나 필자가 성장클리닉에서 진료하는 아이들 중, 100명 중의 1명 정도가 저신장이고 대다수의 경우는 저신장과 거리가 먼 또래 아이들보다 조금 작은 정도의 아이들이 대부분이다.

90%는 자신의 키에 만족하지 못한다.

모 대학병원 성장클리닉에서 초·중·고등학교 학생 3,382명을 대상으로 체형만족도를 조사한 결과를 살펴보면 자신의 키에 만족하는 남학생은 29%, 여학생은 23.2%였다. 반면에 자신의 키에 불만스럽다는 남학생은 41.7%, 여학생은 51.1%로 나타났다. 최근 초·중·고등학교 학생들을 진료하면서 한의원에 내원하는 아이들에게 항상 미래의 키에 대한 항목을 설문조사에 넣어 두었다.

대부분의 남학생들은 성인이 되었을 때 최소한 자신의 키가 180cm 이상은 되어야 한다고 응답하였으며 여학생들은 최소한 167cm 이상은 되어야 한다고 응답하였다. 그러나 최근의 통계자료를 보더라도 남자 키 180cm 이상은 여전히 90퍼센타일 수준이고 여자 키 167cm 이상도 여전히 90퍼센타일 수준이다.

학생들의 성장발육이 좋아진 지금에도 남녀 학생 모두 자신의 키에 만족할 수 있는 사람이 10% 수준밖에 되지 않고 나머지 90%는 모두 자신의 키에 불만일 수밖에 없다는 사실이다. 이런 시대적 흐름은 결국 자신의 자녀들이 또래 아이들에 비해 키가 너무 작은 것이 아닌지 고민하는 부모님들을 늘어나게 하였다.

예전보다 평균 키는 커졌으나 자신의 키에 불만인 사람은 늘었다.

해마다 발표되는 각종 통계자료를 보면 우리나라 사람들의 평균 신장은 남녀 모두 날로 증가하고 있는 추세다. 정확한 수치로 된 통계자료를 보지 않더라도 TV를 보거나 거리에 나가보면 중·고등학교 학생들의 키가 예전 세대들보다 훨씬 크다는 것을 느낄 수가 있다. 그러나 정작 자신의 키에 만족하지 못하는 아이들은 늘어가고 있다는 사실이다.

1970년대 성인 남녀의 평균 키는 남자는 165.9cm, 여자는 156.5cm에 불과하던 것이 2019년에는 남자는 174.0cm, 여자는 161.2cm로 변화하였다. 그러나 이렇게 평균 신장이 증가한 만큼 만족한 사람이 그만큼 늘지는 않았을 것이다.

고3 학생 평균 키 남자 174.0cm, 여자 161.2cm

이런 통계자료를 제시해도 진료실에서 만나는 많은 학생들과 부모님들은 요즘 남학생들은 다 180cm 정도 된다고 말하고 여학생들은 167cm는 된다고 하니 할 말이 없다. 교육부가 2020년 발표한 2019년도 학생 건강검사 표본통계 분석결과를 보면 최근 5년간 평균 신장은 초등학생의 성장세는 큰 변화가 없는 반면, 중학생은 남녀 모두 지속적으로 증가하였고, 고등학생의 경우 2017년 이후 남녀 모두 증가하였다.

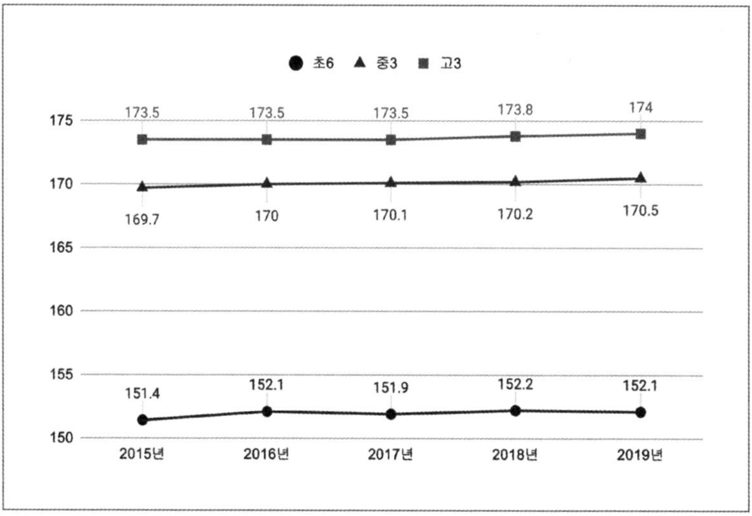

최근 5년간 남학생 키 변화 [출처 : 교육부 학생 건강검사]

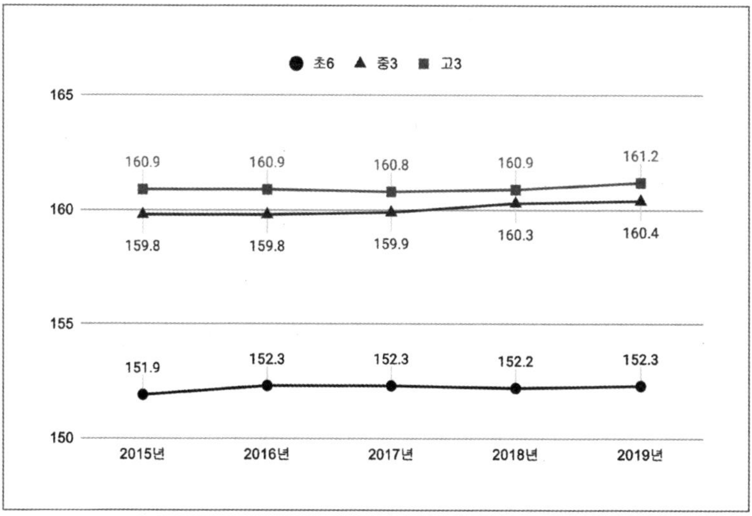

최근 5년간 여학생 키 변화 [출처 : 교육부 학생 건강검사]

코로나 시대로 2022년 기준 교육부에서 발표한 최신 통계는 2019년도(2020년에 발표)가 마지막입니다.

이렇게 조사결과를 보더라도 학생들과 부모님들이 이야기하는 희망 키와는 상당한 차이가 있음을 알 수 있다. 고등학교 3학년 남녀 학생들의 평균 키가 이렇다는 것을 확실히 알 필요가 있다.

평균보다 작은 키가 절대 질병은 아니다.

진료실에서 평균보다 작은 키 때문에 고민인 학생과 부모님과 상담을 할 때 필자는 반드시 검사를 한 뒤에 부모님과 먼저 상담을 한다. 최근 3년 동안의 성장 속도, 부모님의 키, 골연령과 성장판의 상태 등을 파악하면 현재의 성장 속도로 보아서 최종적인 키가 어느 정도 될지 윤곽이 잡힌다. 그리고 부모님께 학생이 원하는 장래의 직업이 키와 어느 정도 밀접한지를 물어보고 현실적으로 원하는 키를 물어본다. 그리고 검사 결과를 부모님께 먼저 설명해 줄 수밖에 없다. 아이들이 미리 설명을 들었을 때 생기는 부작용이 있기 때문이다.

이때 부모님에게 강조하는 것은 작은 키가 절대 질병은 아니라고 누누이 강조를 한다. 즉 아이의 꿈과 희망을 실현하기 위해서 큰 키가 필요한 아이라면 미래를 위해서 미리부터 투자를 하고 잘 관리를 하는 개념이지 절대 질병을 치료하는 개념은 아니기 때문이다. 즉 큰 키를 위한 첫걸음을, 진료하는 한의사가 결정하기는 힘들다는 것이다.

힘든 시대를 살았던 부모님 세대나 아니면 조부모님 세대에서는 외모에 신경을 쓸 여유가 없었다. 외모보다는 내적인 실력을 배양하기에도 빠듯하던 시절이었기 때문이다. 그런데 이제는 상황이 달라졌다. 국민소득이 늘어나고 어느 정도 선진국을 넘보게 되자 자녀들의 학업에 대해서는 모두들 알다시피 대한민국이 현재도 과외 열풍으로 몸살을 앓고 있다. 문제는 핵가족화로 아이들을 한두 명씩밖에 낳지 않게 되자 이제는 자녀들의 외모에도 경쟁력을 심어주기 위해서 어려서부터 노력을 하고 있다는 것이다. 즉 부모님의 사회, 경제적 수준에 따라서 아이들의 키와 몸매까지 영향을 받고 있는 시대에 살고 있다는 것을 부정할 수는 없다.

최근 언론에서 보도된 자료들을 보면 부모님의 학력과 경제적 수준이 높을수록 자녀들이 공부를 잘해서 소위 말하는 좋은 학교에 진학하는 비율이 높다고 한다. 그런데 안타깝게도 키에 대해서도 마찬가지로 적용된다고 보면 된다. 왜냐하면 평균보다 작은 키는 질병이 아니기 때문에 사실 치료해야 할 대상은 아니기 때문이다. 사회, 경제적 수준이 높은 가정에서 자녀의 키에 대한 관심을 가지고 집에서 자녀를 키울 때 운동, 음식 및 정서적인 환경 등에 대해서 신경을 쓸 뿐만 아니라 본인과 같은 한의사에게 진료를 받고 상담을 받는 등 적극적으로 투자를 하기 때문에 큰 키일 가능성이 높아지기 때문이다.

반면에 여유가 없는 가정에서는 아무래도 키에 대한 인식을 잘 하지 못하고 유전으로 돌리거나 팔자소관으로 돌릴 가능성이 높다. 따라서 평균 이하의 작은 키일 가능성이 높은 것이 사실이다. 물론 모든 사람이 그렇다는 것은 아니다. 유복한 가정에 태어나 부모님이 과외를 엄청나게 시킨다고 해도 모든 학생들이 기대에 부흥해서 다 공부를 잘하는 것은 아니지 않은가? 마찬가지다. 현명한 아이들은 어려운 환경 속에서도 본인들이 정보를 찾고 바른 생활을 해서 충분히 큰 키가 될 가능성은 언제나 열려 있다. 또한 작은 키로도 마음의 넓이가 세계를 다 담을 만큼 멋진 어른으로 커서 훌륭한 일을 할 수 있을 가능성은 누구에게나 열려 있다.

자 이제부터 논점을 분명하게 할 필요가 있다. 즉 이 책은 작은 키가 자기 인생에 아무런 문제가 되지 않는다고 생각하시는 분들을 위해서 쓰인 것이 절대 아니다. 조금이라도 평균 이상의 키를 가지고 자신이 하고 싶은 일이나 외모에서도 자신의 키가 경쟁력을 가지는 것이 의미 있다고 생각하는 분들을 위하여 쓰인 책임을 분명히 밝힌다. 다시 한번 말하지만 평균 이하의 작은 키가 절대 질병은 아니다. 즉 이제 남은 것은 부모님과 학생이 자신의 키를 위해서 투자할 마음이 있는가 없는가 하는 결정만 내리면 된다.

2

사람의 키가 일정한 속도로 자라는 것은 아니다.

키가 큰다는 것은 뼈가 자란다는 의미이다.

성장이란 신체의 양적인 증가를 포괄하는데 키와 체중 또는 인체의 장기 등 여러 가지 의미를 담고 있지만 보통 환자나 보호자가 진료실에서 "우리 아이가 잘 크지 않아요."라고 얘기하는 대부분의 경우 키에 국한된 경우일 때가 많다. 결국 성장이라고 할 때 키에 포인트를 둘 수밖에 없다. 키라고 하는 것은 우리 인체의 골격을 통해서 이루는 외적인 높이이기 때문에 뼈가 중요하다. 따라서 키가 큰다는 것은 결국 뼈가 자란다는 의미이다.

사람의 키가 일정한 속도로 자라는 것은 아니다.

사람의 키가 항상 일정한 속도로 자라는 것은 아니다. 아주 급속도로 잘 크는 시기가 있고 속도가 느려지는 시기가 있는 것이다. 자연을 보더라도 나무가 1년에 12cm가 자랐을 때 봄, 여름, 가을, 겨울 4계절을 공평하게 한 계절에 3cm씩 자라는 것은 아니다. 봄과 여름에 충분히 자라고 난 이후 가을과 겨울에는 성장을 멈추고 지내는 것이다. 키가 자라는 과정은 성장 속도에 따라서 5시기로 나누어 볼 수 있다. 특히 표준 신체발육 치수를 통해서 살펴보면 아래의 표와 같이 요약이 된다.

발달 단계		성장 속도(cm/year)
1	0 ~ 만 2세 (제 1급 성장기)	20~22
2	만 2세 ~ 만 7세	6~7
3	만 7세 ~ 사춘기 이전	5~6
4	사춘기 (제 2급성장기)	남 : 7~12 / 여 : 6~11
5	사춘기 이후	2~3

표준 신체발육 치수

최고신장속도(Peak Height Velocity : PHV)연령의 연소화 경향이 두드러지고 있다.

사람은 보통 출생 시에 아주 드문 경우를 제외하고는 평균 50cm

의 키를 가지고 태어난다. 마찬가지로 예외적인 경우를 제외하고는 일생에 누구나 두 번은 키가 급성장하게 되는데 첫 번째 출생 후 2년간이고 두 번째가 사춘기가 시작할 무렵이다.

제1급성장기는 엄마 품에서 잘 먹고 잘 자고 잘 배설하면서 1년에 20~22cm 정도씩 급성장하게 된다. 그런데 만약 이때 여러 가지 질환에 걸리거나 잘 먹지 않고 잘 자지 않으면 키에 있어서 상당한 손해를 볼 가능성이 많다. 이 시기를 지나고 나서 어느 정도 완만한 성장 속도를 보이다가 사춘기가 되면 제2급성장기를 맞이하게 된다. 동일한 성장 속도를 보이는 친구 사이에서 결국 사춘기를 1~2년이라도 늦게 맞이하는 것이 아무래도 키에 있어서는 조금 유리하다고 볼 수 있다. 그러나 문제는 최근 이 제2급성장기의 연소화가 전 세계적인 추세라는 사실이다.

제2급성장기에 최고 신장 속도(Peak Height Velocity : PHV)를 보이는 연령을 PHV연령이라고 하는데 PHV연령이 1960년에는 남자가 평균 13.4세, 여자가 평균 11.5세였다. 그러던 것이 1980년에는 남자 13.0세, 여자 10.8세가 되었다. 많은 책에서 성장의 급증(Growth spurt)에 대해서 서술할 때 남자의 경우는 12.5세~15세, 여자는 10세~13세로 보고 있고 대부분 여자가 남자보다 2년 정도 빠른 것으로 보고 있다.

구분		키(cm)			
		남		여	
		평균키	학년별 키 차이 ≒연간 성장	평균키	학년별 키 차이 ≒연간 성장
초등학교	1학년	122.2	6.0	120.6	6.3
	2학년	128.2	5.9	126.9	5.9
	3학년	134.1	5.7	132.8	6.3
	4학년	139.8	5.5	139.1	**6.9**
	5학년	145.3	6.8	146.0	6.3
	6학년	152.1	**8.1**	152.3	4.8
중학교	1학년	160.2	6.5	157.1	2.0
	2학년	166.7	3.8	159.1	1.3
	3학년	170.5	1.7	160.4	0.7
고등학교	1학년	172.8	0.6	161.1	0.1
	2학년	173.4	0.6	161.2	-
	3학년	174.0	-	161.2	-

최근 최고 신장 속도(PHV)연령의 연소화 경향은 여학생에게 더욱 뚜렷하다.

남자가 평균 만12세 전후에 가장 많이 자라고 여자는 평균 만10세 전후에 가장 많이 자란다는 얘기를 들으면 부모님들이 깜짝 놀라는 경우가 많다. 왜냐하면 많은 부모님들이 막연하게 '때가 되면 크겠지'라고 생각을 하고 계시기 때문이다. 아주 낙천적인 부모님들의 경우 주변에서 예외적으로 대학생이 되어서 키가 큰 친구 얘기나 군대에 가서 키가 큰 친구분들 얘기를 하면서 '나중에 우리 아이도 크겠지'하고 막연하게 생각하는 경우가 많다. 그런데 발표된 자료를 접하게 되면 많은 부모님들이 더욱 깜짝 놀랄 것이다.

교육부가 2020년 7월 발표한 2019년도 학생 건강검사 표본통계 분석결과를 이용해서 계산해 보면 각 학년별 키 차이를 알 수 있다. 각 학년별 키 차이가 해당 학년의 연간 성장 키와 100% 일치한다고 볼 수는 없지만 어느 정도 근삿값은 될 것으로 예측된다.

이 자료를 통해서 살펴보면 여학생은 초등학교 4학년에서 5학년으로 갈 때 6.9cm가 자라서 제일 많이 자라고(만 10세~11세), 남학생은 초등학교 6학년에서 중학교 1학년으로 갈 때 8.1cm가 자라서 제일 많이 자라는(만 12세~13세) 것으로 나타났다.

몸무게도 남학생의 경우 초등학교 6학년에서 중학교 1학년 때 가장 왕성하게 늘었으며, 여학생도 초등학교 4학년에서 5학년 때 가장 왕성한 발달을 보였다. 따라서 과거에 부모님 시절을 연상하면서 느긋하게 키가 늦게 클 것이라고 생각하는 것은 상당히 위험한 발상이다. 요즘 아이들의 생활환경이 달라졌듯이 성장환경도 너무나 달라졌기 때문이다.

구분		몸무게(kg)			
		남		여	
		평균 몸무게	학년별 체중 차이≒ 연간 성장	평균몸무게	학년별 체중 차이≒ 연간 성장
초등학교	1학년	25.5	3.7	24.0	3.3
	2학년	29.2	4.3	27.3	3.8
	3학년	33.5	4.7	31.1	4.3
	4학년	38.2	4.9	35.4	5.4
	5학년	43.1	5.7	40.8	5.3
	6학년	48.8	6.0	46.1	4.4
중학교	1학년	54.8	6.2	50.5	2.8
	2학년	61.0	4.3	53.3	2.0
	3학년	65.3	2.9	55.3	1.5
고등학교	1학년	68.2	2.0	56.8	0.7
	2학년	70.2	1.3	57.5	0.5
	3학년	71.5	-	58.0	-

최근 여학생들의 초경이 점점 빨라지고 있다.

딸을 키우는 부모님들에게 분명 딸아이의 초경 소식은 이제 여성으로서 성숙했다는 의미로서 딸에게 진심으로 축하를 해 주어야 할 사건임에도 불구하고 요즘 대부분의 부모님들은 아주 속상해 한다. 왜냐하면 남학생과 여학생 모두 2차 성징이 뚜렷이 일어나는 사춘기가 되었다는 것은 이제 키가 클 시기가 얼마 남지 않았다는 신호라는 사실을 어느 정도 알고 있기 때문이다. 남학생들의 2차 성징이 개인마다 차이가 나고 부모님이 평가하기가 어려운 반면에 여학생들의 2차 성징은 초경으로 비교적 객관적으로 체크할 수 있는 사인이 있기 때문에 부모님들이 걱정하게 되는 것이다.

여자의 초경 연령은 서구 유럽이나 미국의 경우 19세기 17세에서 1960년대에는 13세로 빨라졌고 2010년대에는 12.4세 ~ 12.8세로 보고되고 있다. 우리나라의 경우 1960년대에 약 15~17세에 초경이 이루어졌으나 1980년대에는 14세 전후로, 최근에는 초등학교 5학년과 6학년까지 내려왔다.

2003년 국립보건원 자료에 의하면 서울과 안산지역 여성 1천 61명을 조사한 결과 70, 80대 여성은 16.8세에, 10대는 12.7세에 초경을 경험했다. 연령별로는 50, 60대가 70대와 비슷한 16.8세, 40대가 16.1세, 30대가 15.2세, 20대가 14.5세였다. 10년에 0.67세씩 초경 연령이 빨라졌으며 60년대 이후에 출생한 여성들부터 더 빨라진 것으로 분석됐다. 이 후 2017년 한국보건사회연구원이 보고한 '지표로 보는 한국 여성의 재생산 건강' 자료에 따르면, 1951~1955년생인 여성의 초경 연령이 16.3세였던 것에 비해 1996~2000년생인 여성의 초경 연령은 12.7세로 나타났다.

여기서 초경과 관련해서 한 가지 알아둘 점이 있다. 일반 여학생의 초경 연령이 이렇게 12세까지 내려온 반면 꾸준히게 운동을 하는 수영 선수나 달리기 선수는 초경 연령이 15세라는 연구결과가 있다. 이는 초경 전에 운동을 열심히 하면 초경이 늦게 올 수 있다는 것으로 초경의 지연은 결국 성장판이 늦게 닫힐 가능성이 높고 뼈의 성장이 오래 지속되어 키가 클 가능성이 높다는 것을 나타낸다.

3

키가 클 수 있을 때 많이 키워라.

키가 크는 방식은 사람마다 다르다.

키가 크는 방식은 분명히 사람마다 다르다. 사람이 철이 드는 것도 사람마다 다른 것과 비슷하다고 볼 수 있다. 같은 초·중·고등학교 교육을 받아도 분명히 학력 수준과 인성은 사람마다 차이가 난다는 것을 부정할 사람은 아무도 없다. 일찍 크고 일찍 멈춰 결국에는 또래보다 키가 작은 경우, 태어나면서 줄곧 작은 키로 계속 지속되다가 결국 작은 키로 성장이 종료되는 경우, 태어나서 계속 평균 수준으로 크다가 결국 최종적인 키도 평균인 경우, 어릴 때는 작았는데 나중에 많이 커서 친구들보다 키가 큰 경우, 태어날 때부터 키가 컸는데 계속 잘 자라고 성장이 종료되는 시기도 남들보다 2~3년 늦게 종료되어 아주 키가 큰 경우 등 키가 크는 방식은 천편일률적으로 얘기할 수는 없다.

중요한 것은 아이의 현재 키가 아니라는 사실이다. 결국 아이가 성인이 되었을 때 최종적인 키가 중요하다. 이를 위해서는 현재 아이가 작다고 해서 실망할 일도 아니지만 또래 아이보다 크다고 해서 안심할 일도 아니다. 결국 키가 충분히 크는 사춘기까지 지속적으로 관리를 잘해야 한다는 얘기인데 사춘기는 사람마다 오는 시기가 달라서 놓칠 가능성이 많다.

여성은 유방이 커지는 시기가 사춘기의 시작이다.

사춘기의 갑작스러운 변화들은 성호르몬에 의하여 일어난다. 여학생에서 사춘기의 시작은 유방이 커지는 것으로 알 수 있다. 젖꼭지와 유방이 커지기 시작하고 시간이 6개월 정도 경과하면 겨드랑이와 음부에 체모가 생기기 시작한다. 이때 여학생들은 제2급성장기를 맞이하게 되어 키가 많이 자라게 된다. 여성호르몬 분비가 왕성해지고 유방이 커지기 시작한 지 2년이 지나면 초경이 오게 된다.

따라서 초경은 여성호르몬계의 성숙을 의미하고 이미 사춘기의 후반기에 접어들었다는 신호이기 때문에 성장 기간이 얼마 남지 않았다는 신호로 보아도 무방한 것이다. 초경 후에는 1년 정도 불규칙한 생리가 오기 쉬운데 그나마 마지막으로 성장에 투자를 해 볼 시기라고 보아야 할 것이다.

남성은 고환이 커지는 시기가 사춘기의 시작이다.

남성은 고환의 세로길이가 2.5cm가 되면 사춘기가 시작되는 것으로 판단하면 된다. 이후 성기가 점차 커지고, 생식기 주위에 음모가 나기 시작하고, 남성호르몬의 증가가 일어나고, 목소리가 변성되고, 겨드랑이에 털이 나고, 수염이 나고 근육이 발달한다. 고환은 점점 커져가고 검게 된다. 그러나 이런 변화는 아주 은밀한 부분이기 때문에 부모님이라고 사실 정확하게 체크하기가 곤란하다.

간접적인 방법으로는 아이들이 자주 신발을 사달라고 하면 사춘기에 가까운 제2급성장기일 가능성이 높다. 발 길이의 변화는 곧이어 키가 클 가능성을 시사할 가능성이 크기 때문이다.

6개월에 한 번은 아이의 키와 몸무게에 대한 기록을 남겨라.

성장클리닉을 운영하면서 아이의 키가 작아서 내원한 부모님들 중에 의외로 현재 아이의 작은 키만 걱정을 하지 아이의 성장 속도를 정확하게 알고 있는 경우는 아주 드물다. 그냥 막연하게 키가 안 컸다고 걱정하는 경우가 많다.

부모님들에게 한 가지 제안드리는 것은 아이의 생일날과 그로부터 6개월 뒤의 키와 몸무게 정도는 따로 기록을 남겨서 체크해 보는 게 중요하다는 사실이다. 평균 성장 속도와 아이의 실제 성장 속도를 해마다 비교하면서 평균치에서 얼마만큼 차이가 나는지를 늘 관심 있게 살펴볼 필요가 있다. 만약 평균치보다 2년 연속 작게 크거나 1년에 4cm 이하로 자라고 있다면 전문가의 진료를 받아 볼 필요가 있다.

어려서부터 관리하라. 사춘기 이전을 잡아라.

고3 수험생 시절을 지내본 경험이 있는 부모님이라면 누구나 공감하겠지만 자신의 모의고사 점수에 만족하는 수험생은 대한민국에서 아마도 0.1% 정도밖에 되지 않을 것이다. 고3 초에 모의고사 점수가 형편없던 친구 중에 여름방학을 지나고 나서 성적이 급상승하는 친구들도 간혹 있었지만 이런 친구들도 이미 그전부터 열심히 준비하고 노력해 오던 친구들이지 아예 하위권 학생이 갑자기 상위권 학생이 되는 경우는 거의 없다. 아무리 집에 돈이 많아서 일류 과외선생님에게 배운다고 하더라도 어느 정도의 기본실력과 본인의 노력이 합쳐질 때 그 효과가 난다.

갑자기 입시 얘기를 꺼낸 이유는 다름 아니라 아직도 많은 부모님들이 키에 대해서 걱정을 하면서도 사춘기가 지난 이후에 클리닉에 내원하는 경우가 엄청나게 많기 때문이다. 고2 때 반에서 꼴등하는 아이를 데리고 와서 1년 안에 S대를 보내달라고 한다면 천만금을 가지고 오더라도 거의 불가능한 얘기다. 열심히 해야 겨우 하위권을 벗어날 수 있을 것이다.

키는 공부보다 더욱 예외가 없다. 이미 사춘기가 지난 이후에 반에서 제일 작은 학생을 데리고 와서 검사를 하고 상담을 할 때 물론 성장판이 100% 닫히지 않았다면 1cm라도 크는데 도움을 줄 수 있겠지만 그 부모님과 학생의 욕망과는 상당한 거리가 있음은 자명하다. 입시지옥에 내몰린 우리 아이들에게 공부에 투자하고 신경을 쓰는 단 10%만큼이라도 어려서부터 신경을 쓸 필요가 있다. 조기교육이 중요한 만큼 어려서부터 키에 신경을 쓰는 것도 중요하다.

방학을 잡지 못하면 큰 키는 절대 기대할 수 없다.

사실 성장의 5대 비결에 대해서 상담 시마다 부모님과 아이들에게 설명을 해주지만 요즘 아이들이 참 힘들게 사는구나 하고 느낄 때가 많다. 필자도 바쁘게 학창시절을 보내고 어린 시절 피아노학원, 미술학원, 서예학원, 웅변학원, 태권도 도장 등 각종 학원들을 다니곤 했지만 요즘 아이들처럼 공부를 배우러 학원을 다닌 기억은 거의 없었다. 공부는 학교에서 배우고 집에 와서 혼자서 예습, 복습을 하고 선행학습도 혼자서 책을 보면서 공부를 했었고 학원은 학교에서 배우기 힘든 취미활동과 교양을 넓히기 위해 다녔다.

그 당시만 해도 필자의 부모님도 교육열이 남달라서 본인도 참 남들보다는 피곤하게 학원을 많이 다닌 편에 속했는데 요즘 학생들은 필자의 학창시절과는 아주 다른 것 같다. 학교에 갔다 와서 학원 2~3개씩을 다니는 것이 보통이고 밤늦게까지 숙제를 하고 늦게 자는 것이 일반적인 생활이 되어 버린 지 오래다. 이런 학생들에게 일찍 자라고 얘기하는 것이 참 어려운 부분이다.

요즘 아이들은 공통점이 있는데 운동 부족, 인스턴트 음식의 과도한 섭취, 과도한 TV 시청과 컴퓨터 사용, 수면 부족, 공부로 인한 과도한 스트레스 등이 바로 그것이다. 이런 상황은 학교를 다니는 시기에는 모든 학생들에게 거의 예외가 없을 정도이다. 그나마 생활에 확연한 차이를 기대할 수 있는 유일한 기회가 여름방학과 겨울방학이다. 평상시에는 이 핑계 저 핑계로 생활을 제대로 못 했다고 하더라도 방학 때는 자신의 의지대로 큰 키에 대한 욕망이 있다면 본인이 투자하는 것만큼 얻을 수 있는 유일한 기회다.

방학 때가 되면 필자도 내원하는 학생들로 아주 바빠진다. 부모님들이 학기 중에 못한 키 치료를 위해서 아이들을 데리고 내원하기 때문이다. 이렇게 소중한 방학을 그냥 늦게까지 컴퓨터게임과 TV 시청을 하면서 잠을 설치고 또 늦잠자고 나서 운동을 게을리하고 학원으로 내몰린다면 당연히 큰 키는 절대 기대할 수 없다. 방학을 잡는 자만이 큰 키를 가질 수 있다는 것은 지금 시점에서는 성장에 관한 불변의 진리라고 보아야 할 것이다. 대한민국의 교육제도가 개선되지 않는 한...

4

성장판과 성장호르몬

뼈의 길이 성장에서 성장판(Growth Plate)이 핵심이다.

뼈는 우리가 어머니 뱃속에 있을 때부터 생기기 시작해서 점차 자라게 된다. 물론 뼈의 성장도 크게 보면 두께 성장과 길이 성장으로 나누어서 볼 수 있는데 현재 우리가 성장이라고 하는 표현을 쓸 때도 인체의 횡적인 성장보다는 종적인 성장 즉 키에 포인트를 두고 있기 때문에 길이 성장 위주로 설명을 하겠다.

일단 어머니 뱃속에 있을 때는 말랑말랑한 연골(軟骨)조직으로 있다가 점차 단단한 경골(硬骨)로 변화해 가는데 이 과정을 골화(骨化, Ossification)라고 한다. 골화는 일생동안 계속되는 것이지만 출생 이후 약 25년 동안에 거의 모든 뼈가 완성되고, 그 이후는 아주 적은 부분에서만 매우 느린 속도로 진행이 된다.

키에 가장 관계가 깊은 손과 발의 장골(長骨)은 원주형을 하고 있으면서 양 끝이 부풀어 있는데 중앙을 골간(骨幹, diaphysis)이라 하고, 양 끝을 골단(骨端, epiphysis)이라고 한다. 골간은 관의 형태로 되어 있는데 내부에 공동(空洞)이 있고 여기에 골수(骨髓)가 차 있다. 장골(長骨)은 일반적으로 골화의 중심이 골간(骨幹)과 양쪽 골단(骨端)에 각각 하나씩 발생하여 골화가 진행된다. 골간(骨幹)과 골단(骨端)의 사이 이행대에는 성장기 중에 성장판(Growth plate)으로 불리는 골단연골이 있고, 장골(長骨)은 이 부위에서 성장호르몬과 기타 성장 관련 호르몬이 작용을 받아서 길이 성장을 하게 된다.

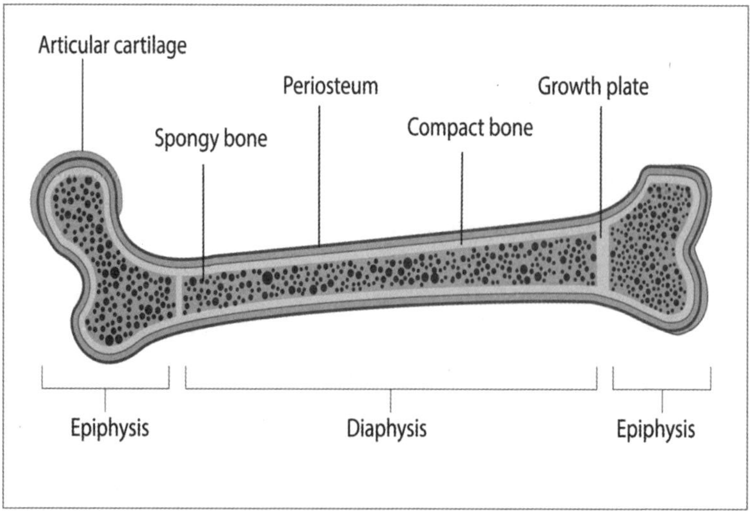

골단(epiphysis), 골간(diaphysis), 성장판(growth plate) 모식도

성장판은 엑스레이로 촬영했을 때 하나의 선으로 보이기 때문에 골단판(epiphyseal plate)이라고도 한다. 성장판이 자라고 이것이 골질로 바뀌면서 뼈가 자라게 된다. 팔・다리・손가락・발가락・손목・팔꿈치・어깨・발목・무릎・대퇴골・척추 등 신체 뼈 중 관절과 직접 연결되어 있는 긴 뼈의 끝부분에 있으며, 이 부분이 성장하면서 키가 자라게 된다.

성장의 과정을 한마디로 요약하자면 성장판의 밑부분은 뼈 조직으로 되고 윗부분은 계속 성장판을 만들어 가는 것이다. 이 때문에 성장판 자체는 일정하게 유지되면서도 뼈를 길게 할 수 있는 것이다.

성장판이 닫혀가는 중이다.

길이 성장을 계속하던 장골(長骨)들이 사춘기를 지나면서 연골로 된 성장판의 세포분열이 약해져서 성장판의 위아래 부분이 점점 경골(硬骨)화 되어서 골간(骨幹)과 골단(骨端)이 융합하게 되는 것을 말한다.

결과적으로 성장판이 완전히 닫혀서 경골화되면 키가 큰다는 것은 불가능하다. 물론 뼈는 길이 성장을 못 한다는 얘기이지 두께 성장은 여전히 가능한 상태이다. 성장판은 연골로 구성되어 있기 때문에 X-ray 사진상 경골보다 투과율이 높기 때문에 검게 나온다. 반면에 골간(骨幹)과 골단(骨端)이 경골 부위는 투과율이 떨어져 흰

색으로 나오기 때문에 성장판은 검은 띠 모양으로 보이는 것이다. 그런데 성장판이 닫히게 되면 이런 검은 띠가 사라지고 더 이상 보이지 않고 하나의 뼈 모양으로 보이게 되는 것이다. 그런데 성장판은 모든 부분이 일순간에 닫히는 게 아니라 일반적으로 손가락, 발가락 부위가 먼저 닫히고, 무릎, 손목, 척추 부위가 늦게 닫힌다.

많은 부모님들이 자꾸 성장판이 닫혔는지 열렸는지에 관심이 있는데 사실 그다지 중요하지는 않다. 만약 성장판이 닫혔다면 키가 더 자랄 가능성이 없다는 얘기가 될 것인데 이미 이렇게 진단이 될 아이들의 경우 최소한 2~3년 동안 이미 키의 변화가 거의 없었을 것이다. 즉 검사를 해 보지 않더라도 이미 심증적으로 키가 더 이상 크지 않을 것이라는 것은 알고 있을 터인데 굳이 검사할 필요는 별로 없어 보인다. 혹시나 하는 심정으로 검사를 하는 이유는 1cm라도 더 키를 키우기 위해서인데 여기서 하나 우리가 성장판이 닫힌다는 것을 이해할 필요가 있는데 이진법처럼 0과 1로 구분해서 설명할 문제는 아니다. 즉 열려 있다고 해서 다 같은 속도로 크는 것은 아니라는 얘기다. 이 부분을 많은 부모님들이 착각하는 것 같다. 성장판이 열려 있다고 하면 키가 무조건 10cm 이상 쭉쭉 클 수 있는 것으로 받아들이는 경우가 많다.

이해를 돕기 위해서 성장판이 닫혀가는 과정을 머릿속에 상상해 보라. 추운 겨울날 한강에 얼음이 어는 과정을 생각하면 쉽게 이해가 될 것이다. 아주 추운 날 한강이 꽁꽁 얼어붙어 사람이 지나가도 될 정도일 때 우리는 성장판이 완전히 닫혔다고 한다. 아이들의 성장판이 닫혀가는 중이라고 하는 것은 한강에 살얼음이 언 것 같은 느낌으로 받아들이면 될 것이다. 물론 이 상태는 성장이 활발하게 일어날 시기는 절대 아니다. 이럴 때 치료를 받는다는 것은 다만 마지막 순간까지 1cm라도 더 건지기 위하여 한강이 꽁꽁 얼어붙는 순간을 최대한 지연시키려고 하는 정도로 이해를 해야 할 것이다.

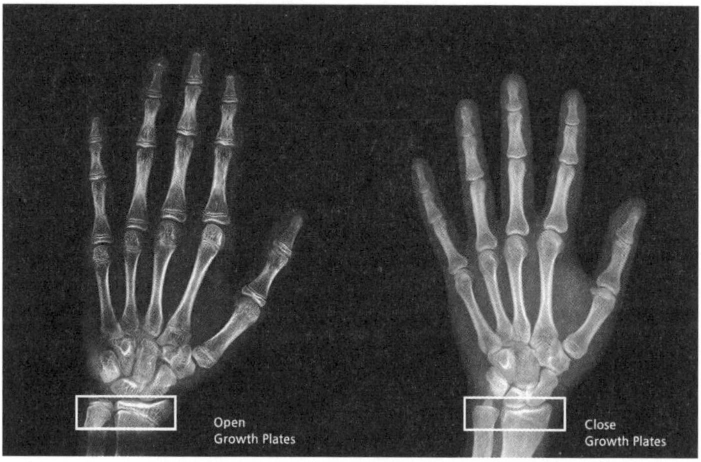

열린 성장판(좌)과 닫힌 성장판(우)

성장에 영향을 미치는 호르몬은 여러 가지가 있다.

호르몬(Hormone)은 그리스어로 자극한다 또는 불러일으킨다는 뜻의 호르마오(hormao)를 어원으로 하고 있다. 따라서 호르몬은 어원처럼 내분비선에서 분비되어 혈류를 통해 신체조직으로 이동되어, 특정한 수용체(specific receptor)를 지닌 표적세포(target cell)에서 그 작용을 불러일으키는 것을 말한다. 다양한 종류의 호르몬 중에서 성장에 밀접한 영향을 미치는 호르몬은 여러 가지가 있지만 그중에서 중요한 것이 아래의 표에 있는 다섯 가지 정도가 된다. 물론 여기에서 가장 중요한 호르몬은 성장호르몬이다.

성장에 영향을 미치는 호르몬	
1	성장호르몬(Growth hormone)
2	갑상선호르몬(Thyroid hormone)
3	인슐린(Insulin)
4	부신피질호르몬(Adrenal cortex hormone)
5	성호르몬(Sex hormone)

갑상선호르몬(Thyroid hormone)은 인체 태아에서 초기 성장과 발달에 중요한 역할을 하는데 임신 12주까지는 모체에서 공급되는 갑상선호르몬에 의존을 하다가 임신 12주부터 분만 시까지는 모체에서 공급되는 호르몬과 더불어 태아 갑상선에서 생성하는 호르몬에 의존하여 성장을 하게 된다. 자궁 내의 갑상선호르몬이 결핍되면 골격계와 중추신경계 발달의 지연이 초래된다. 갑상선호르몬에 의존적인 뇌 발달의 결정적인 시기는 임신 기간을 거쳐 생후

2~3세까지이다. 갑상선호르몬은 뇌하수체 전엽에서 성장호르몬의 합성에 영향을 미치고 또한 조직에서 성장호르몬이 최대 효과를 나타내기 위해서는 갑상선호르몬이 존재하여야 한다.

인슐린(Insulin)은 태생 전과 태생 후에 걸쳐 성장에 1차적으로 관여되는 호르몬은 아니지만 인슐린이 혈액 내에 고농도로 존재하는 상태에서는 성장인자로서 성장에 관여가 가능하다. 대표적인 경우가 당뇨병 환자인 어머니가 임신을 했을 경우 태아는 인슐린 과다로 출생 체중이 큰 경우이다.

부신피질호르몬(Adrenal cortex hormone)은 뇌하수체 전엽에서 성장호르몬의 정상적인 합성을 돕는데, 많은 양의 부신피질호르몬을 장기간 사용할 경우 또는 쿠싱(Cushing)증후군에 의하여 혈액 내 과다한 부신피질호르몬이 존재할 경우 성장지연을 보인다. 즉 성장호르몬의 합성 및 분비가 감소할 뿐만 아니라, 부신피질호르몬이 직접적인 골격계의 성장지연을 초래한다.

성호르몬(Sex Hormone)은 뇌하수체에서 성장호르몬의 합성을 증가시키며, 성장호르몬의 생물학적 효능을 증가시킨다. 또한, 골격계를 직접 자극하여 성장을 촉진시킴으로써 사춘기의 제2급성장기를 초래한다. 그러나 성장 촉진 효과뿐만 아니라 골격계의 성숙도도 촉진시킨다. 따라서 성호르몬이 증가되는 질환이 존재할 경우에 성장의 급진전이 오나, 골격계 성숙의 급진전으로 골단부 융합이 빨리 오게 되며, 치료를 안 할 경우 오히려 성인 신장의 감소를 초래한다.

성장호르몬은 성장작용과 대사작용을 한다.

성장호르몬은 191개의 아미노산이 한 줄로 구성된 순수한 단백질이다. 성장호르몬의 여러 가지 작용을 요약해보면 크게 2가지로 요약해 볼 수 있다. 바로 성장작용과 대사작용이다.

첫째. 성장작용은 간 및 연골조직 등의 말초조직에서 인슐린양 성장인자(Insulin-like Growth Factor-I: IGF-I)를 자극 분비하고 이 인슐린양 성장인자(IGF-I)를 통해 연골 성장판을 자극하여 성장을 촉진하는 효과를 나타낸다.

둘째. 대사작용은 당 생성 및 단백동화작용을 증가시키고, 지방조직으로부터 지방산의 동원을 증가시킨다.

의학적인 내용이 쉽게 머리에 와 닿지 않을 것이다. 조직에서 우리가 어떤 사람이 하는 역할을 잘 느낄 수 있을 때는 그 사람이 없을 때 확실히 그 사람이 기존에 어떤 일을 하고 우리에게 어떤 도움을 주었는지 뼈저리게 느낄 때가 많다. 최근에 성장호르몬의 결핍과 노화에 의한 장기의 기능변화가 아주 유사하며, 성장호르몬 치료 시에 이런 기능이 회복되는 것으로 알려지면서 성장호르몬이 노화

치료에 중요한 역할을 할 가능성에 대해서 많이 언급되고 있다.

즉 성장호르몬이 결핍되면 우리 몸에 다음과 같은 변화가 생긴다. 우선 이마의 머리카락 선이 올라가면서 이마가 넓어지고, 뇌기능저하로 집중력 및 기억력이 감소되고, 팔과 다리의 근육이 약화되면서 팔다리가 가늘어지고 반면에 복부에는 지방이 증가되어 뱃살이 늘어나게 되고 얼굴에 주름살이 늘게 되고 성 기능이 떨어지는 등의 변화가 발생한다. 이런 변화를 보면 성장호르몬의 작용이 보다 피부에 와 닿았을 것으로 생각이 된다.

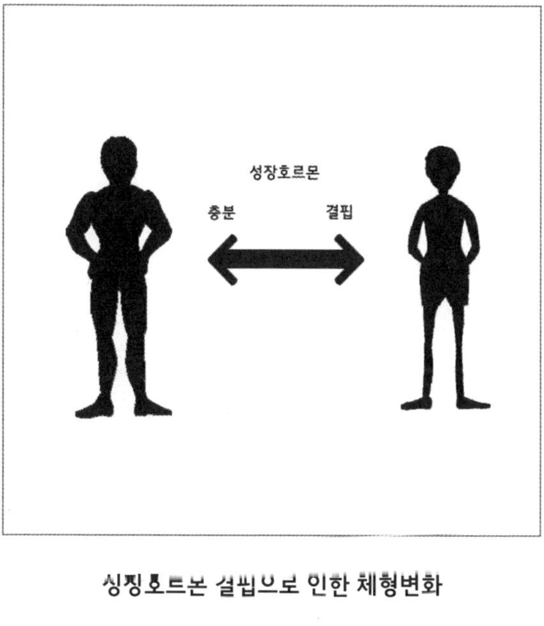

성장호르몬 결핍으로 인한 체형변화

성장호르몬의 분비는 성장판이 닫힌 이후에도 지속된다.

많은 분들이 착각하고 계신 것 중의 하나가 성장호르몬은 사춘기에 성장판이 닫히고 나면 더 이상 분비가 되지 않는 것으로 생각하고 계신 경우가 많다. 따라서 성장판이 이미 닫혔다고 하더라도 성장호르몬 주사를 맞으면 몸 안에서 줄어든 성장호르몬을 보충해주기 때문에 키가 클 것이라고 생각을 하고 계신 것이다. 하지만 성장호르몬은 성장판이 닫힌 이후에도 계속적으로 몸 안에서 분비되고 있다. 다만 성장호르몬의 분비는 20대 이후 감소하기 시작한다. 20세 이후에는 10년마다 평균 14~15% 정도로 감소하여 간다.

따라서 성장판이 닫힌 이후에 성장호르몬 주사를 맞는다고 해서 키가 크는 것은 아니다. 성장호르몬은 젊을 때는 키를 키우는 작용이 포인트인 반면 나이가 들어서는 노화를 방지하는 작용을 한다고 보면 된다.

성장에는 인슐린양 성장인자 I(Insulin-like Growth Factor-I : IGF-I)의 역할이 중요하다.

성장에서 가장 중요한 물질을 꼽으라고 한다면 성장호르몬과 인슐린양 성장인자 I(IGF-I)이다. 왜냐하면 성장호르몬의 성장작용은 간 및 연골조직 등의 말초조직에서 인슐린양 성장인자 I(IGF-I)를 자극 분비하고 이 인슐린양 성장인자 I(IGF-I)를 통해 연골 성장판을 자극하여 성장을 촉진하는 효과를 나타내기 때문이다.

인슐린양 성장인자(IGF-I)가 주로 생산되는 조직은 간이며, 그 이외에 태아조직, 중추신경계 세포, 섬유아세포 그리고 수의근세포를 포함한 여러 장기와 조직에서 발견되고 있다. 또한 섬유육종, 골육종, 유방암, 갈색세포종을 포함한 여러 암과 여기서 유래된 세포에서 IGF-I과 IGF-II의 생산이 보고되어 있다.

1957년 Salmon과 Daughday는 골성장에 대한 성장호르몬의 역할을 중개하는 혈청 인자인 유황화 인자(sulfation factor: SF)를 기술하였다. 성장 자극에 대한 이 인자의 역할이 알려져 후에 소마토메딘(somatomedin)으로 명명되었다. 그 후 혈청에서 소마토메딘(somatomedin)이 정제되어 중성인 소마토메딘A(SmA)와 염기성인 소마토메딘C(SmC)가 분리되었다. 그 후 1978년 Rinderknecht와 Humbel은 인간의 소마토메딘(somatomedin)을 대규모로 정제하여 전구인슐린(proinsulin)과 구조적 동질성을 발견한 뒤에 소마토메딘(somatomedin)을 인슐린양 성장인자(Insulin-like Growth Factor: IGF)로 다시 이름 붙이게 되었다. 그 후, 소마토메딘C(SmC)는 IGF-I과 동일한 것으로 판명되었으며, 소마토메딘A(SmA)는 IGF-I의 탈아미노화 형태인 것으로 확인되었다.

IGF-I의 가장 중요한 생체 내 역할은 신생아 성장과 발달에 관여하는 것이며, IGF-I의 혈중 농도는 주로 성장호르몬에 의해 조절된다.

또한 영양 상태에 따라서도 IGF-I의 발현이 조절되며, 기타 다른 인자에 의해서도 영향을 받는다. 즉 성장호르몬이 부족해지면 IGF-I의 농도도 감소된다. 만성적인 영양결핍, 단기간의 공복 상태 또는 단백질이 부족해져도 IGF-I의 농도는 감소된다. 물론 성장호르몬이 증가하거나 영양보충이 되면 IGF-I의 농도는 증가한다. IGF-I의 양은 출생 후 점차 증가하여 사춘기 동안 급격히 증가한 후, 성인에서 200ng/ml로 유지되다가 노령에서는 감소해서 거의 0이 된다.

IGF-II는 성장호르몬에 덜 의존적이며, 주된 역할은 태생기에 태아의 성장을 유도한다. 신생아에서 IGF-II 수치는 650ng/ml까지 증가하나 그 후에 급격히 감소하며 연령에 의한 변화가 관찰되지 않는다. IGF가 간에서 생산되어 내분비 반응을 일으키며 순환하는 성장호르몬에 의존적인 성장인자라는 제한적인 개념은 많은 연구에 의하여 바뀌고 있으며, IGF-I과 IGF-II의 생산은 많은 조직에서 일어남이 증명되었다. 따라서 IGF는 다양한 조직에서 세포의 성장과 분화에 방아쇠 같은 역할을 하고 있다고 해석된다. 다만 IGF의 특성 중 하나는 유리형으로 혈액에서 순환하지 않으며 특이한 운반체인 IGF 결합단백질(IGF binding protein: IGFBP)에 결합되어 있다. 즉 혼자서 혈액을 떠도는 것이 아니라 단백질과 결합된 형태로 돌아다닌다는 얘기다.

결합단백질과 결합된 IGF는 유리형에서 보이는 전형적인 인슐린양 대사작용을 나타내지 않지만 혈장 반감기가 길다. 이 결합단백질에 대해서 최근 많은 연구가 되고 있으며 분석결과 6종의 결합단백질이 발견되었는데 특히 IGF 결합단백질 3(IGFBP-3)이 성인의 혈청에서 발견되는 주된 형태이며, 성장호르몬에 의해 생산이 조절된다. 마지막으로 기억할 것은 인슐린양 성장인자 I(Insulin-like Growth Factor-I: IGF-I)이 소마토메딘C(somatomedin C)와 같은 용어로 사용되고 있다는 것이다. 또한 일반적으로 인슐린양 성장인자(IGF)와 소마토메딘(somatomedin)을 동의어처럼 사용하고 있으므로 다른 책을 보거나 할 때 혼돈하지 않기 바란다.

성장호르몬은 성장호르몬 방출호르몬(GHRH)과 소마토스타틴(Somatostatin)의 상호작용에 의해 결정된다.

성장호르몬은 뇌하수체 전엽에서 분비가 된다. 성장호르몬의 분비는 뇌하수체보다 상위에 있는 시상하부(Hypothalamus)의 통제를 받고 있는데 성장호르몬 방출호르몬(Growth hormone releasing hormone: GHRH)과 성장호르몬 방출억제인자(Growth hormone release inhibiting factor: GHIF)로 불리는 소마토스타틴(Somatostatin)의 상호작용에 의해 결정되며, 인슐린양 성장인자 I(Insulin-like growth factor I: IGF-I)에 의한 되먹이 기전과 성장호르몬 자체에 의하여 조절된다.

그러나 실제로 성장호르몬 분비의 조절 기전은 훨씬 복잡하며, 여러 가지 신경펩타이드, 신경 전달 물질, 말초 호르몬, 성장인자와 대사산물이 관여된다. 이런 복잡한 기전에 대해서 전부 설명하자면 내용이 너무 복잡하고 어렵기 때문에 독자분들에게 큰 도움이 될 것 같지 않다. 조절 경로의 일부를 요약하면 그림과 같다. 즉 하나 알아둘 점은 시상하부에서 분비되는 성장호르몬 방출호르몬(GHRH)에 의해 성장호르몬의 합성 및 분비가 증가되는 반면 소마토스타틴(Somatostatin)에 의해서는 성장호르몬의 합성억제는 없고 분비만 억제된다는 사실이다.

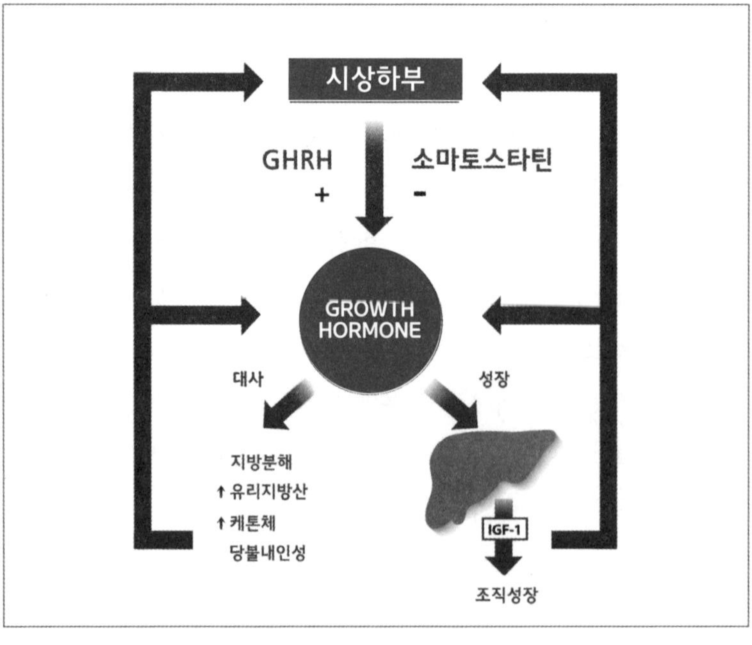

성장호르몬의 작용과 분비조절

성장호르몬 방출호르몬(Growth hormone releasing hormone : GHRH)

1950년대 Reichlin은 쥐의 양측 시상하부를 제거한 후 성장 정지를 관찰하여 성장호르몬 방출호르몬의 존재 가능성을 제시하였다. 그러나 GHRH가 발견된 것은 1982년 Guillemin 등이 말단비대증 환자의 췌장의 종양에서 성장호르몬 분비를 자극하는 44개와 40개의 아미노산으로 된 펩티드의 분리하여 그 구조를 결정지으면서부터이다. GHRH는 정중융기와 궁상핵(arcuate nuclei)의 신경세포에 주로 발견되며, 시상하부의 전방과 다른 부위에서 다소 발견된다. 또한 말초혈액, 상부 위장관, 태반과 뇌하수체 성장호르몬 분비세포의 핵과 분비과립에서도 관찰된다. 정상인에게 GHRH를 주사하면 즉시 혈청 성장호르몬이 증가되지만 곧 정상화된다. GHRH를 지속적으로 주사하면 성장호르몬이 감소되므로 LHRH처럼 박동적인 분비에서 생리적인 작용을 나타내는 것으로 생각된다.

소마토스타틴(Somatostatin)

소마토스타틴은 성장호르몬 방출억제인자 (Growth hormone release inhibiting factor: GHIF)로 불리는데 1960년대 시상하부로부터 성장호르몬 분비촉진물질을 분리하려는 연구 중 Krulich 등은 시상하부 추출물 중에 성장호르몬의 억제작용이 있는 물질의 존재를 발견하여 성장호르몬 방출억제 인자라고 명명하였으며, 성장호르몬 분비는 방출 촉진인자와 억제인자에 의한 이중 조절을 받고 있다고 생각되었다. 그 후 1973년 Brazeau 등에 의하여 14개의 아미노산으로 구성된 소마토스타틴이 분리되었다. 당시 소마토스타틴은 시상하부 외에서 발견되는 시상하부조절인자로 알려졌지만, 현재는 중추신경계와 위장관의 여러 장소에서 중요한 작용을 하는 물질로 알려져 있다.소마토스타틴의 분비는 호르몬(성장호르몬과 인슐린양 성장인자-I)과 신경전달물질(아세틸콜린과 카테콜아민)에 의하여 복잡하게 조절된다. 뇌하수체에서 소마토스타틴은 성장호르몬과 갑상선자극호르몬(TSH)의 분비를 억제한다.

성장호르몬은 밤에 깊은 잠을 잘 때 가장 많이 분비된다.

성장호르몬은 뇌하수체전엽에서 분비되는 호르몬이라는 것을 살펴보았다. 각종 호르몬은 하루 24시간을 주기로 해서 생체시계에 맞추어서 분비가 되는데 이것을 Circadian rhythm이라고 한다. 성장호르몬의 분비도 파도가 치듯 발작적인데, 수면과 밀접한 관계가 있어 총 분비량의 약 60~70%가 야간 12시간에 분비된다.

수면 후 첫 2시간에 가장 많이 분비되고 하루에 평균 8회의 발작적 분비를 나타낸다. 즉 3시간 간격으로 파도가 한 번씩 밀려온다고 생각하면 될 것이다. 그런데 각 파도가 밀려올 때 파고가 동일한 것은 아니다. 가장 큰 파도는 주로 밤 10시에서 새벽 2시에 밀려온다. 단 이때 조건이 있다. 깊은 잠을 잘 때라는 단서가 붙는다. 이 큰 파도를 멋있게 타기 위해서는 우리는 수면에 대해서 몇 가지를 알아야 한다.

수면의 깊이를 네 단계로 구분해 왔는데 이는 뇌파 기록 장치를 통해서 뇌파를 측정함으로써 확인된다. 일반적으로 단계가 높아질수록 파장이 느려지며 수면 상태를 나타내는 지표가 된다. 1단계와 2단계는 얕은 잠으로 이 단계에 있는 사람들은 깨우기가 쉽다. 그러나 3단계와 4단계는 느린 파장의 잠으로, 3단계는 적당히 깊은 잠이고 4단계는 매우 깊은 잠이다. 이 단계에 있는 사람은 깨우기가 힘들다. 자녀들도 어떤 때는 깨우자마자 일어나는 경우가 있고 어떤 때는 깨우기가 힘든 경우가 있는데 1~2단계에 있으면 쉽게 깨울 수 있지만 3~4단계에 있으면 깨우기가 힘들기 때문에 그런 차이가 생기는 것이다.

수면에도 주기가 있는데 대개의 사람들은 90분~100분을 주기로, 가벼운 잠으로 시작해서 점점 더 깊은 잠으로 갔다가 다시 얕은 잠으로 돌아와서 꿈으로 끝을 맺는다. 아침에 깨어날 때 대개는 꿈을 꾸는 도중에 잠에서 깨어난다. 꿈을 꾸는 수면 단계는 빠른 안구운동을 특징으로 하는 렘(REM: Rapid Eye Movement)수면이라고 해서 앞에서 언급한 4단계와는 구별된다. 렘수면 단계와 구별해서 수면의 4단계를 논렘(NREM: Non-Rapid Eye Movement)수면이라고 하며, 이 상태에서는 보통 꿈을 꾸지 않는다. 보통 수면 중 30%가 꿈을 꾸는 렘(REM)수면이고 나머지 70%가 꿈을 꾸지 않는 논렘(NREM)수면이다.

성장호르몬의 분비는 3, 4단계의 논렘(NREM)수면에서 가장 많이 되는데 주로 잠든 지 1시간에서 3시간 사이에 지속된다. 안구운동이 활발한 렘(REM)수면에서는 성장호르몬 분비가 낮다.

공부와 큰 키의 두 마리 토끼를 잡기 위해서 아침형 인간이 되자.

자녀들을 키우면서 공부도 시켜야 하고 키도 쑥쑥 자라게 하고 싶다면 이제부터 과감하게 생활습관을 바꿀 필요가 있다. 어릴 때부터 일찍 자고 일찍 일어나는 습관을 심어주는 것은 두 마리 토끼를 잡기 위해서 아주 주요하다. 밤에는 아무래도 감성적이 되기 싶다. 하루 종일 학교공부와 학원에서 지친 아이들이 밤늦게 얼마나 능률적으로 공부를 하겠는가. 집중력이 떨어지고 쉬고 싶어서 아무래도 TV를 보거나 컴퓨터게임을 할 가능성이 높아진다.

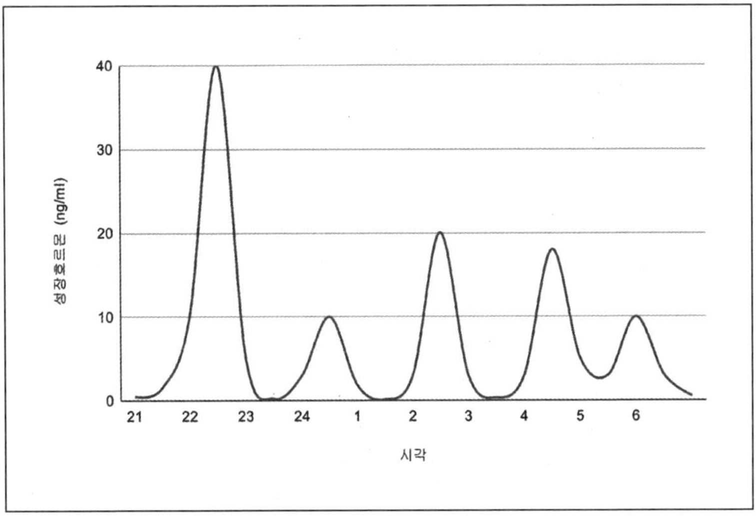

수면 중 성장호르몬의 분비

앞에서 우리는 성장호르몬이 밀려오는 가장 큰 파도가 밤 10시에서 새벽 2시 사이임을 이미 확인하였다. 이렇게 큰 파도를 효과적으로 타기 위해서는 최소한 밤 11시에는 잠자리에 들어야 한다. 이렇게 큰 파도를 그냥 보내고 나서 나머지 시간에 키를 키우기 위해서 노력하는 것은 아주 비효율적이다.

잠자는 시간이 많다고 능사는 아니다. 수면의 질이 얼마나 깊은지도 중요하다. 인간을 비롯한 자연계의 모든 생물은 자연적인 리듬에 따라서 생활한다. 밤에 잠을 자는 것이 깊은 잠을 잘 가능성이 높다. 특히 잠든 이후 초기 3시간 정도에 깊은 수면에 도달하는 것이 중요한데 이때 성장호르몬의 분비가 가장 왕성하기 때문이다.

성장호르몬 결핍증이 의심되면 성장호르몬 농도 검사를 실시한다.

성장호르몬 결핍증이 의심될 경우에 실시한다. 성장호르몬의 분비는 파도가 치듯 발작적인데, 3시간 간격으로 파동성으로 분비된다. 수면과 밀접한 관계가 있어 총 분비량의 약 60~70%가 야간 12시간에 분비된다.

수면 후 첫 2시간에 가장 많이 분비되고 최고 농도는 20~60ng/ml일 때도 있다. 평균 24시간 성장호르몬 농도는 3ng/ml 이상이며 정상 기저 농도 범위는 0~30ng/ml이다. 발작 분비 사이의 혈중 성장호르몬 농도는 낮으며 측정할 수 없는 농도까지 보일 때도 있고 성장호르몬의 반감기는 약 10~20분으로 짧기 때문에 성장호르몬이 가장 많이 분비되는 자정 무렵에 검사하거나, 여러 가지 자극을 주어서 성장호르몬의 분비조건을 최대로 하여 이를 측정하여 판단할 필요가 있다. 검사법의 종류는 아주 다양하다.

성장호르몬 검사법		
1	성장호르몬 선별검사	수면검사
		운동검사
2	성장호르몬 유발검사	아르기닌(Arginine)
		인슐린(Insulin)
		엘도파(L-dopa)
		글루카곤(Glucagon)
		클로니딘(Clonidine)

성장호르몬 선별검사는 수면검사와 운동검사가 있는데 수면검사는 뇌파검사(EEG)를 통해서 뇌파를 모니터링하면서 깊은 수면에 빠졌을 때 채혈을 하게 된다. 운동검사는 금식을 시키고 운동을 20분 정도 시키되 15분 정도는 중등도의 운동을 시키고 나머지 5분은 격하게 운동을 시킨 뒤에 채혈을 하게 된다. 두 가지 검사 모두 10ng/ml 이상이면 정상으로 본다. 이렇게 혈중 성장호르몬의 농도는 낮 보다는 밤에 더욱 높다.

성장호르몬 유발검사는 시상하부-뇌하수체 축의 통합성을 알기 위해 아르기닌, 인슐린, 엘도파, 글루카곤, 클로니딘 같은 약물을 투여한 후 혈중 성장호르몬의 농도를 측정한다. 가장 많이 쓰는 약물은 인슐린, 엘도파, 아르기닌이다. 이중 인슐린 검사는 인슐린을 정맥주사하여 혈당을 50mg/dl 이하로 저혈당을 초래시켜 성장호르몬을 측정하는 방법을 많이 사용한다. 만약 인슐린 검사에서 저혈당이 유발되지 않으면 엘도파 검사를 실시한다. 엘도파는 파킨슨병 치료제로 사용중인 약물이나 성장호르몬을 자극하기 위해서 사용한다. 다만 엘도파를 사용한 경우 가슴 두근거림, 두통, 구토 등의 부작용을 호소하는 경우가 있다. 아르기닌은 아미노산의 한 종류로 거의 부작용이 없기 때문에 많이 활용되고 있다. 성장호르몬 유발검사에 사용되는 약물들은 소마토스타틴(somatostatin)의 분비를 감소시키거나 GHRH의 분비를 증가시켜 혈중 성장호르몬의 분비를 증가시킨다.

성장호르몬 유발검사는 상기 약물을 투여하여 자극하는 방법을 두 가지 이상 시행한다. 병원에 따라서 하루에 2가지 검사를 같이 시행하기도 하고, 이틀에 나누어서 시행하기도 한다. 보통 검사 전에는 12시간 이상의 금식이 필요하다. 검사는 정맥에 성장호르몬을 자극하는 첫 번째 약물을 투여하고(투여가 끝나고 바로 채혈하는 경우도 있음) 30분, 60분, 90분, 120분에 채혈한다. 1시간 정도 쉬었다가(다음날 하는 병원도 많음) 두 번째 약물을 투여하고(투여가 끝나고 바로 채혈하는 경우도 있음) 30분, 60분, 90분, 120분에 채혈하여 성장호르몬의 농도를 측정한다. 검사 기관마다 차이가 있지만 성장호르몬이 10ng/ml 이상이면 정상 수치로 보고, 5ng/ml 이하로 확인이 되면 성장호르몬 결핍으로 본다. 총 8회(투여 후 바로 채혈한 경우 총 10회)의 혈액검사 결과 중 모든 수치가 5ng/ml 미만이면 완전 결핍증, 1회라도 5ng/ml 이상~10ng/ml 미만이면 부분 결핍증, 1회라도 10ng/ml 이상이면 정상으로 판정하다. 즉 성장호르몬 유발검사 중 적어도 2종류 이상의 성장호르몬 유발검사에 대해 모두 성장호르몬 최고치가 10ng/mL 미만으로 나타나면 성장호르몬결핍증으로 진단할 수 있다.

성장호르몬 분비의 총량을 보기 위한 성장호르몬의 생리적 분비 검사는 12~24시간 동안 펌프에 의해 지속적으로 채혈하는 방법과 간헐적인 채혈방법이 있으며 약물투여검사의 부정확성을 보완하는 장점이 있다. 즉 약물투여 검사상 정상으로 분비되나 실제적으로 연 성장 속도가 4cm 이하로 성장 속도가 감소되어있는 경우 생리적 분비검사에서 상당히 적게 분비되고 있음을 발견할 수도 있다. 이러한 경우를 신경분비장애(neurosecretory dysfunction)라는 말을 사용하기도 한다.

또한 최근에는 소변 내 성장호르몬의 농도와 혈중 성장호르몬의 농도가 일치함으로 24시간 혹은 12시간 소변을 모아 농도를 측정하여 진단하는 방법을 시도하기도 한다. 인슐린양 성장인자 I (IGF-I)의 농도는 반감기가 16시간으로 비교적 안정된 물질이므로 진단적 의미가 있을 수 있으나 연령, 성별, 영양 상태 및 감염에 따라 변화가 많기 때문에 성장호르몬 결핍증을 진단하기 위한 보조적인 의미는 있으나 단일 검사로 진단하기는 문제점이 많다.

아이들이 살이 찐다면 이는 성장호르몬이 부족하다는 신호일 수 있다.

많은 부모님들이 착각하고 있는 것 중의 하나가 '살이 키로 간다.'고 생각하는 부분이다. 물론 적절한 영양 공급에 의해서 적당한 체중 증가는 성장에 있어서 중요한 과정이지만 과도한 영양섭취로 인해서 지방이 늘어난다면 이는 성장호르몬이 부족하다는 신호일 수 있다. 앞에서 우리는 성장호르몬의 대사작용에 대하여 살펴본 적이 있다. 나이가 들면서 배가 나오고 살이 찌는 이유 중의 하나가 바로 성장호르몬의 결핍에 기인한 것이라는 사실을 상기할 때 한참 성장기에 성장호르몬이 왕성하게 분비될 때 체중이 증가한다는 것은 성장호르몬의 지방분해작용 이상으로 너무 과도하게 영양을 섭취하고 있다고 밖에 볼 수 없다.

또한 성장호르몬이 과도하게 지방분해작용에 매달리게 되어, 성장작용을 하여 키를 자라게 할 기회를 박탈하는 결과를 초래한다. 또한 비만으로 지방이 과도하게 되면 성호르몬의 분비를 너무 일찍 촉진하여 조기에 성장이 멈추어서 성장판이 닫히고 성숙해질 가능성이 높으므로 아이들의 체중이 키에 비해서 너무 과체중으로 간다면 이는 성장에 적신호로 이해를 해야 할 것이다.

5

나 자신의 최종 키를 미리 예측할 수는 없을까

키부터 올바르게 재자.

키는 하루 사이에도 수치가 계속 변한다. 우리들의 체중이 계속 변화하는 것과 마찬가지다. 우선, 키를 재는 자세가 일정하지 않아서 그럴 수 있다. 키는 사람이 직립한 발 밑바닥에서 머리 최상부까지의 수직거리를 측정하는 것이므로 측정할 사람은 똑바로 서서 눈이 정면을 향하도록 하고 머리의 뒤통수, 흉부의 척추, 엉덩이와 발뒤꿈치가 신장계에 닿도록 서서 잰다. 눈초리와 귓구멍을 연결하는 선이 지면과 수평이 되도록 하여 측정을 하되 키는 3회 정도 측정을 하여 0.3cm 이상의 차이가 나지 않도록 하고 오차가 작은 중간값을 선택하도록 한다. 턱을 밑으로 당기게 되면 일반적으로 키가 더 크게 측정이 되는데 측정자는 항상 이점을 주의하여 눈과 귀를 살펴야 할 것이다.

키는 아침과 저녁에 0.5~2cm 정도 차이가 날 수 있다.

아침에 측정한 키와 오후에 측정한 키가 다르기 때문에 같은 시간에 측정해야 비교가 용이하고 정확하다. 일반적으로 아침에 측정한 키가 오후에 측정한 키보다 0.5~2cm 정도 크다. 아주 키가 큰 경우에는 3cm까지 차이가 나기도 한다. 그 이유는 인간이 직립 생활을 하기 때문에 체중이 수직으로 척추뼈 사이에서 완충작용을 해주는 추간판(디스크)을 누르게 되면 수분이 빠져나가서 키가 줄어들게 된다. 밤에 잠자는 동안에 빠져나갔던 수분이 재흡수 되면서 추간판(디스크)이 다시 부풀어 오르게 되어 아침에 측정한 키가 크게 측정된다.

따라서 성장클리닉에 오기 전날 밤에는 충분한 수면을 취하고 와서 측정을 해야지 밤을 새우거나 책상에 엎드려 자게 되면 정확한 측정이 되지 않을 가능성이 높다. 2세 미만의 유아는 누워서 측정하는 신장계를 이용하면 편리하다.

모두들 최종 키에 대해서 궁금해 한다.

진료실에서 만나는 모든 학생들과 부모님이 제일 궁금해하는 것이 최종적인 키가 얼마나 되는가이다. 이런 질문을 받을 때마다 항상 곤란함을 느낀다. 만약 진료를 함과 동시에 최종적인 키가 확실하게 예상이 되는 아이들이라는 얘기는 바꾸어서 말하면 그만큼 변화의 가능성이 1%도 안 되는 상태에서 내원했다는 말이기 때문이다.

생각해 보라. 초등학교 저학년 때 반에서 공부를 잘한다고 해서 그 아이가 대학진학도 잘하라는 보장이 있는가? 반대로 초등학교 저학년 때 반에서 꼴찌를 한다고 해서 그 아이가 공부와 전혀 거리가 먼 인생을 살 것이라고 속단할 수 있는가? 아무도 그런 판단을 쉽게 할 수는 없을 것이다. 그러나 만약 고등학교 2학년생이 전교에서 1등을 하고 있다면 이 학생이 대학진학 시 좋은 성적이 나올 가능성에 대해서는 굳이 교육전문가가 아니라고 하더라도 쉽게 예상할 수 있는 부분이다. 반대로 고등학교 3학년생이 반에서 꼴등을 하고 있는데 대학입시에서 어떤 성적을 거둘 것인지에 대한 질문도 너무나 쉽게 대답이 가능할 것이다.

필자가 최종 키에 대한 질문을 받을 때 조심스러운 부분이 바로 이런 부분이다. 나이가 너무 어릴 때는 너무 어려서 답하기가 곤란하고 사춘기가 지나서 온 학생들은 변화의 가능성이 너무 없어서 답하기가 어려운 것이다. 한 번만 깊게 생각해 보자. 어린 나이에 한 번의 평가로 그 사람의 미래에 대해 정확한 해답을 줄 수 있는 것이 있는지 말이다. 평가라고 하는 것은 가능성을 언급해 주는 것이다. IQ 테스트에서 높은 점수를 얻었다고 해서 그 학생이 좋은 성적을 얻는 것은 아니다. 왜냐하면 좋은 성적을 얻기 위해서는 노력이 필요하기 때문이다 마찬가지로 성장과 관련된 각종 검사도 가능성을 언급해 주는 것이라는 것을 잊어서는 안 된다. 초등학교 4학년 때 공부를 잘하는 학생의 부모님에게 담임선생님이 S대에 갈 수 있겠다고 얘기를 할 때 생략된 말은 항상 지금처럼 열심히 할 때라는 말일 것이다. 만약 그 학생이 후일 중・고등학생이 되었을 때 공부를 잘 못한다고 해서 초등학교 4학년 때 담임선생님이 거짓말을 했다고 생각할 수 있겠는가?

유전적인 최종 키 예측법

부모님의 키를 통한 유전적인 최종 키에 대해서는 키에 관심 있는 분들이라면 거의 다 알고 계실 것이다. 하지만 혹시라도 모르는 독자분들을 위하여 간단하게 설명하고자 한다.

유전적으로 예상되는 자녀의 최종 키는 부모님의 평균 키<(아버지의 키+어머니의 키)/2>에 남자아이의 경우 +6.5cm를, 여자아이의 경우 -6.5cm를 하여 계산한다.

자녀의 최종 키 예측법	
남자 아이	(아버지 키+어머니 키+13)/2 ± 5
여자 아이	(아버지 키+어머니 키-13)/2 ± 5

이 방법은 그동안의 자료를 모아서 통계적으로 계산식을 만든 것이기 때문에 100% 정확하다고 보기는 어렵다. 부모님의 유전적인 영향을 배제할 수는 없지만 후천적인 영향에 의해서 충분히 변화될 가능성이 많다. 하지만 일반적으로 예측된 키에서 ± 5cm 안에 들어갈 가능성은 거의 95%라고 생각이 된다.

예를 들어 아버지의 키가 174cm이고 어머니의 키가 160cm인 경우에 자녀가 남자아이인 경우 유전적인 예상키는 아래와 같다.

(174+160)/2 + 6.5 = 173.5

따라서 이 아이는 173.5 ± 5cm의 범위 안에서 최종 키가 결정될 가능성이 95% 정도이다.

반면에 동일한 부모님을 둔 경우에 자녀가 여자아이인 경우 유전적인 예상키는 아래와 같다.

(174+160)/2 - 6.5 = 160.5

따라서 이 아이는 160.5 ± 5cm의 범위 안에서 최종 키가 결정될 가능성이 95% 정도이다.

하지만 이상의 공식은 부모님의 유전적인 영향에 의해서 최종 키를 예측한 것이므로 후천적인 영향이 거의 고려되지 않았다. 이 책을 읽으면서 혹시 계산해 보고 만족할 만한 수치가 나오지 않았다고 해서 무조건 불안해하거나 만족할 만한 수치가 나왔다고 해서 무작정 안심할 일은 아니다.

성장클리닉에서 의미 있는 연령에는 3가지가 있다.

우리는 보통 나이 또는 연령이라고 하면 출생 이후부터 경과한 연수를 말하는 경우가 많다. 그러나 성장클리닉에서 의미 있게 쓰이는 용어는 3가지가 있다.

첫째. 역연령(Chronological age: CA)으로 보통 우리가 말하는 연령으로서 출생 후부터 경과한 연수를 말한다.
둘째. 골연령(Bone age: BA)으로 보통 우리가 뼈 나이라고 하는 연령으로서 소아의 발육상태를 평가하는데 아주 유용한 것으로 왼손의 손목과 손의 X-선 사진을 찍어서 Greulich-Pyle의 Atlas와 대조 또는 Tanner-Whitehouse의 방법으로 채점하여 측정하는 방법이다. 골연령은 남녀, 성별, 종족, 영양 상태, 여러 가지 질병 상태에 따라 차이가 날 수 있다.
셋째. 키연령(Height age: HA)으로 어떤 어린이의 신장이 몇 살 된 정상 어린이의 50백분위수(percentile)에 해당하는가 하는 것으로 정하는데 예를 들어 10세 어린이가 있는데 그 어린이의 신장이 7세의 정상 어린이 신장의 50백분위수(percentile)에 해당한다면 이 어린이의 키연령은 7세로 보는 것이다.

이상의 3가지 연령에 대한 용어의 의미를 알고 있어야 검사결과에 대한 해석을 정확하게 이해할 수 있게 된다.

골연령(BA) 측정을 하자.

인간의 호기심은 항상 새로운 시도를 하게 되고 새로운 시도를 통한 시행착오를 거치면서 끊임없이 발전해 오고 있다. 결국 성장의 열쇠를 쥐고 있는 골연령 측정을 통해서 뼈의 성장판 상태와 연골의 상태를 검사해 보면 보다 정확하게 얼마나 효과적으로 키가 클 수 있을지 예측이 가능해진다.

골연령이란 말 그대로 뼈의 나이를 말한다. 골연령을 아는 방법으로는 그룰리히-파일(Greulich-Pyle: GP)방법과 태너-화이트하우스(Tanner-Whitehouse: TW)방법이 대표적이다. Greulich-Pyle방법은 도표에 나타난 표준과 환아수근골 X선의 전반적 모양을 비교하여 가장 일치되는 표준연령을 찾아 골연령을 결정하는 것이고, Tanner-Whitehouse방법은 손-손목에 있는 20개의 뼈를 검토하여 판정 기준에 의해서 골연령을 결정하는 것이다. Greulich-Pyle방법은 판단 방법이 간단하지만 1950년대에 만들어졌으며, 미국 상류 사회 아이를 대상으로 작성되었고, 또 측정자가 몇 개의 수근골만을 대상으로 결정하기 쉬워 오류를 범하기 쉽다. 반면에 Tanner-Whitehouse방법은 많은 수의 수근골의 성숙도를 점수화하여 측정하기 때문에 보다 정확하고 어느 민족에나 사용할 수 있는 장점이 있으나 복잡한 것이 단점이다.

실제 임상에서는 좌측 손목과 손이 사진이 사용하기 간편하기 때문에 Greulich-Pyle 도감이 많이 사용되고 있다. 하지만 도감을 통한 비교이기 때문에 결국 의사의 숙련된 정도에 따라서 오차가 생길 가능성이 높기 때문에, 최근에는 보다 골연령을 쉽고 객관적으로 측정하기 위한 방법들이 연구되고 있다. 아직까지는 골연령으로 아이가 클 가능성에 대해 판단하는 것이 가장 정확하다.

예를 들어 10세 여자아이의 키가 또래보다 크다고 하더라도 골연령을 측정했더니 2살 정도 많은 아이들의 뼈와 유사하다면 이 아이는 나중에 키가 안 클 가능성이 크다. 따라서 초경이 일찍 시작되지 않고 초경이 시작되기 전에 보다 많이 키가 자라야지 나중에 후회하지 않을 것이다.

반대로 10세 남자아이의 키가 또래보다 작다고 하더라도 골연령이 한 살 어린 9세 아이들과 비슷하다면 이 아이는 또래 아이들보다 1년 더 성장할 가능성이 있다는 의미이다. 그러나 예측은 어디까지나 예측일 뿐 본인의 게으름과 부주의로 성장 속도를 떨어뜨리고 성장이 끝나는 시기를 앞당긴다면 예측치만큼 키가 자라지 않는 것은 당연할 것이다.

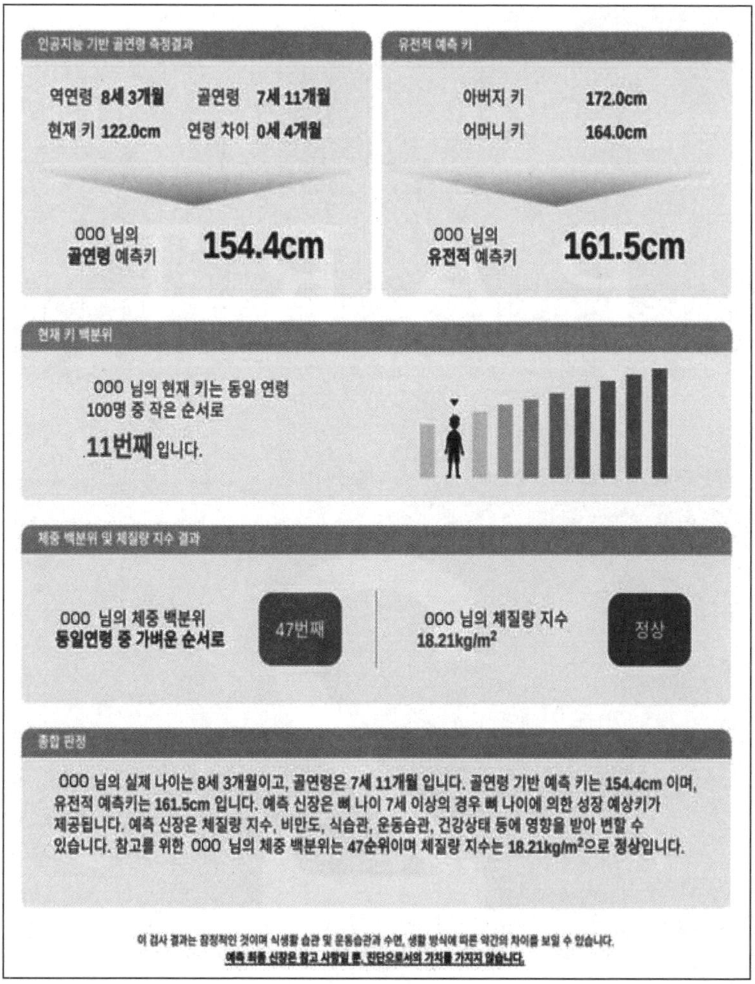

인공지능 기반 골연령 측정결과
역연령 8세 3개월
골연령 7세 11개월
현재 키 122.0cm
연령 차이 0세 4개월
000 님의 골연령 예측키
154.4cm
유전적 예측 키
아버지 키 172.0cm
어머니 키 164.0cm
000 님의 유전적 예측키
161.5cm
현재 키 백분위
000 님의 현재 키는 동일 연령 100명 중 작은 순서로 11번째 입니다.
체중 백분위 및 체질량 지수 결과
000 님의 체중 백분위 동일연령 중 가벼운 순서로
47번째
000 님의 체질량 지수 18.21kg/m2
정상
종합 판정
000 님의 실제 나이는 8세 3개월이고, 골연령은 7세 11개월 입니다. 골연령 기반 예측 키는 154.4cm 이며, 유전적 예측키는 161.5cm 입니다. 예측 신장은 뼈 나이 7세 이상의 경우 뼈 나이에 의한 성장 예상키가 제공됩니다. 예측 신장은 체질량 지수, 비만도, 식습관, 운동습관, 건강상태 등에 영향을 받아 변할 수 있습니다. 참고를 위한 000 님의 체중 백분위는 47순위이며 체질량 지수는 18.21kg/m2으로 정상입니다.
이 검사 결과는 잠정적인 것이며 식생활 습관 및 운동습관과 수면, 생활 방식에 따른 약간의 차이를 보일 수 있습니다.
예측 최종 신장은 참고 사항일 뿐, 진단으로서의 가치를 가지지 않습니다.

골연령 측정 결과지

PART

2

PART 2.

성장의 브레이크, 성장부진!

1 / 성장부진의 원인은 아주 다양하다.

저신장을 면하는데 만족할 것인가 아니면 큰 키를 원하는가를 분명히 해야 한다.

우선 의학적인 관점에서 저신장은 당연히 성장부진을 의심하게 된다. 저신장은 앞에서도 설명했듯이 3백분위수 미만인 경우를 말한다. 하지만 현재 성장클리닉을 내원하는 대부분의 부모님과 학생들이 원하는 것은 평균 키가 아니라 큰 키를 원하는 것이다. 큰 키가 되고 싶은 사람을 위한 성장부진의 진단기준은 새롭게 마련되어야 한다.

필자가 성장클리닉을 운영하면서 큰 키가 되기 위해서 어릴 때부터 노력하는 부모님과 학생들을 위한 관리기준을 제시한다면 우선 평균적인 성장 속도 이상을 계속 유지해야 한다는 것이다. 평균적인 성장 속도는 결국 평균적인 키밖에 될 수 없다.

일반적으로 만으로 15세까지가 키 크는데 있어서 중요하다고 볼 때 해마다 평균적인 성장 속도보다 1cm라도 더 크는 친구와 해마다 평균적인 성장 속도보다 1cm씩 작게 크는 친구의 최종적인 키는 엄청난 차이가 난다. 본인이 예외적인 경우에 속할 것이라고 생각하는 것은 일종의 도박이요 현명한 판단이 아니다. 자신의 인생을 걸고 도박을 할 수는 없다. 항상 남보다 작게 자라다가 마지막에 엄청난 역전극을 펼칠 주인공이 본인이 될 것이라는 생각을 버리고 어릴 때부터 체계적으로 관리할 생각을 하라.

체계적으로 관리를 하기 위해서는 우선 저신장을 의심해야 할 경우와 큰 키가 될 가능성이 적은 경우로 나누어서 생각할 필요가 있다. 즉 저신장만 면하는데 만족할 것인지 아니면 큰 키를 원하는지 자신의 욕심을 분명히 해야 한다.

저신장을 의심해야 할 경우

1. 현재 키가 3백분위수 미만인 경우
2. 사춘기 이전에 1년에 키가 4cm 미만으로 자라는 경우
3. 출생 이후 줄곧 또래에서 제일 작을 경우
4. 부모님의 키를 통한 예측 키가 성인 키의 3백분위수 미만인 경우

5. 뼈 나이가 실제 나이보다 2살 이상 차이가 날 경우
6. 사춘기가 8~9세에 올 경우
7. 출생 이후 줄곧 병을 달고 사는 경우

큰 키가 될 가능성이 적은 경우

1. 현재 키가 평균 이하인 경우
2. 사춘기 이전에 평균적인 성장 속도 이상으로 키가 크지 않는 경우
3. 출생 이후 평균 이상의 키를 유지하다가 평균 이하가 된 경우
4. 부모님 중에 매우 키가 작은 분이 계실 경우
5. 뼈 나이가 실제 나이보다 많을 경우
6. 사춘기가 또래 아이들보다 일찍 올 경우
7. 편식이 심하고 잘 먹지 않는 경우
8. 인스턴트식품이나 육식을 좋아하고 야채를 잘 먹지 않는 경우
9. 운동하는 것을 아주 싫어하는 경우
10. 밤에 늦게 자는 경우
11. 매사에 짜증이 많고 성격이 예민하고 부정적인 경우
12. TV 시청이나 컴퓨터게임 등을 3시간 이상할 경우

성장부진을 뜻하는 한의학 용어는 여러 개가 있다.

한의학에서 소아의 성장부진은 고대의 여러 문헌에서 다양한 형태로 표현이 되어 있다. 한문으로 되어 있기 때문에 다소 딱딱하고 어렵게 느껴질지 모르겠다. 그래서 되도록 간단하게 설명을 하고 넘어가고자 한다.

성장부진과 관련된 용어로는 태겁(胎怯), 태수(胎瘦), 태약(胎弱), 해로(解顱), 신함(顖陷), 오지(五遲), 오연(五軟), 감증(疳證) 등이 있다.

태겁(胎怯), 태수(胎瘦), 태약(胎弱)은 출생 시 얼굴이 창백하고 윤택이 없고 신체가 마르고 눈에 기운이 없는 것을 말하는데 조금씩 다르게 설명을 하고 있지만 모두다 선천적인 아버지의 정(精)과 어머니의 혈(血)이 부족하여 성장지연이 된 일종의 자궁 내 성장지연에 해당된다고 볼 수 있다. 해로(解顱)는 천문이 아이의 개월 수에 비하여 정상적으로 잘 닫히지 않고 오히려 넓어진 것을 말하고 신함(顖陷)은 소아의 대천문이 18개월이 지나도 현저하게 함몰된 것을 말한다. 해로(解顱), 신함(顖陷)은 모두 신생아의 성장부진을 나타내는데 해로(解顱)는 신장(腎臟)과 밀접한 관계가 있다고 보았고 신함(顖陷)은 비위(脾胃)와 밀접한 관계가 있는 것으로 보았다.

오지(五遲), 오연(五軟), 감증(疳證)

오지(五遲)란 똑바로 서는 것이 느린 입지(立遲), 걷는 게 느린 행지(行遲), 머리카락이 잘 나지 않는 발지(髮遲), 이가 늦도록 나지 않는 치지(齒遲), 말을 늦게 하는 어지(語遲)의 다섯 가지를 말한다. 오지(五遲)는 부모로부터 물려받은 정혈(精血)이 부족하고 아이의 간(肝)과 신(腎)의 기운이 약해서 생기는 것이다. 오연(五軟)은 어린아이의 체질에 따라 생기는 다섯 가지 무력해지는 증상을 이르는 말인데 고개를 가누지 못하는 것, 몸을 가누지 못하는 것, 입과 혀에 맥이 없어 말을 못하는 것, 살에 맥이 없어 피부가 늘어지는 것, 팔다리에 맥이 없어 버티지 못하는 것 등이다. 오연(五軟)은 모(母)로부터 물려받은 정혈(精血)의 부족은 물론이거니와 후천적으로 몸을 기르는 근본인 비위(脾胃)가 손상을 받아서 전신적인 영양으로 부족해진 것으로 지능의 저하까지 초래될 수 있는 것으로 보았다. 감증(疳證)은 소아의 진액손상의 결과로 인해서 마른 장작개비처럼 되었다는 의미와 단 음식을 많이 먹어서 생긴 병이라는 두 가지 의미를 가지고 있는데 주된 증상으로는 얼굴이 누렇게 뜨고 근육은 약하고 피부와 모발은 거칠고 눈은 광택이 없는 것을 말한다. 즉 감증(疳證)은 비위(脾胃)의 손상을 주로 하는 만성 소모성 질환의 범주로 볼 수 있다.

성장부진(장애)의 원인은 1차성과 2차성으로 나뉜다.

성장부진(장애)은 영어로 Growth delay, growth disorders, growth failure 등으로 불린다. 이 용어는 1933년 Holt와 McIntosh에 의해 처음 사용되었는데 원래는 키보다 몸무게에 비중을 두었는데 최근에 와서는 키에 더욱 비중을 두고 있는 추세다.

성장부진(장애)을 일으키는 원인은 1차성과 2차성으로 나누어 볼 수 있다. 1차성 성장부진(장애)은 골격계의 내인적인 결함으로 발생하는 저신장으로 특징은 골연령(BA)이 역연령(CA)에 비해 지연이 없고 성장지연이 태생 전부터 존재하며, 태생 후에도 계속적인 성장부진(장애)이 지속된다는 것이다. 반면 2차성 성장부진(장애)은 외부의 환경적 인자에 의해 발생하는 저신장으로 특징은 성장부진(장애)이 후천적으로 발생하고 원인 질환이 교정될 때 성장부진(장애)이 회복 가능하고 골연령(BA)이 역연령(CA)에 비해 현저히 감소되어 있다.

1차성 성장부진(장애)의 원인

1. 골격 형성 장애(Skeletal Dysplasia) : 연골무형성증 (Achondroplasia) 등

2. 염색체 이상 : 터너증후군(Turner syndrome), 다운증후군(Down syndrome)
3. 선천성 대사 이상(Inborn Error of Metabolism)
4. 자궁 내 성장지연(Intrauterine growth retardation, IUGR)
5. 저신장을 동반하는 기타 증후군
: Russel-Silver syndrome, Seckel syndrome, Prader-Willi syndrome 등
6. 유전성 저신장 : 가족성 저신장(Familial Short Stature)

2차성 성장부진(장애)의 원인

1. 영양결핍(Nutritional Deficiency)
: 소모증(Marasmus), Kwashiorkor, 비타민결핍, 무기질결핍 등
2. 만성 전신성 질환 : 장질환, 호흡기질환, 신질환
3. 정신 사회적 저신장(정서 박탈, Emotional Deprivation)
4. 내분비 질환 : 성장호르몬 결핍증, 갑상선기능저하증, 성조숙증 등
5. 체질성(특발성) 성장지연(Constitutional Delay of Growth)
6. 탄수화물, 지질 및 단백질의 대사 이상

저신장의 원인 중 가장 많은 원인이 가족성 저신장과 체질성 성장 지연이다.

성장부진의 원인은 앞에서 언급한 질환 이외에도 그 종류가 200여 가지도 넘는다. 그래서 우선 성장부진을 일으키는 원인과 빈도를 파악할 필요가 있다. 가장 많은 원인은 가족성 저신장과 체질성 성장지연이다. 그다음이 영양결핍인데 영양결핍은 세계적으로 보면 가장 흔한 성장부진의 원인으로 볼 수 있겠지만 현재 우리나라의 상황과는 다소 거리가 있어 보인다. 물론 같은 민족인 북한은 영양결핍이 심각한 국가 중의 하나이다. 유니세프의 조사에 의하면 북한 아동의 62%가 성장부진 상태에 있는 것으로 밝혀져 있다.

	원인	빈도(%)
1	체질성 성장지연 + 가족성 저신장	31.2
2	가족성 저신장	16.5
3	체질성 성장지연	15.3
4	영양성 저신장	13.9
5	내분비성 저신장	5.7
6	대사성 저신장	5.0
7	자궁내 성장지연(IUGR)	4.6
8	염색체 이상	3.5
9	골형성 이상	2.2
10	출생결함 및 지능발달지연	2.0

가족성 저신장증(Familial Short Stature)

가족성 저신장증은 성장부진의 가장 흔한 원인 중의 하나이다. 이는 쉽게 말해서 부모님이나 조부모님이 키가 작으면 아이들도 작은 것을 말한다. 이는 앞에서 언급한 유전적인 최종 키 예측법을 통해서 미리 예측을 해 보았을 때 만족스러운 결과를 얻지 못했다면 어려서부터 아이들의 성장에 많은 관심을 가질 필요가 있다. 부모님의 영향을 아이들이 가장 많이 받기 때문에 부모님의 키가 작은 경우라고 한다면 키가 안 클 가능성이 높다. 물론 이런 유전적인 요소로만 최종적인 키가 결정되는 것은 아니므로 미리 실망할 필요는 없다. 다만 키가 작은 부모님이 키가 큰 부모님보다 많은 노력을 자녀들에게 기울여야 하는 것은 피할 수 없는 운명이다.

체질성 성장지연(Constitutional Delay of Growth)

키가 자라는 방식은 사람마다 차이가 있다. 체질성 성장지연은 또래보다 키가 작고 성장 속도가 약간 떨어지다가 나중에 급격하게 자라나는 성장패턴을 말한다. 이런 경우 대부분은 부모님의 키도 평균 이상이지만 엄마도 생리를 또래 아이들보다 몇 년 늦게 시작하였고 키도 늦게 자랐다든가 아빠도 고등학교나 대학, 심지어 군대 가서도 키가 자랐다고 하는 가족력이 있기 마련이다. 물론 이런 아이들의 경우 성장부진을 일으킬 만한 어떤 질병이나 나쁜 습관도 없고 골연령도 역연령보다 어려야 한다. 이런 조건을 만족할 때 체질성 성장지연으로 볼 수 있고 현재는 비록 키가 작지만 나중에 자라서 평균이나 평균 이상의 키가 될 가능성이 있다고 예측 가능한 것이다.

많은 부모님들이 주변에 이런 경우를 기억해서 우리 아이도 늦게 크지 않을까 하는 막연한 기대감을 갖고 있다. 그러나 불행하게도 체질성 성장지연의 빈도는 10명 중의 1명꼴 정도인데 최근에는 각종 알레르기 질환 및 호흡기 질환의 유병률이 높아지면서 질병을 가지고 있는 경우가 대부분이기 때문에 이런 경우에 해당되는 비율은 점점 줄어들고 있다.

체질성 성장지연이 되는 이유는 결국 사춘기가 늦게 찾아오면서 성장판이 늦게까지 열려 있기 때문이다. 따라서 만약 여자아이들의 경우 초경을 시작했다거나 남자아이들의 경우 음모가 많이 나고 고환이 검어지고 목소리가 굵어진다면 이는 체질성 성장지연에 해당될 가능성이 전혀 없다는 얘기다. 간혹 여자아이가 이미 초경을 시작했는데도 불구하고 늦게까지 저절로 자랄 것으로 생각하는 부모님들이 계신데 잘못 알고 있는 것이다.

또 한 가지 체질성 성장지연에서 조심할 것은 성장부진의 가장 많은 원인을 차지하는 것이 체질성 성장지연과 가족성 저신장을 같이 가지고 있는 경우인데 부모님이 체질성 성장지연이면서 저신장인 경우에는 자녀들도 이럴 가능성이 높다는 사실이다. 즉 부모님이 체질성 성장지연을 보였으나 평균 이상의 키라고 한다면 자녀들도 그렇게 될 가능성이 높지만 부모님이 작은 키라고 한다면 자녀들도 키가 작을 가능성이 크다는 사실이다.

Q&A

Q. 우리 아이는 특별한 질환은 없고 현재 만 8세 남자아이입니다. 지금 키가 116cm이고 최근 2~3년간 1년에 5cm 정도 자랐습니다. 병원에서 검사결과 뼈 나이는 2살 정도 어립니다. 저는 160cm이고 계속 키가 작다가 고등학교 3학년 때까지 자랐고 엄마는 150cm이고 초경을 고등학교 1학년 때 했다고 합니다. 이럴 경우 현재 치료가 필요할까요? 한다면 어떻게 하는 게 좋을까요?

A. 이런 경우가 바로 체질성 성장지연에 해당이 됩니다. 현재 특별한 질환이 없기 때문에 질환을 치료할 필요는 없어 보입니다. 하지만 유전적인 최종 예측 키는 161.5cm±5로써 가족성 저신장의 경향을 가지고 있기 때문에 뒤늦게 자란다고 하여도 170cm를 넘기 힘든 경우가 대부분입니다. 이럴 경우 가족력을 통해서 예측해 보면 사춘기가 늦게 올 가능성은 높아 보입니다. 이는 다른 여건에 비하면 상당히 유리한 조건은 맞습니다. 다만 1년에 자라는 성장 속도를 조금 높여줄 필요가 있습니다. 현재 1년에 5cm 정도의 성장 속도로는 최종 예측 키보다 크기가 어렵습니다. 만약 최종적인 키가 165cm

정도로 만족한다면 특별히 치료할 필요는 없습니다. 그러나 170cm 이상의 키가 되기 위해서는 방학 때만이라도 성장에 도움이 되는 한약을 복용시키면서 성장 속도를 평가해 볼 필요가 있습니다. 즉 사춘기 이전에 현재의 성장 속도보다 매년 최소 2cm 이상의 성장 속도를 보여야 170cm 이상의 키가 될 것이라고 생각이 됩니다.

자궁 내 성장지연(Intrauterine growth retardation : IUGR)

자궁 내 성장지연은 임신 기간에 해당하는 평균발육상태보다 모자랄 때를 자궁 내 성장지연이라고 한다. 이렇게 자궁 내 성장지연이 되는 태아 쪽의 원인으로는 염색체 이상이나 기형, 감염, 다태아 등이다. 임산부 쪽 원인으로는 임신중독증, 저산소증, 만성질환, 영양결핍, 음주와 흡연 등인데 가장 많은 경우는 임신성 고혈압과 산모가 고령인 경우인 것으로 보고되고 있다. 태반의 이상으로 태반이 잘 생성되지 않았거나 염증이 있어 태아에게 원활한 혈액 공급이 이루어지지 못하는 것도 원인이 될 수 있다. 특히 자궁 내 성장지연은 쌍둥이인 경우 흔하게 볼 수 있다.

이렇게 자궁 내 성장지연이 있을 경우 산모는 정상보다 키와 체중이 작은 아이를 낳게 될 가능성이 아주 높다. 제태연령(임신기간에 따른 날짜)의 표준발육상태와 비교하여 태아가 작은지(Small for gestational age: SGA), 적절한지(Appropriate for gestational age: AGA), 또는 큰지(Large for gestational age: LGA)를 판단하는데 출생 시 보통 2.5kg 이하의 체중인 아이들이 작게 태어난 아이(SGA)로 볼 수 있다.

이렇게 작게 태어난 아이들의 경우 보통 만2세(24개월)까지 따라잡기 성장(Catch-up growth)을 하는데 이 시기에 충분한 따라잡기 성장을 못한 경우에는 저신장이 될 가능성이 아주 높다고 본다. 따라서 출생 시 저체중아의 경우 성장에 가장 많은 신경을 써야 할 시기가 바로 만2세까지라는 사실을 명심해야 한다.

Q&A

Q. 우리 아이는 출생 시 2.3kg이었고 매년 5~6cm 큽니다. 그런데 따라잡기 성장을 잘못해서인지 아직 또래보다 많이 작습니다. 현재 만7세 여자아이고 병원에서 검사결과 뼈 나이는 2살 정도 어립니다. 지금 키가 109cm입니다. 치료를 안 해주면 평생 작은 키로 살아야 하나요? 아니면 뼈 나이가 어린데 조금 더 지켜봐도 될까요?

A. 이런 경우가 바로 자궁 내 성장지연 또는 태아발육부전으로 인한 저신장으로 생각이 됩니다. 많은 경우 따라잡기 성장이 되지만 저신장으로 남을 수도 있습니다. 보통 70%에서는 만1세 이내에 성장이 촉진되어 따라잡기 성장을 하게 되고, 만2세 이상이 지나서도 신장이 작은 경우 따라잡기 성장의 가능성은 적게 됩니다. 만4세 이상이 지나도 100명 중 3등 즉 3백분위수 근처의 키라면 50% 이상은 저신장으로 남을 가능성이 큽니다. 태아발육부전의 경우 현재는 뼈 나이가 2살 정도 어리면서 평균적인 성장 속도를 보이지만 8세가 넘어서면 뼈 나이가 빨리 진행이 되면서 성장 속도가 더욱 더디어지는 경향이 있습니다. 특히 여자아이들의 경우 만12세가 지나면

거의 성장 속도가 반감되어 따라잡기는 불가능해집니다. 현재도 3백분위수 이하의 키인데 이런 경우 성장호르몬이 결핍되지 않았음에도 불구하고 이런 결과를 보이는 경우가 많습니다. 이런 경우 지금부터라도 방학 기간을 이용하여 성장치료를 받는 것이 도움이 될 것으로 생각이 됩니다. 특히 아이의 성장에 도움이 되는 맞춤처방으로 방학 기간마다 3개월 정도씩 치료를 하고 생활습관을 교정하면서 평가를 해 보는 것이 좋을 것 같습니다.

성장호르몬 결핍증, 터너증후군, 만성 신부전인 경우 성장호르몬 치료가 필요하다.

성장호르몬 치료가 필요한 경우는 거의 드물다고 보면 된다. 국내에서 성장호르몬 사용이 보험으로 인정되는 경우를 살펴보면 성장호르몬 결핍증, 터너 증후군(Turner syndrome), 만성 신부전 등이다. 이외의 경우에는 의료보험이 적용되지 않기 때문에 많은 비용이 든다.

성장호르몬 결핍증에서 인간의 뇌하수체에서 성장호르몬을 사용하게 된 계기는 1958년 Raben에 의해 왜소증 환아에게 성공적인 치료 결과가 발표된 후 이 질환의 최선의 치료방법으로 자리 잡았다. 그러나 사체에서 추출된 성장호르몬(GH)을 사용했을 경우 정화과정에서 제거되지 않은 slow virus 감염으로 크로츠펠트 야곱(Creutzfeldt-Jakob)병 등에 감염될 위험성이 알려졌다. 이후 성장호르몬 치료 시 현재는 유전자 재조합 방법을 이용하여 생산된 합성호르몬(Recombinant human growth hormone: rhGH)만이 사용되고 있다.

아직 적절한 합성호르몬(rhGH)의 치료량 및 투여 횟수에 대한 결론은 아직 없다. 그러나 일반적으로 사용되는 합성호르몬(rhGH)의 투여량과 횟수는 1주에 체중 Kg당 사춘기 이전에는 0.5~0.7 IU, 사춘기 연령에서는 0.7~1.0 IU를 일주일에 걸쳐 6~7회 나누어 피하주사하는 방법이 추천되고 있다.

이때 첫 번째 문제가 발생한다. 바로 비용문제이다. 아이의 체중이 40kg인 경우 성장호르몬 치료는 하루에 4만 원 정도이고 일 년에 천만 원 정도 이상이 드는 아주 고비용이다. 일반적으로 첫해에는 성장호르몬 투여 전에 비해 약 2~4배 정도의 성장 반응을 나타낸다. 그 후 시간이 지남에 따라 성장 촉진의 효과는 점차 감소하지만 성장호르몬 투여 전의 성장 속도보다는 증가된 상태를 유지하게 된다. 대체적으로 연간 성장이 2.5cm 이하로 감소될 때까지는 지속할 수 있다.

여기서 두 번째 문제가 발생한다. 소아의 경우 매일 피하주사하는 것에 대한 거부감이 강하기 때문에 치료가 연속되지 못하고 중단될 가능성이 많다는 점이다. 그리고 1년이 아니라 더 장기간 지속될 경우 그 비용문제는 정말 만만치가 않다. 그러나 앞에서 언급했던 저신장을 의심해야 하는 경우에 속하다면 정밀검사를 받고 난 뒤에 성장호르몬 치료를 받는 것도 고려를 해 보는 것이 좋다.

성장호르몬 결핍증 : 4가지 조건을 모두 만족할 때

1. 연간 신장증가 속도 4cm 미만인 경우
2. 신장이 3백분위수 이하인 경우
3. 2가지 이상의 성장호르몬 유발검사로 확인된 경우
4. 역연령보다 골연령이 감소된 경우

잘 먹어도 키가 안 클 수 있다.

과거에 성장부진의 원인질환 중 소화기질환이 차지하는 비율이 60~70%를 넘어가던 것에 비해 요즘은 30~40% 수준으로 줄어들었다. 이는 전통적으로 "잘 먹으면 키가 큰다."는 성장에 관한 가장 기본적인 가설에서 "잘 먹어도 키가 안 클 수 있다."는 성장에 대한 새로운 가설의 탄생을 의미하기도 한다. 과거 2차성 성장부진에서 체질성 성장지연 외에 가장 많은 빈도를 보이던 질환이 영양성 저신장이었다. 물론 지금도 국가의 경제력이 약한 많은 나라의 어린 아이들이 영양의 불균형으로 인해서 성장부진을 겪고 있는 것이 사실이다.

하지만 현재 대한민국에서는 성장부진의 원인이 바뀌어 가고 있다는 것을 인정해야 할 시점에 왔다. 즉 이제부터는 얼마나 많이 먹느냐가 중요한 것이 아니라 조금을 먹더라도 어떻게 먹을 것이냐가 중요하다는 사실이다. 특히 사춘기 이전에 너무 먹어서 비만이라도 된다면 지방을 분해하느라고 성장호르몬은 키 크기에 집중하지 못할 가능성이 매우 높다.

2 / 알레르기 질환으로도 키가 작을 수 있다.

알레르기 질환을 앓는 아이들이 작은 키를 가질 가능성이 높다.

알레르기를 앓는 아이들이 작은 키를 가질 가능성이 높다는 주장은 앞으로 많은 연구가 필요하다. 다만 현재까지 알레르기 질환을 앓는 아이들이 저신장이 될 가능성에 대한 가설은 골대사에서 중요한 국소성장인자로 작용하는 프로스타글란딘E(2)(prostaglandin E(2): PGE(2))가 조기 및 후기 알레르기 반응에서 중요한 전달물질로 작용한다는 사실에 기인한다. 또한 알레르기반응에서 가장 강력한 전달물질 중에 하나인 혈소판활성인자(Platelet-activating factor: PAF)가 골모세포(osteoblast)에서 프로스타글란딘E(2)의 합성에 영향을 미친다는 사실이다.

이런 국소 또는 전체적인 성장인자의 불균형이 알레르기 질환을 앓는 아이들의 뼈 성장에 지장을 초래하는 것이 아닌가 추정하고 있다. 물론 앞으로 정확한 기전을 밝히기 위하여 많은 연구가 진행되어야 할 것이다. 하나 재미있는 것은 2002년 Exp Clin Endocrinol Diabetes에 발표된 내용을 보면 알레르기 질환으로 저신장인 아이들 중 남녀의 비율을 조사해 보았더니 2:1로 남자에서 저신장의 비율이 월등히 높았다. 알레르기 질환을 앓고 있는 남자아이를 둔 부모님들은 바짝 긴장할 일이다.

아토피피부염은 3가지 측면에서 성장부진을 유발할 수 있다.

아토피피부염은 3가지 측면에서 아이들의 성장에 있어서 치명적이다. 한 가지 측면은 음식과 아토피피부염과의 상관성 때문에 아이들이 마음대로 먹지 못한다는 점에서 영양의 불균형이 초래되기 쉽고 결국 성장부진으로 이어질 가능성이 높다. 물론 어려서부터 제대로 된 식이요법을 한다면 오히려 평균 이상의 키를 잡을 수 있는 기회가 될 수도 있다. 아토피피부염에 안 좋은 대부분의 음식이 결국 성장에도 도움이 되지 않기 때문이다. 정상적인 아이들의 경우라면 큰 키를 위해서 자신의 식욕을 억제하기가 힘들지만 아토피피부염을 앓는 아이들의 경우 동기부여가 확실하기 때문에 본인의 의지만 확고하다면 아토피피부염의 완치와 큰 키의 2마리 토끼를 한꺼번에 잡을 수 있는 기회가 생기는 것이다.

아토피피부염이 아이들의 성장에 미치는 다른 한 가지 측면은 가려움증에 의한 깊은 수면의 방해이다. 우리는 성장호르몬이 깊은 수면을 취할 때 가장 많이 분비된다는 것을 알고 있는데 가려움 때문에 무의식적으로 자주 긁게 되면 피부에 상처를 내게 되고 가려움과 통증 때문에 깊은 수면을 취하지 못한다. 따라서 성장호르몬의 분비가 저하되어 평균 이하의 키가 될 가능성이 높다.

아토피피부염이 성장에 미치는 마지막 측면은 바로 정서적인 부분이다. 외모에서 오는 열등감과 가려움으로 인한 스트레스로 인하여 짜증이 늘게 되고 부정적인 성격이 형성될 가능성이 크다. 이는 결국 스트레스 호르몬 분비의 증가와 성장호르몬 분비의 저하로 이어져서 평균 이하의 키가 될 가능성이 높아지는 것이다.

작은 키를 가진 아이 중 호흡기 환자가 많은 이유

과거에 성장부진과 호흡기질환과의 상관성은 소화기질환에 비하여 상대적으로 평가절하된 것이 사실이다. 그러나 최근에 영양 환경이 좋아지면서 소화기질환의 비중은 점점 줄어드는 반면에 표면적으로는 잘 먹고 있지만 면역기능의 불균형으로 인하여 잦은 감기, 알레르기성 비염, 천식, 편도선염 등 호흡기 환자의 비율이 급증하고 있다.

최근 발표된 자료들에 의하면 천식과 알레르기 비염 같은 알레르기성 호흡기질환을 앓을 경우 저신장(3백분위수 이하)이 될 가능성이 2~10% 정도로 보고 있다. 과거에 아이가 큰 키가 되도록 잘 먹이는데 신경 쓴 것처럼 앞으로는 아이가 감기에 걸리지 않고 알레르기성 호흡기질환에 걸리지 않도록 신경을 써야 한다는 뜻이다. 만약 당신의 자녀가 알레르기성 호흡기질환을 가지고 있다면 반드시 조기에 한방치료를 해주어야 할 이유가 바로 여기에 있다.

호흡기 알레르기로 저신장이 된 아이들을 성장호르몬의 부족만으로 설명할 수는 없다.

알레르기 질환을 앓고 있는 아이들이 키가 작을 가능성에 대하여 살펴보았다. 그러나 평균보다 작은 키가 아니라 저신장의 범위에 들어가는 아이들의 경우 혹시 성장호르몬이 결핍되어서 그런 것이 아니겠는가 하고 충분히 생각할 수 있을 것이다. 그러나 결론부터 말씀드리자면 성장호르몬의 부족과는 무관하다는 것이다. 이는 본인의 생각이 아니라 연구결과에 기인한다.

2003년 J Investig Allergol Clin Immunol에서는 사춘기 이전의 호흡기 알레르기(천식 및 알레르기 비염)를 앓고 있는 14명의 저신장 남자아이들을 대상으로 운동검사와 클로니딘(Clonidine)검사를 실시하였는데 그중에 1명만이 2가지 검사에서 평균 이하로 나타났다. 이 논문에서 결론은 이렇게 3백분위수 이하의 저신장인 아이들을 대상으로 성장호르몬의 결핍에 대해서 연구를 했지만 호흡기 알레르기로 저신장이 된 아이들의 경우 단순하게 성장호르몬의 결핍이 이 아이들이 저신장이 된 충분한 이유가 되지 않는다는 것이다. 즉 상식적인 예상 결과는 당연히 모든 아이들이 성장호르몬이 결핍되어있어야 할 것 같은데 결과는 전혀 달랐다는 얘기이다.

호흡기 알레르기로 평균 이하의 키를 가진 아이들이 성장호르몬 치료를 받는다고 키가 클까?

여기에서 한 가지 확인을 하고 넘어가자. 우리는 성장에서 중요한 복잡한 여러 가지 호르몬에 대해서 배웠고 그중에서 성장호르몬이 아주 중요한 역할을 한다는 것을 알게 되었다. 그리고 이야기의 흐름상 단순하게 평균 이하의 키를 가진 아이들이 아니라 3백분위수 이하의 저신장인 경우 당연히 성장호르몬이 결핍되어 있을 것이라고 예상을 했을 것이다. 그러나 결과는 아니었다. 그럼 이쯤에서 이런 아이들이 성장호르몬 주사만 맞는다고 해서 키가 크겠는가 하는 질문을 드리겠다. 결론은 본인이 내리지 않겠다. 이제까지 책을 꼼꼼히 읽은 독자라면 충분히 혼자서 결론을 내릴 수 있을 것이다.

호흡기 알레르기나 만성적인 호흡기 질환부터 치료하라.

초등학교 5학년인 A군은 어머니와 함께 한의원을 내원하였다. A군은 출생 이후 계속 잦은 감기에 걸리다가 알레르기 비염으로 3살 때부터 고생을 하였다. 그러다가 초등학교 2학년 때부터는 천식까지 생겨서 하루가 멀다 하고 병원을 전전하게 되었다. 출생 시에는 3.6Kg이었고 키도 또래 아이들 보다 큰 편이었는데 초등학교에 입학한 이후로는 별로 키가 크지 않아서 이제는 거의 앞에서 키 번호로 1, 2번이 되었다고 한다. 어머니는 아이가 잘 크지 않으니까 나름대로 성장에 도움이 된다는 건강보조식품과 한약을 1년에 한두 번씩은 복용시켜왔다고 한다. 물론 동네 소아과와 이비인후과는 하루가 멀다 하고 번갈아 다니고 있는 중이었다. 이 아이의 어머니는 그냥 키 크는데 도움이 되는 보약을 먹이려고 내원하였다고 하였다.

필자는 어머니에게 이 아이의 성장에 있어서 가장 중요한 것은 비염과 천식의 근본적인 치료에 있음을 설명하였다. 우선 알레르기 비염의 치료부터 먼저 하기로 하였는데 알레르기 비염 증상이 호전되니까 아이가 수년간 호소하던 두통과 코막힘 증상이 사라졌다고 너무나 좋아하였다. 지금은 천식의 만성적인 염증을 개선하고 보다 성장에 도움을 주기 위하여 계속해서 치료를 받고 있는 중이다. 어머니는 아이에게 참 미안한 생각이 든다고 말씀하셨다. 비염과 천식 따로, 키 크는 것을 따로 생각한 본인의 무지가 아이를 수년간 힘들게 했구나 하는 생각에서 말이다. 비단 A군과 같은 경우를 필자는 수도 없이 경험하고 있다.

이제 당신의 자녀가 잦은 감기에 걸려서 병원을 자주 드나들거나 알레르기 비염과 천식으로 고생하고 있다면 바로 그것을 근본적으로 치료하는 것이 큰 키로 가는 왕도임을 잊지 말라.

3 큰 키를 원하는 사람을 위하여

성장의 핵심은 성장 속도와 뼈의 상태에 있다.

우리는 앞에서 발달단계에 따른 평균적인 성장 속도에 대해서 이미 살펴보았다. 결국 성장에서 핵심은 뼈의 상태와 성장 속도이다. 우선 뼈의 상태를 정확하게 아는 것이 중요하다. 필자는 골단면도 검사를 통해서 뼈의 상태를 파악하는데 많은 노력을 기울여 왔다. 분명 골연령이 어린 경우 늦게 클 가능성이 있다. 하지만 이런 경우라고 해도 저신장에 속하지 않는다는 얘기이지 큰 키로 성장한다는 얘기는 아니다.

현재 많은 부모님들과 학생들이 원하는 것은 어떻게 하면 저신장을 면하느냐가 아니라 어떻게 하면 큰 키가 될 수 있느냐이다. 따라서 필자가 환자를 진료할 때도 분명히 두가지로 구분해서 상담을 하곤 한다. 저신장만 면하기를 원하는 경우와 큰 키를 원하는 경우는 분명 여러 가지 측면에서 치료방법이 달라질 수밖에 없다. 어떤 치료를 받기에 앞서서 항상 이점을 분명하게 해둘 필요가 있다.

지금부터의 논의는 저신장을 면하는 정도에 만족하는 학생과 부모님을 위해서가 아니라 어떻게 하면 큰 키가 될 수 있느냐에 중점을 두고 하는 설명이므로 의학적인 가이드라인과는 차이가 날 수밖에 없다. 우선 골연령이 역연령과 동일하면서 키도 크고 성장 속도도 평균 이상이라면 적극적인 치료는 필요 없다. 다만 지속적으로 좋은 성장 속도를 유지하기 위하여 계절별로 성장에 도움이 되는 한약을 복용하면서 점검만 해주면 된다. 그러나 이렇게 모든 조건이 큰 키가 되기에 유리한 아이들은 그렇게 많지 않다. 물론 성장클리닉에 찾아오는 대부분의 아이들은 불행하게도 이런 조건과는 상당한 거리가 있는 아이들이 대부분이다.

골연령이 역연령보다 많은 경우

골연령이 역연령보다 많다는 얘기는 남들보다 조기에 성장이 종료될 가능성이 높다는 얘기이다. 이런 경우 현재 자녀의 키가 크든 작든 키에 대하여 적극적인 관심이 필요하고 사춘기를 지나서 성장이 종료될 때까지 안심할 수 없다.

부모님들은 한두 번쯤은 누구나 경험해 보았을 것이다. 초등학교 시절에 반에서 제일 크던 친구를 졸업하고 10년이 지난 뒤에 만났을 때 초등학교 졸업 이후 거의 키가 크지 않아서 옛날에는 큰 키였지만 성인이 된 이후에는 평균 정도이거나 평균 이하의 키라서 놀란 경험이 한두 번쯤은 누구나 있을 것이다. 예전에는 먹고 살기 힘들어서 키에 관심이 없어서 이분들의 골연령을 검사해보지 못해서 의외라고 생각했겠지만 최근에는 검사를 통해서 이런 가능성이 있다는 것을 조기에 알 수가 있다. 특히 만약에 부모님이 초등학교까지 자라고 그 이후에 성장이 조기에 종료된 경우라면 자녀들도 가능성이 높다고 볼 수 있으므로 미리부터 신경을 쓸 필요가 있다.

검사 결과 골연령이 역연령보다 많은 경우 키가 크더라도 절대 방심할 수 없다. 그러나 만약 현재의 키도 작고 성장 속도가 평균 이하라고 한다면 문제는 그야말로 설상가상(雪上加霜)이다. 이런 경우 그냥 '막연하게 크겠지' 하고 기다려서 크는 경우는 거의 없다고 생각을 해야 할 것이다.

간혹 부모님들 중에 대책 없는 낙관주의로 치료 시기가 얼마 남지 않았을 때 자녀를 데리고 오는 경우가 있다. 분명히 말해두지만 저신장만 면하면 된다고 생각하면 모르겠지만 큰 키를 원하는 경우라면 절대 대책 없는 낙관주의로 키가 클 수 없다는 점을 명심하기 바란다.

골연령이 역연령보다 어린 경우

골연령이 역연령보다 어리다는 얘기는 남들보다 늦게까지 클 가능성이 많다는 얘기다. 특히 평균적인 성장 속도 이상으로 크고 있으면서 현재의 키가 평균 이상이라고 한다면 큰 키를 향한 아주 유리한 고지를 점령했다고 볼 수 있다. 따라서 검사 결과 또래 아이들보다 골연령이 역연령보다 어리다고 설명을 해드리면 많은 부모님들이 기뻐하는 경우를 종종 볼 수 있다.

그러나 이 경우에도 주의할 점이 있다. 우리는 앞에서 2차성 성장부진은 외부의 환경적 인자에 의해 발생하는 저신장으로 특징은 성장부진이 후천적으로 발생하고 원인 질환이 교정될 때 성장부진이 회복 가능하고 골연령이 역연령에 비해 현저히 감소되어 있다는 것을 살펴보았다. 즉 2차성 성장부진으로 저신장이 되는 대부분의 아이들의 경우도 골연령이 역연령보다 어리게 나온다는 얘기이다.

따라서 중요한 것은 골연령이 역연령보다 어리다고 하더라도 현재의 키가 평균보다 작지 않고 성장 속도도 평균 이상인 경우라면 남들보다 큰 키가 될 가능성이 상당히 높지만 현재의 키가 평균 이하이고 성장 속도도 평균 이하인 경우라면 나중에 큰 키가 될 가능성보다는 저신장이 될 가능성이 많기 때문에 좋아할 일이 아니라 적극적으로 치료를 해야 한다. 그런데 많은 부모님들과 아이들이 나중에 사춘기에 어떤 폭발적인 성장만을 기대하면서 성장하기에 좋은 시기를 그냥 허송세월하는 것을 보면 정말 안타까운 마음이 든다.

우리는 이미 앞에서 각 발달단계별 평균적인 성장 속도를 확인해 보았다. 출생 이후 평균 성장 속도로 계속 크는 아이가 성인이 되었을 때 평균적인 신장이 된다는 것을 감안할 때 사춘기 이전까지 10년 이상을 평균 성장 속도 보다 1cm씩 작게 큰다면 이미 평균적인 신장보다도 10cm 이상 작다는 얘기인데 설령 사춘기에 남들이 10cm 클 때 15cm가 커서 5cm를 따라잡았다고 하더라도 여전히 평균보다 작은 키일 수밖에 없는데 왜 막연한 환상을 가지고 있는지 이해가 안 될 때가 있다.

큰 키를 원한다면 어릴 때부터 꾸준하게 쉼 없이 계속 커야 한다는 사실을 반드시 기억하라.

호흡기 알레르기를 앓고 있는 아이들의 경우 골연령이 역연령보다 어린 경우가 많다.

J Investig Allergol Clin Immunol에 따르면 호흡기 알레르기를 앓고 있는 아이들의 경우 골연령이 역연령보다 어린 경우가 대부분이었다. 실제로 호흡기 알레르기로 내원하는 아이들의 골단면도 검사를 해 보아도 또래 아이들보다 어린 경우가 많았다. 현재 키가 작은 아이들의 어머니는 일단 안심을 하는 눈치였지만 필자는 사실

걱정이 되었다. 왜냐하면 여기에는 우리가 반드시 짚어보고 넘어가야 할 함정이 하나 있기 때문이다. 평균 전후의 키를 가진 아이들에게는 해당이 되지 않는 내용이지만 저신장의 범위에 가까운 아이들의 경우 키연령이 또래 아이들과 보통 2살 정도 차이가 날 수 있다.

실례를 들어서 설명하겠다. 지난 가을에 내원한 A군의 경우 현재 만 12살 남자아이인데 키가 136cm 정도(3~10백분위수 정도)였고 알레르기 비염과 천식을 8년간 앓았다. 이 아이의 역연령은 12살이고 골연령은 10살 정도로 역연령에 비하여 어리게 나왔다. 부모님은 이미 여러 성장클리닉을 다녀오신 터라서 예상 결과를 알고 있었다. 그리고 여러 성장클리닉에서 나중에 클 수 있을 테니까 걱정하지 말라는 얘기를 들었다고 하였다.

그런데 여기에서 키연령을 살펴보면 9살 남자아이의 평균 키가 132.7cm이고 10살 남자아이의 평균 키가 137.7cm이다. 따라서 A군의 키연령은 9살 6개월 정도로 추정이 된다. 즉 역연령과 골연령을 비교해보면 A군이 나중에 클 가능성이 있어 보이지만, 키연령과 골연령을 비교해보면 실제 A군의 골연령은 절대 어리지 않다는 얘기가 된다. 즉 키연령은 9살 6개월 정도이고 골연령이 10살 정도이니까 현재의 골연령이 그다지 또래 아이들보다 어리다고 보기는 어렵다. 이는 호흡기 알레르기를 앓고 있는 저신장 아이들에게서 공통적으로 볼 수 있는 소견이었다.

따라서 단순하게 저신장에 가까운 아이의 골연령이 역연령보다 어리게 나왔다고 해서 나중에 클 것이라고 생각해서는 안 된다는 얘기이다. A군의 경우처럼 저신장에 가까운 아이들의 경우 골연령과 역연령의 단순비교 외에 키연령을 감안해서 비교할 필요가 있다. 현재 A군은 성장치료를 받기 위해서 내원하였다가 알레르기 비염과 천식 치료를 받고 있는 중이다.

골연령이 역연령과 같은 경우

골연령이 역연령과 같은 경우에는 제일 중요한 것이 나중을 기약해서는 안 된다는 사실이다. 현재의 성장 속도가 아주 중요하다. 왜냐하면 골연령이 역연령보다 어린 경우처럼 남들보다 조금이라도 늦게까지 클 가능성이 있지만 골연령이 역연령과 같은 경우는 결국 평균적인 성장곡선을 보인다는 얘기이므로 현재의 성장 속도가 아주 중요하다. 즉 현재 키가 크고 성장 속도가 평균 이상이라면 큰 키가 될 가능성이 높지만 현재 키가 작고 성장 속도가 평균 이하라면 당연히 성장 속도가 평균 이상을 보일 때까지 치료를 해야 한다. 그렇지 않으면 평균 이상의 키가 될 가능성은 아주 적다.

평균 이하의 키로 내원하는 많은 부모님들과 아이들이 내심 제일 듣고 싶은 얘기가 아이의 골연령이 또래 아이들보다 어려서 나중에 1~2년이라도 더 클 가능성이 있다는 얘기가 아닌가 싶다. 그래서 보통 "아이의 골연령이 또래 아이들과 비슷합니다."라고 얘기를 하면 실망하는 경우를 많이 볼 수 있다. 아이들을 사춘기에 데리고 와서 이런 검사 결과에 실망하기보다는 큰 키를 원한다면 어려서부터 미리미리 관리를 하는 것이 무엇보다도 중요하다.

성장에 관한 진료를 언제 받을 것인가

많은 부모님들이 아직도 사춘기를 지나고 아이가 확실하게 키가 크지 않는다는 것을 확인하고 나서 한의원에 내원하는 경우가 많다. 이미 클 시기를 다 지나고 진료를 받는 것은 무의미하다. 이런 경우에 1년 동안에 단 1cm라도 크게 할 생각을 하고 치료를 받기 위하여 진료를 받으러 온다면 모르겠지만 기대에 차서 내원하여 실망을 하는 부모님들을 뵈면 놀랄 때가 있다. 의학에 문외한인 사람이라고 하더라도 이미 사춘기가 지나고 성장판이 거의 닫힐 시기에 키가 크는데 불리하거나 성장의 가능성이 전혀 없다는 검사 결과가 나올 것이라는 것을 이미 알고 있을텐데 사춘기가 지난 시기에 자녀를 데리고 와서 검사를 해 보는 것이 무슨 의미가 있겠는가? 앞으로 키가 클 가능성이 적다는 말에 괜히 마음의 상처만 남을 가능성이 크다.

그럼 도대체 성장에 관한 진료는 언제 받는 것이 좋은가?

첫째. 출생 시 저체중아로 태어난 경우라면 만1세까지 따라잡기 성장을 하고 있는지 지켜본 뒤에 내원하는 것이 좋다. 만2세까지 따라잡기 성장은 종료가 되는데 만2세가 되었는데도 여전히 3백분위수 미만의 키와 몸무게를 가지고 있다면 이런 아이들은 저신장이 될 가능성이 아주 높고 성장치료를 강력하게 하더라도 다른 아이들에 비하여 좋은 결과를 얻기 어려운 경우가 많다. 따라서 만1세까지 성장 속도를 지켜보고 평균 이상의 성장 속도를 보이지 않는다면 이때 성장에 도움을 주는 보약을 복용시키는게 좋다.

둘째. 일반적인 경우라면 아이들의 성장에 도움이 되는 보약을 1년에 2회 정도씩 복용시키면서 성장 속도를 체크해 보는 것이 중요하다. 따라서 자기의 생일날과 그로부터 6개월이 경과한 시점에는 반드시 키와 몸무게 등의 기록을 남겨두고 이 시기에 아이의 성장을 위하여 보약을 복용시키는 것이 좋다. 간혹 보약은 봄과 가을에만 복용시켜야 되는 것으로 아는 부모님들이 계신데 그렇지 않다. 이렇게 3년 정도를 체크하면서 1년에 2회 정도 보약을 복용시켰음에도 불구하고 평균 이상의 성장 속도를 보이지 않는다면 이는 아이의 생활 자체가 성장호르몬 저항성과 밀접한 관련이 있을 가능성이 크고 평균 이상의 키를 기대하기 어렵다는 얘기가 된다. 평균은 남자 174cm, 여자 161cm를 말한다. 아직까지 평균 이하의 키를 가진 남녀가 50%라는 사실을 기억할 필요가 있다. 따라서 초등학교에 입학할 무렵 만으로 5살 정도가 되면 부모님의 키, 골연령,

성장판 상태, 최근 3년간의 평균 성장 속도, 미래에 원하는 최종 키 등의 자료를 가지고 앞으로 키에 대한 관리계획을 세워 보는 것이 중요하다.

셋째. 알레르기 질환 등 만성적인 질환을 가지고 있는 아이들의 경우, 우선 질환 치료에 중점을 두는 것이 제일 중요하다. 질환의 치료와 더불어 성장에 관련된 부분은 일반적인 경우와 동일하다. 현재 당신의 자녀가 키가 큰지 작은지는 그다지 중요하지 않다. 얼마만큼의 최종적인 키를 원하는지에 따라서 현재 당신의 자녀가 또래에서 가장 크다고 하더라도 관리할 필요는 있다. 다시 한번 말씀드리자면 남자 180cm, 여자 167cm는 90백분위수이기 때문에 상위 10% 안에 들어야 가능한 키다. 출생 시 상위 10%와 하위 10%는 평균 6cm 정도의 키 차이에 불과하던 것이 만 5세가 되면 상위 10%와 하위 10%는 평균 12cm 정도의 키 차이가 난다. 사춘기에 접어들기 전 이 차이는 더욱 벌어져 상위 10%와 하위 10%는 평균 20cm 정도의 키 차이가 나기도 한다. 사춘기를 지나고 성인이 되었을 때 이 차이는 약간 줄어들게 되어 상위 10%와 하위 10%의 키 차이가 남자는 평균 14cm, 여자는 평균 12cm 정도가 나게 된다. 누구라도 시간이 지남에 따라서 키가 크기 마련이다. 그러나 자신이 현재 속한 그룹에서 같은 나이에 다른 그룹으로 이동을 한다는 것은 쉬운 일이 아니다. 나이가 어릴 때는 그룹 간의 차이가 얼마 나지 않기 때문에 1~2년이 짧은 기간 동안에도 충분히 그룹을 이동할 가능성이 높지만 사춘기에 가까워질수록 그룹 간의 차이는 더욱 벌어지기 때문에 이동할 가능성은 희박해진다. 그렇기 때문에 저신장을 면하기를 원하는 부모님이건 큰 키를 원하는 부모님이건 무조건 어려서부터 관심을 가지고 관리를 하면서 적절한 치료 시기를 놓치지 않도록 해야 한다.

넷째. 사춘기가 이미 지난 아이들의 경우에는 사실 성장판이 완전히 닫히지 않았다면 어느 정도는 자라겠지만 키가 크는데 한계가 있기 때문에 큰 기대를 하기는 어렵다. 이런 경우에는 부모님이 자녀를 병원에 데리고 오기 전에 먼저 생각을 정리해서 올 필요가 있다. 한 번 생각해 보자. 사춘기가 지났지만 아직까지 자녀가 또래 아이들보다 잘 자라고 있다면 십중팔구 병원을 방문할 까닭이 없다. 분명히 또래 아이들보다 키가 작고 최근 2~3년간 거의 키가 자라지 않은 경우가 대부분인데 이때 검사 결과는 크게 보면 2가지 경우이다. 한 가지 경우는 성장판이 아직 닫히지 않고 열려 있는 경우와 다른 한 가지 경우는 성장판이 이미 닫혀 버린 경우이다. 이미 성장판이 닫힌 경우라면 치료가 불가능하기 때문에 고민할 필요가 없다. 문제는 성장판이 아직 조금 열려 있는 경우인데 중요한 것은 최근의 성장 속도다. 최근 2~3년간 거의 키가 자라지 않은 아이들의 경우 그 상태에서 성장이 종료되는 경우가 많기 때문에 1cm라도 키를 키우고 싶다면 적극적인 노력을 할 수밖에 없다. 이 시기에는 1~2cm를 끌어내기 위하여 수개월에서 1년 정도의 치료 기간이 필요하다. 만약 노력을 하지 않는다면 더 이상 키가 자라지 않을 것이기 때문에 성장판이 이미 닫힌 경우와 결과적으로 거의 같다. 이런 경우 의사나 한의사는 어떤 결정을 내려주지 않는다. 왜냐하면 작은 키가 질병은 아니기 때문이며 자녀의 키를 1cm라도 크게 하기 위하여 투자하는 것은 결국 부모님의 몫이기 때문이다.

PART

3

PART 3.

성장의 액셀레이터,
성조숙증!

1 사춘기는 어떻게 시작될까?

성장클리닉에서 부모님들께 많이 받는 질문 중의 하나가 우리 아이 머리에서 냄새가 많이 나는데 혹시 성조숙증 아니냐는 것이다. 사춘기 아이들의 머리에서 냄새가 많이 나니까 혹시나 해서 물어보는 것이다. 결론부터 말하자면 머리에서 예전보다 냄새가 많이 난다는 것으로 성조숙증이라고 판단할 근거는 없다. 성조숙증을 판단할 지표는 따로 있다.

성조숙증(precocious puberty: PP)은 의학적으로 여아에서 8세 미만, 남아에서 9세 미만에 2차 성징이 나타나는 것으로 정의된다. 일반적으로 중추성 성조숙증과 가성 성조숙증, 불완전 성조숙증(또는 사춘기의 정상변이)으로 분류된다. 최근에는 여아의 경우 8~9세 사이에, 남자는 9~10세 사이에 사춘기가 출현하고 진행하는 경우를 조기 사춘기(early puberty or advanced puberty)라고 한다.

이런 딱딱한 의학적 정의와 분류 말고 편하게 얘기하자면 성조숙증이란 사춘기가 일찍 시작된다는 뜻이다. 우리가 흔하게 사춘기란 말을 쓰고 있지만, 자신의 경험으로 알고 있는 수준을 넘어서 정확하게 알고 있는 사람은 드물다. 따라서 성조숙증을 제대로 이해하려면 사춘기가 무엇인지에 대해서 먼저 알아야 한다. 특히 사춘기 때 성호르몬에 의해서 생기는 신체의 변화에 대해서 정확하게 안다면 성조숙증을 조기에 발견할 수 있을 것이다.

사춘기는 호르몬의 변화에서 시작된다!

유아들도 사춘기 시작과 관계된 호르몬을 생산하는 모든 분비샘이 완전히 형성되어 언제든 기능을 수행할 준비가 되어 있다. 다만 사춘기 이전까지 그 기능이 봉인되어 사춘기가 시작되지 않을 뿐이다. 사춘기는 소아에서 성인으로 이행하는 시기로써, 성적 성숙 및 수정능력을 갖추기 위해 성선 및 시상하부-뇌하수체-성선 축(Hypothalamus-Pituitary-Gonadal axis, 이하 HPG axis)의 기능이 활성화되는 시기이다. 시상하부(Hypothalamus)는 해부학적으로 시상(thalamus)의 아래, 뇌하수체 바로 위에 위치하며 크기는 작지만, 자율신경계 최고의 중추로 생체 항상성 기전이나 내분비 기능의 최고의 조절 중추로 작용한다.

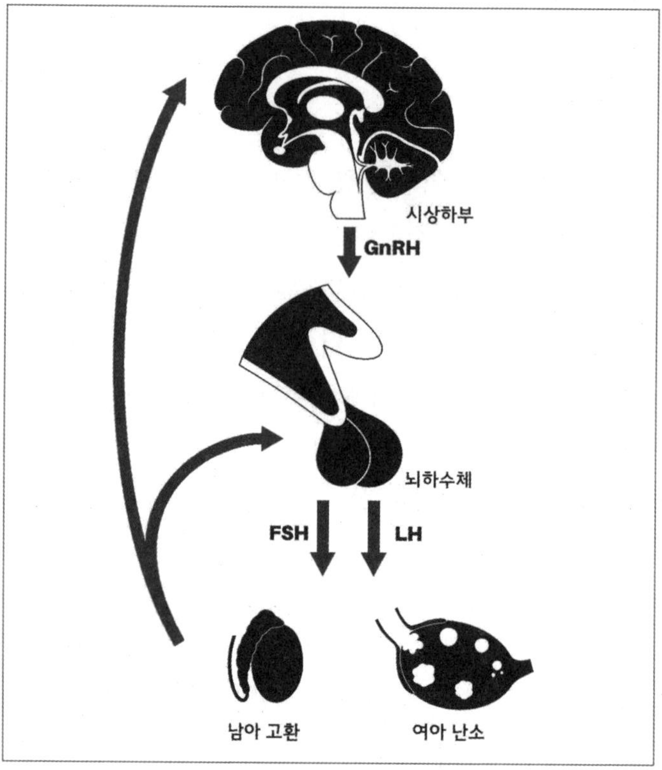

음성 되먹이 기전

사춘기에 2차 성징이 발현되고, 신체의 급성장이 이루어지며, 수정 능력이 완성되고 사회 심리적으로도 많은 변화를 겪게 된다. 사춘기가 시작되기 전에는 음성되먹이 기전(negative feedback)이 과도하게 작용하여 낮은 혈청 성호르몬 농도에도 불구하고 성선자극호르몬(gonadotropin)이 증가하지 않는다. 보통 난포자극호르몬(follicle stimulating hormone, 이하 FSH)과 황체형성호르몬(luteinizing hormone, 이하 LH)를 합쳐서 성선자극호르몬이라고 한다. 정상 성인의 경우 혈청 성호르몬 농도가 낮으면 FSH, LH 같은 성선자극호르몬이 증가하게 된다.

사춘기 아이들의 성숙도를 태너 척도(Tanner stage)를 이용해서 주로 평가

남아의 경우 사춘기에 고환에서 남성호르몬이 나오게 되면서 여드름이 서서히 생기게 되고, 수염이 조금씩 나고, 그다음에 음경도 커지게 되고 음모가 나오기 시작한다. 여아는 난소에서 여성호르몬이 나오게 되면서 유방이 발달하게 된다. 시간이 지나면서 부신에서 남성호르몬이 나오면서 여드름도 생기고, 음모도 나오게 된다. 이와 같이 성호르몬에 의해서 신체변화가 생기는 것을 2차 성징이라고 부른다. 태너 척도(Tanner scale or Tanner stage)는 영국의 소아과 의사 제임스 태너가 개발하였다. 이 척도는 겉으로 보이는 1차 성징과 2차 성징을 기반으로 해서 육체의 발달 정도를 가늠하는데 여아는 유방과 음모, 남아는 고환, 성기, 음모의 크기나 발달 정도를 기준으로 5단계로 나눈 성적 성숙도 등급(Sexual Maturity Rating, 이하 SMR)이다.

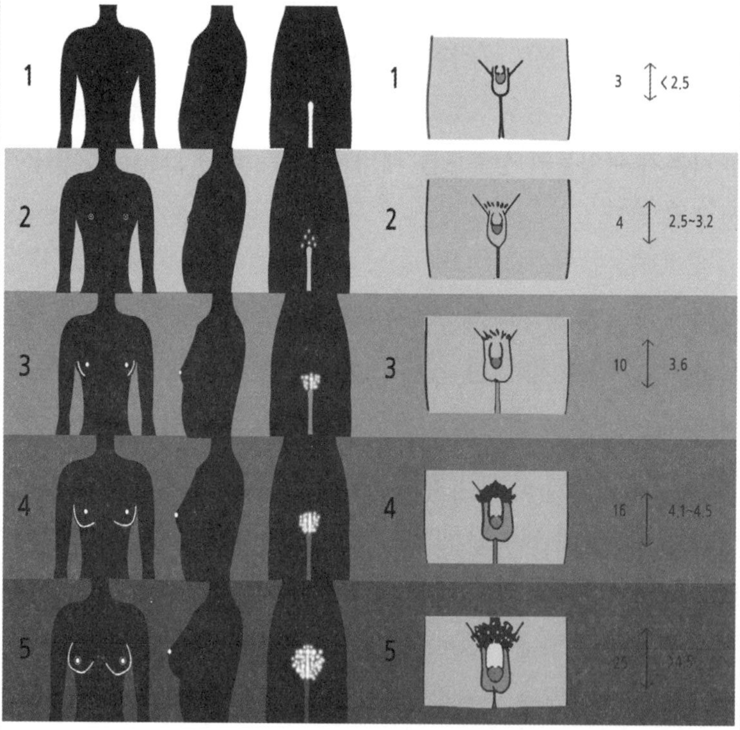
1
2
3
4
5
1
2
3
4
5
3
< 2.5
4
2.5~3.2
10
3.6
16
4.1~4.5
25
>4.5

	단계	유방	음모
여자	1	사춘기 전 : 오직 유두만 융기	사춘기 전 : 음모가 없다.
	2	breast bud stage : 유방과 유두가 약간 불어나온다.	음순 주위에 길고 대부분 곧은 솜털이 나온 다.
	3	유방과 유륜이 더 커지나 2중 융기를 만들지는 않는다.	털이 많아지고 짙어지며 곱슬곱슬해진다.
	4	유륜과 유두가 튀어나와 2중 융기 (double contour)를 만든다.	성인형이나 범위가 좁다.
	5	유방이 더 커지며, 융기됐던 유륜 이 유방과 동일선상으로 후퇴하며 단일 융기를 이루며, 유두만이 튀어 나온다.	성인과 동일한 양과 분포 를 보임(역삼각형), 범위도 대퇴 내측까지 퍼진다.

	단계	고환	음경	음모
남자	1	변화 없다.	사춘기 전	없다.
	2	커진다. 음낭 착색	약간 커지거나 그대로	음경 기부에 긴 솜털이 나온다.
	3	더 커진다.	커진다. 특히 길어진다.	수가 많아지고 곱슬곱슬 해진다.
	4	더 커진다. 음낭은 검게 된다.	더 커진다. 특히 굵어진다.	성인형이나 범위가 좁다.
	5	어른의 크기	어른의 크기	어른같이 대퇴 내측까지 범위가 넓어진다.

성적 성숙도 등급(Sexual Maturity Rating, 이하 SMR)

사춘기 변화의 핵심. 남성호르몬과 여성호르몬!

보통 남자는 고환 및 부신이라는 곳에서 남성호르몬(androgen)이 만들어지게 되고, 여자는 난소에서 여성호르몬이 만들어지게 되고 부신에서 남성호르몬(androgen)이 만들어지게 된다. 재미있는 것은 남성호르몬이 여성에게도 존재하듯이, 남성에게도 극미량의 여성호르몬이 존재한다는 것이다. 하지만 남성은 고환에서 남성호르몬(androgen)을, 여성은 난소에서 에스트로겐(estrogen)을 대부분 생성한다. 남녀 공통으로 부신에서 남성호르몬(androgen)을 얻고, 말초세포에서 아로마타제(aromatase)에 의한 방향화 작용으로 안드로겐(androgen)을 에스트로겐(estrogen)으로 전환하여 여성호르몬을 얻는다.

고환에서 거의 99% 생성되는 테스토스테론(testosterone), 부신피질에서 주로 생성되는 안드로스테네디온(androstenedione), 디히드로에피안드로스테론(dihydroepiandrosterone, 이하 DHEA) 등을 총칭하여 남성호르몬(androgen)이라고 한다. 이들 호르몬은 개체를 남성화시키는 작용이 있기 때문에 남성호르몬으로 불린다. 다만 부신에서 분비되는 남성호르몬의 양은 극히 미량이기 때문에, 고환에서 분비되는 남성호르몬처럼 개체를 남성화시킬 만큼의 양은 아니다. 그러나 여성의 몸 중에서 액모(겨드랑이털)와 음모를 자라게 하는 작용을 담당하기에는 충분하다. 남성호르몬의 강도는 테스토스테론(testosterone)을 100으로 했을 때, 안드로스테네디온(androstenedione)이 20, DHEA이 3 정도로 평가된다.

여성호르몬은 난소에서 분비되는 난포호르몬인 에스트로겐(estrogen)과 황체호르몬인 프로게스테론(progesteron)을 말한다. 뇌하수체 전엽에서 분비되는 FSH와 LH 같은 성선자극호르몬의 신호를 받아서 에스트로겐(estrogen)과 프로게스테론(progesteron)이 생성된다. 이 2가지 호르몬은 월경과 배란 등 여성의 일생과 밀접한 관련이 있다. 그러나 일반적으로 여성호르몬은 주로 에스트로겐(estrogen)을 지칭한다. 에스트로겐(estrogen)은 에스트라디올(estradiol: E2), 에스트리올(estriol: E3), 에스트론(estrone: E1)이라는 3종류의 호르몬을 묶어서 부르는 명칭이다. 에스트라디올(estradiol: E2)은 에스트론(estrone: E1)에 비해 10배, 에스트리올(estriol: E3)에 비해 80배 더 강력한 효과를 내므로 실질적인 기능을 하는 에스트로겐(estrogen)이라 할 수 있다. 에스트라디올(estradiol: E2)은 여성에게만 있는 것은 아니고 남성에게도 미량 존재한다. 왜냐하면 아로마타제(aromatase)가 남성호르몬인 테스토스테론(testosterone)을 에스트라디올(estradiol: E2)로 전환시켜 만들 수 있기 때문이다.

사춘기 이전의 소아는 GnRH(성선자극호르몬 방출호르몬)가 억제되어 있어!

하지만 사춘기 이전의 소아는 중추신경계 자체의 내인적인 요인에 의해 시상하부의 성선자극호르몬 방출호르몬(gonadotropin releasing hormone, 이하 GnRH)을 생산하는 신경세포가 억제된 상태로 유지된다. GnRH는 아미노산 10개로 이루어진 신경호르몬이다. GnRH는 뇌시상하부에서 합성되어 신경세포 말단에서 분비되어 미세한 문맥계를 통해 뇌하수체의 성선자극세포(gonadotrope)에 작용하여 성선자극호르몬의 합성・분비를 촉진한다. 오피오이드(Opioids), 가바(Gamma Aminobutyric acid, 이하 GABA) 멜라토닌(melatonin) 등이 억제에 관여하는 것으로 알려져 있다.

GnRH의 박동적 분비가 사춘기의 시작!

사춘기에 생기는 호르몬 변화를 요약하자면 사춘기 시작 전에는 시상하부의 GnRH를 분비하는 신경세포가 억제되어 있다. 이 억제가 풀리면 시상하부에서 GnRH가 박동적으로 분비되기 시작하는데, 이 시점을 사춘기 시작으로 볼 수 있다. 박동적으로 분비되는 GnRH에 의해 뇌하수체의 성선자극세포가 자극을 받으면 FSH, LH의 분비가 증가되고, 증가된 FSH, LH에 의해 성선에서 성호르몬이 분비된다.

사춘기가 시작되는 기전은 아직 정확히 알려져 있지 않지만, 유전적인 요인과 환경적인 요인에 의해 시상하부의 신경세포가 활성화되어 억제되어 있던 GnRH가 박동성으로 분비되면서 시작된다. 사춘기 시작에 영향을 미치는 요소로 유전 요인이 70~80% 정도 차지하며, 유전 요인의 역할은 선진국일수록 큰 것으로 알려져 있다.

환경적 신호 + 말초성 신호 ⇒ GnRH 분비를 자극하여 사춘기가 시작!

정상적인 사춘기는 영양 상태, 빛, 스트레스, 환경호르몬, 자궁 내 상태, 가정환경 등과 같은 환경적 신호(environmental signal)와 성선호르몬, 렙틴(leptin), 그렐린(ghrelin), IGF-I, 인슐린(insulin) 등의 말초성 신호(peripheral signal)가 시상하부로 보내져 시상하부에서 신경전달물질이나 신경펩티드를 통해 GnRH 분비를 자극하여 시작된다.

글루타메이트(Glutamate), 에피네프린(epinephrine), 신경펩타이드Y(neuropeptide Y, 이하 NPY), 아산화질소(Nitrous oxide, 이하 NO) 등이 자극에 관여하는 것으로 알려져 있다. 재미있는 것은 글루타메이트(Glutamate)는 억제하는 가바(GABA)의 전구체이기도 하지만 직접 GnRH 뉴런에 작용해 GnRH 분비를 증가시킨다는 점이다.

사춘기 전에는 극소량의 성호르몬만 분비되어도 FSH, LH 같은 성선자극호르몬이 억제되지만, 사춘기가 진행되면서 시상하부-뇌하수체-성선 축(HPG axis)의 되먹이기 민감도가 변하기 시작한다. 사춘기 전에 비하여 많은 성호르몬이 분비되어야 성선자극호르몬이 억제된다.

키스펩틴(Kisspeptin)과 그 수용체인 GRP54가 사춘기 시작에 중요한 역할

유전공학 및 의학이 많이 발달하였지만 모든 인류가 경험하는 사춘기의 정확한 시작 기전은 아직도 수수께끼이다. 하지만 가장 주목받는 물질은 키스펩틴(Kisspeptin)이다. 1996년 처음 발견된 키스펩틴(Kisspeptin)은 처음에는 종양의 전이를 억제하는 역할을 하는 것으로 알려졌다. 그러나 키스펩틴(Kisspeptin)을 생쥐의 제 3뇌실로 투여하면 사춘기 조숙증이 유발되며, 키스펩틴(Kisspeptin) 수용체 유전자의 결실이나 돌연변이가 있는 환자에서 저성선자극호르몬성 성선저하증이 있는 것을 보고 키스펩틴(Kisspeptin)이 사춘기 시작에 관여한다고 추측하게 되었다.

현재는 KISS1 유전자에서 만들어지는 키스펩틴(Kisspeptin)과 GnRH 신경세포에 존재하는 키스펩틴(Kisspeptin)의 수용체인 GPR54(G protein-coupled receptor 54)가 사춘기 발현에 가장 중요한 역할을 하는 것으로 밝혀졌다. 또한 2013년 국내 연구진이 키스펩틴(Kisspeptin)이 GnRH 유전자 발현을 유도함과 동시에 GnRH 신경세포군이 일제히 맥동성을 보이도록 동기화시킨다는 사실을 밝혀냈다. 1시간을 주기로 분비와 휴식을 반복하는 GnRH

의 맥동성은 사춘기를 지난 성인이 되면 본격적으로 발현되기 때문에 이에 관한 연구는 조숙증이나 사춘기 개시 지연 등과 관련되어 많은 관심을 받는 주제였다.

2 / 불완전 성조숙증 or 사춘기 발달의 정상변이란?

성조숙 증상으로 내원하는 아이들의 경우 진성 성조숙증 환자보다는 정상적인 성성숙과 사춘기 발달의 정상변이에 의한 경우가 훨씬 많다. 따라서 성조숙의 정확한 진단을 위해서는 불완전 성조숙증 즉 사춘기 발달의 정상변이에 대해서 자세히 알아볼 필요가 있다.

불완전 성조숙증이란 2차 성징이 나타나나 부분적으로 나타나며, 일반적으로 진행하지 않거나 증상이 소실되는 경우로 조기 유방발육증, 조기 음모발생증, 조기 초경발생증이 해당된다. 하지만 일부에서는 진성 성조숙증으로의 진행 가능성이 있으므로 추적 관찰이 필요하다.

태아와 신생아 시기의 작은 사춘기(Minipuberty)

정상 신생아의 약 1/3에서 탯줄을 통해 노출된 산모의 여성호르몬과 유즙분비호르몬의 영향으로 가슴 멍울이 생길 수 있고, 과증식된 소음순이 관찰되기도 한다. 뿐만 아니라 신생아들은 "작은 사춘기(minipuberty)"라고 해서 마치 사춘기 시기처럼 뇌에서 분비되는 성선자극호르몬과 성호르몬이 활성화되는 현상이 일어난다. 여성호르몬인 에스트라디올(estradiol: E2)의 경우 약 4개월 이후에야 사춘기 전 수준으로 감소하며, 작은 사춘기 상태가 유지되는 생후 1세 경까지는 조기 유방발육증이 발생할 수 있고, 가슴 멍울은 첫 2년에 걸쳐 서서히 감소한다.

신생아에서는 아주 드물게 가슴 멍울을 눌렀을 때 유즙이 흘러나오거나 여아의 경우 질 출혈이 동반되는 경우도 있는데, 산모로부터 받은 유즙분비호르몬과 여성호르몬의 급격한 감소(withdrawal)의 결과로 나타나는 현상이다. 대개 생후 한 달가량 되면 이런 증상은 소실된다.

산모의 성호르몬으로 인한 것이나 작은 사춘기(minipuberty)에 의한 경우, 모두 시간이 지나면서 자연적으로 가슴 멍울이 없어지고, 다른 2차 성징의 증상은 동반되지 않기 때문에 특별한 치료는 필요하지 않다.

가장 흔히 관찰되는 조기 유방발육증(Premature Thelarche)이란?

조기 유방발육증이란 가장 흔히 관찰되는 성조숙 증상으로 한쪽 또는 양쪽 유방 발육이 있으면서 다른 2차 성징은 보이지 않는 경우를 말한다. 신생아와 영아 시기에 활성화된 뇌하수체-난소 축이 사춘기 전 수준으로 억제과정이 지연되면서 항진된 결과로 인해 발생하는 것으로 추정된다. 보통 2세 전후에 잘 발생하며, 유방 발육은 보통 수개월 내에 정상화되지만 일부에서는 수년간 지속되기도 하며, 건강이나 성장에는 지장이 없으면서 자연적으로 좋아지는 양성 질환이다.

다만 알약, 크림, 식품 형태의 스테로이드호르몬에 대한 노출 여부를 확인해 볼 필요가 있다. 이들에 의한 조기 유방발육증 발생 가능성을 배제하기 위해서다. 조기 유방발육증의 경우 병력과 신체검사에서 정상 소견을 보이며, 성장과 골연령도 정상범위에 속한다. 진단을 확인하기 위해 내분비 혈액검사를 한다.

조기 유방발육증은 6개월 간격으로 추적 관찰 필요!

일부의 조기 유방발육증 여아에서는 지속적이지는 않지만 일시적으로 반복되는 신경내분비축의 활성으로 인하여 다양한 정도의 성장과 골연령의 촉진이 관찰되기도 한다. 이런 케이스는 아이 상태가 일반적인 조기 유방발육증과 진성 성조숙증의 연장선에 애매하게 걸쳐진 경우일 수도 있기 때문에 세심한 추적 관찰이 필요하다. 모든 진찰 소견과 신체검사가 정상이라 할지라도 조기 유방발육증의 확진을 위해서는 6개월 간격으로 추적 관찰하는 것이 필요하다. 왜냐하면, 조기 유방발육이 성조숙증이나 자동적으로 기능하는 난소낭(autonomously functioning ovarian cyst), 다낭성난소증후군의 초기 증상으로 나타날 수도 있기 때문이다.

따라서 진단 시 또는 추적 관찰 기간 중이라도 1개 이상의 성조숙증의 증상이 나타나거나, 급성장이 관찰되거나, 골연령의 촉진이 나타나거나, 과다한 성호르몬의 분비를 나타내는 증상이나 검사소견이 보이거나, 추가적인 2차 성징이 관찰되거나, 비만이나 흑색극세포증의 소견이 나타날 경우에는 보다 정밀한 조사가 필요하다.

조기 음모발생증(Premature Pubarche or Adrenarche)이란?

음모나 액모(겨드랑이에 난 털) 또는 두 가지 모두가 여아에서 8세 전, 남아에서 9세 전에 나타나면서 다른 2차 성징은 보이지 않는 경우를 말한다. 보통 부신에서 남성호르몬이 조기에 분비되기 때문에 발생한다. 남자보다 여자에서 흔하며, 일반적으로 서서히 진행되며 급성장이나 골연령의 촉진은 관찰되지 않는다.

다른 2차 성징은 정상 사춘기의 적합한 시기에 시작되며, 최종 신장에는 영향을 주지 않는 경우가 많다. 대부분의 경우 디히이드로에피인드로스테론 황산염(dehydroepiandrosterone sulfate, 이하 DHEAS)의 혈액 내 농도와 부신피질자극호르몬(adrenocorticotropic hormone, 이하 ACTH)은 사춘기 형태를 보여 높아져 있다. 반면 안드로스테네디온(androstenedione)과 테스토스테론(testosterone)의 농도는 사춘기 전 형태의 상한에 가까운 수치를 보인다.

조기 음모발생증은 DHEAS가 관건!

DHEAS는 남성과 여성 모두의 혈액 내에 존재하는 남성호르몬이다. DHEAS는 사춘기에 남성의 2차 성징이 생기는 데에 역할을 하고, 체내에서 안드로스테네디온(androstenedione)과 테스토스테론(testosterone) 같은 더 강한 남성호르몬으로 대사되거나 여성호르몬인 에스트로겐(estrogen)으로 변환될 수 있다. DHEAS는 주로 부신피질에서 생산되고, 소량은 여성의 난소와 남성의 정소에서 생산된다. DHEAS의 분비는 뇌하수체 호르몬인 ACTH와 다른 뇌하수체 요인에 의해 조절된다.

DHEAS는 부신 기능에 대한 표지자로 임상에서 활용되는 검사이다. DHEAS가 증가되어 있다면 부신 종양, 부신 과형성 등을 의심할 수 있다. 성인 남성에서는 DHEAS 농도의 증가가 별다른 증상으로 발현되지 않을 수도 있지만, 여성에서는 무월경과 가시적인 남성화 증상을 일으킬 수 있다. 어린이의 DHEAS 농도가 증가된 경우 남아에서 성조숙증을, 여아에서 조기 음모발생증, 체모과다, 비정상적 월경 주기 등을 일으킬 수 있다.

하지만 진단 당시에는 조기 음모발생증인지, 남성호르몬 과다증으로 진행할지를 예측할 수 없다. 따라서 지속적인 추적 관찰이 필요하다. 특히 자궁 내 성장지연의 과거력, 제2형 당뇨병의 가족력이 있는 경우와 비만, 흑색극세포증이 있는 경우는 남성호르몬 과다증이나 인슐린 저항성이 발생할 위험이 높으므로 더욱 주의해서 관찰할 필요가 있다.

조기 초경발생증(Premature Menarche) 이란?

조기 초경발생증이란 주기적인 질 출혈이 1세에서 9세 사이에 나타나면서 다른 2차 성징은 나타나지 않는 경우를 말한다. 질 출혈은 1년에서 6년간 반복되다가 그 이후 멈춘다. 사춘기 시작 시기가 되면 2차 성징과 월경이 나타나며, 그 이후 정상 형태를 보인다. 원인은 잘 알려져 있지 않다. 물론 조기 초경발생증의 진단을 내리기에 앞서 질 출혈의 다른 원인, 즉 종양, 육아종, 감염, 외상, 이물질, 의원성 성조숙증 등의 가능성을 감별할 필요가 있다. 아주 드물지만 단독으로 생긴 질 출혈은 맥큔 알브라이트 증후군(McCune Albright syndrome)이나 갑상선 기능저하증과 동반된 성조숙증의 초기 증상으로 발생할 수도 있다.

3 성조숙증 환자 얼마나 늘었나?

성조숙증은 2차 성징이 평균치의 2표준편차보다 빨리 나타날 때로 정의되며, 일반적으로 여자는 유방발달이 8세 이전, 남자에서는 9세 이전에 고환발달(고환이 4ml 이상 커짐)이 나타나는 경우를 말한다.

15년간 363배 증가, 최근 10년 사이 약 5배 증가

20년 전에도 성조숙증 환자가 있었지만 환자 비율이 아주 적은 편이었다. 하지만 최근에는 성조숙증 환자의 증가추세가 심상치 않다. 실제 건강보험 심사평가원 자료에 의하면 성조숙증으로 진료를 받은 환자는 2005년 375명, 2010년 2만 8181명, 2015년 7만

5945명, 2020년 13만 6334명으로 15년간 약 363배가 증가하였다. 최근 5년만 살펴보면 진료 인원이 약 2배 증가하였고, 최근 10년 사이에 약 5배가 증가한 것이다. 최근 10년간 국내 소아·청소년 인구가 15% 이상 감소한 것을 감안하면 성조숙증 환자의 증가세가 엄청난 것이다.

성조숙증 진료 인원의 급격한 증가 원인은 서구화된 식습관으로 인한 소아비만의 증가, 환경호르몬 증가로 인한 내분비계의 교란, TV와 인터넷 등을 통한 성적 자극에의 노출 기회 증가 등이 주요 원인으로 추정되고 있다. 하지만 자녀 성장에 대한 부모의 관심과 의료 지식의 증가로 인한 의료시설의 이용빈도 증가도 큰 역할을 하였을 것으로 생각된다.

계속 빨라지고 있는 초경 시기! 2003년 출생아는 초경 시기 평균 12.6세

사춘기의 시작 시기는 인종이나 가족력 등의 유전적 요인과 영양 상태, 스트레스, 만성질환, 부당경량아(small for gestational age: SGA), 내분비 교란 물질 등의 환경적 요인에 의해 영향을 받는다. 남자에 비해 여자는 초경으로 사춘기의 진행 여부를 객관적으로 알 수 있다. 여자의 초경 연령은 서구 유럽이나 미국의 경우 19세기 17세에서 1960년대에는 13세로 빨라졌고 2010년대에는 12.4세 ~ 12.8세로 보고되고 있다.

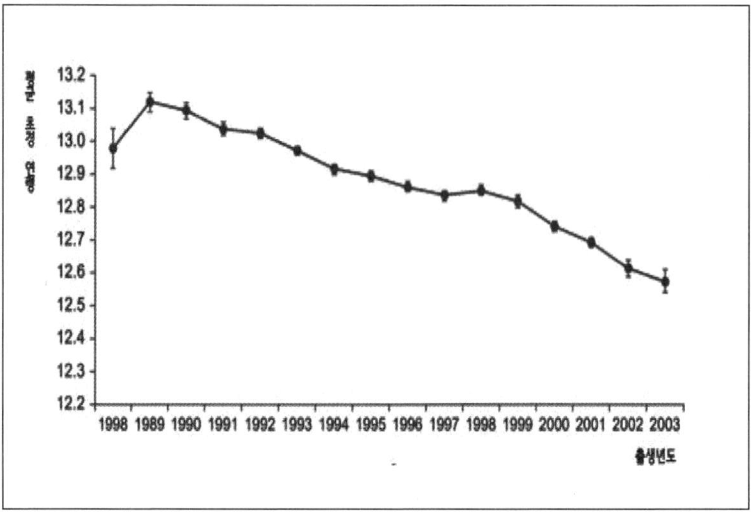

출생년도별 평균 초경 연령

[출처 : J Korean Med Sci. 2020 Dec 21;35(49):e406 박미정 교수팀 논문에서 인용]

우리나라에서도 2017년 한국보건사회연구원에 보고된 '지표로 보는 한국 여성의 재생산 건강' 자료에 따르면, 1951~1955년생인 여성의 초경 연령이 16.3세였던 것에 비해 1996~2000년생인 여성의 초경 연령은 12.7세다. 2020년 12월 박미정 교수팀이 2006~2015년 청소년 건강행태 온라인 조사에 참여한 여학생 35만 1,006명(12~18세)의 초경 연령을 분석한 결과, 1988년 출생아의 초경 연령은 13.0세이며 2003년 출생아는 12.6세로, 15년간 약

5개월가량 앞당겨졌으며, 이는 이전 연구들에서 1980년대 초 출생아 기준으로 13.1~13.8세로 보고되었던 초경 연령보다 약 1년가량 앞당겨진 것으로 나타났다.

조기 초경의 기준은 10.5세. 비만과 과체중 여아에서 1.5~2배 증가!

또한 박미정 교수팀의 연구에서 모든 참여자 중 3%가 10.5세 이하의 연령에서 초경을 시작하는 것으로 나타났다. 의료인들은 아직까지 예전 기준을 적용하여 12세 미만 초경 연령을 조기 초경으로 인식하고 있고, 아직 조기 초경 연령의 기준 근거가 국내에는 없었다. 따라서 이 연구를 근거로 10.5세를 한국 여아의 조기 초경 연령 기준으로 삼는 것도 타당하다. 조기 초경의 유병률은 2006년 1.8%에서 점차 늘어 2015년에는 3.2%까지 증가했으며, 조기 초경 유병률은 비만과 과체중 여아에서 약 1.5~2배가량 큰 폭으로 상승했지만, 정상 체중 및 저체중 여아에서도 증가하는 추세가 관찰됐다.

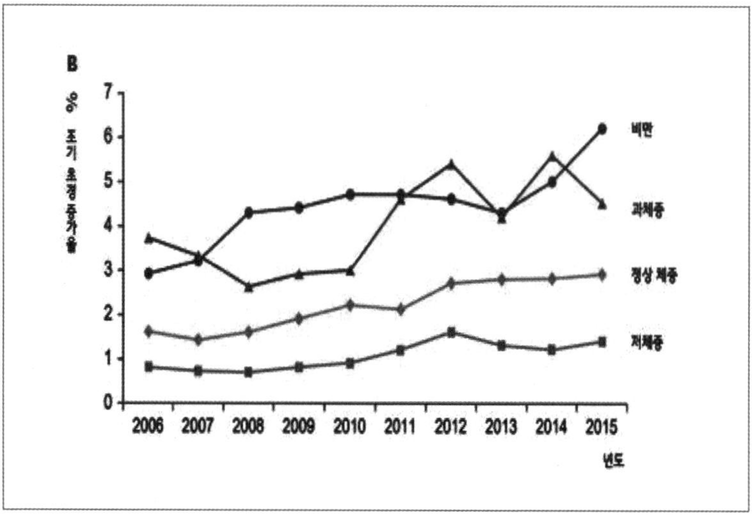

년도별 체중별 조기 초경 증가율

[출처 : J Korean Med Sci. 2020 Dec 21;35(49):e406 박미정 교수팀 논문에서 인용]

사춘기가 빨라지는 것은 전 세계적인 경향. 인종적인 차이 있어!

사춘기 시작이 빨라지는 것은 전 세계적인 경향이다. 다만 인종적인 차이가 있어서 미국의 Pediatric Research in Office Setting 보고에서는 백인 여아의 경우 7세 이전, 흑인 여아는 6세 이전에 2차 성징이 시작되는 경우를 성조숙증으로 진단하자고 제안된 적도 있다.

미국에서 1992년 7월에서 1993년 9월까지 17,000명을 대상으로 시행된 PROS연구(Pediatric Research in Office Settings), 1988년에서 1994년까지 7,000명을 대상으로 시행된 국민건강 영양조사(National Health and Nutrition Examination Survey, 이하 NHANES Ⅲ) 등 대규모 연구를 통해서 흑인 소녀들은 백인 소녀들에 비해서 유방 및 음모발달은 약 1년, 초경은 6개월 정도 일찍 시작된다는 사실이 알려졌다.

	PROS 연구		NHANES III	
유방발달 시작 평균 연령	흑인 소녀	백인 소녀	흑인 소녀	백인 소녀
	8.9세	10.0세	9.5세	10.3세
음모발달 시작 평균 연령	흑인 소녀	백인 소녀	흑인 소녀	백인 소녀
	8.8세	10.5세	9.5세	10.5세

이런 대규모 연구 결과를 가지고도 정상적인 사춘기가 빨라지고 있는 것인지, 성조숙증 환자가 늘어나고 있는 것인지에 대해서는 미국 같은 경우 의사들마다 의견이 갈리고 있다. 이는 사춘기 시작 연령 기준을 개정해야 하는지에 대한 논쟁으로 이어지고 있다. 사춘기 연령 기준을 낮추는 것에 반대하는 입장의 의사들은 심각한 질병을 간과할 위험이 있다는 점을 강조한다. 반대로 사춘기 기준을 낮추는 것에 찬성하는 입장의 의사들은 정상인 수많은 어린이

들을 성조숙증으로 판정하고 불필요한 약물치료를 해야 할 수도 있다는 점을 강조한다. 이렇듯 전 세계 인류가 모두 경험하고 있는 사춘기의 기준에 대해서도 정확한 데이터는 없다는 점을 독자분들은 이해할 필요가 있다.

4

성조숙증 환자가 왜 많아질까?

성조숙증은 여아에게 보다 흔하고, 특별한 기질적 원인을 찾을 수 없는 특발성으로 발생하는 경우가 많다고 알려져 있다. 우선 성조숙증의 원인에 대해서 알아보고 가장 흔한 특발성 성조숙증의 원인에 대해서 추정해 보고자 한다.

HPG axis 활성화에 따라 중추성 성조숙증과 가성 성조숙증으로 나눠

보통 시상하부-뇌하수체-성선 축(이하 HPG axis) 활성화의 유무에 따라서 중추성(진성) 성조숙증과 가성 성조숙증으로 나눌 수 있다. 중추성(진성) 성조숙증이란 성조숙증의 원인이 시상하부나 뇌하수체 등의 중추성에서 유래하는 경우이며, 사춘기 발달이 HPG axis의 활성화에 의하여 발생하기 때문에 성선자극호르몬에 의존적이고, 조기에 완전히 같은 성별로 발달하는 양상을 보인다.

최근에는 중추성 성조숙증을 급속히 진행하는 성조숙증(rapidly progressive precocious puberty)과 서서히 진행하는 성조숙증(slowly progressive precocious puberty)으로 나누기도 한다.

가성 성조숙증은 HPG axis의 활성화 없이 2차 성징을 보이는 병적인 성조숙증을 의미하는 것으로, 성성숙의 예측이 가능한 중추성(진성) 성조숙증과 달리 원인에 따라 발병과 임상 증상이 다양하다. 가성 성조숙증의 분류는 성성숙의 임상 증상에 따르거나 원인 질환의 발생 시기에 따라 선천성 혹은 후천성 가성 성조숙증으로 분류하기도 한다.

선천성 가성 성조숙증의 가장 흔한 원인은 선천성 부신증식증이다. 드물지만 맥큔 알브라이트 증후군(McCune Albright syndrome)과 가족성 남성 한정 성조숙증(familial male-limited precocious puberty)이 포함된다. 후천성 가성 성조숙증의 원인에는 외인적 또는 내인적으로 성호르몬에 노출되는 질환이나 상태가 포함된다. 드물지만 성호르몬을 분비하는 종양에 의한 경우와 우연히 성호르몬 제제를 복용하거나 피부를 통해 흡수되는 경우이다.

가성 성조숙증의 경우 골연령이 사춘기 시기에 도달한 경우, 가성 성조숙증의 원인에 대한 치료 시작 후 중추성(진성) 성조숙증이 발생할 수 있는데, 이는 성호르몬에 의한 음성되먹이기 기전이 사라짐으로 인해 나타난다. 이를 혼합형 성조숙증이라고 한다.

중추성(진성) 성조숙증 여아의 90~95%가 특발성 성조숙증

중추성 성조숙증은 여아에서 남아에 비해 5~10배 정도 흔하게 발생한다고 알려져 있다. 이는 여아에서 남아보다 HPG axis가 쉽게 활성화되기 때문이다. 중추성 성조숙증 여아의 90~95%, 남아의 50% 정도에서 특별한 기질적 원인을 찾을 수 없는데 이러한 경우를 특발성 성조숙증이라고 한다.

물론 드물기는 하지만 종양에 의해서도 중추성 성조숙증이 생기는 경우도 있기 때문에 중추신경계 종양을 감별 진단할 필요가 있다. 중추성 성조숙증의 기질적 원인으로는 과오종(hamartoma), 시신경 교종(optic glioma), 성상세포종(astrocytoma), 상의세포종(ependymoma), 두개인두종(craniopharyngioma), 기형종(teratoma) 등이 있다. 이들 종양은 GnRH 분비를 억제하는 신경로에 장애를 유발하여 GnRH 분비가 증가되어 성조숙증을 일으킬 수 있다.

특발성 성조숙증 발생의 가장 강력한 원인. 비만

특발성 성조숙증의 발생기전은 확실히 모른다. 그래서 특발성이라고 부르는 것이다. 하지만 임상에서 다양한 성조숙증 환자를 진료하면서 유전적 인자를 제외하고 한가지 원인을 강력하게 의심하게 되었다. 비만인 여아가 정상체중인 여아보다 사춘기가 일찍 시작되고, 반대로 영양결핍이거나 운동선수, 마른 여아가 정상체중인 여아보다 사춘기가 늦게 시작되는 경향이 있다는 것이다. 즉 이것은 여아의 사춘기 시작에 있어서 신체 구성과 영양적인 요소가 중요하다는 것을 의미한다.

물론 전 세계적으로 성조숙증 환자가 증가하는 것은 환경오염으로 인한 환경호르몬의 증가가 관련되어 있을 것으로 추정된다. 하지만 성조숙증과 환경호르몬 사이의 관계를 밝혀내는 것은 특정 화학물질에 장기간 노출된 후 일어날 수 있으므로 분석하기가 그리 간단한 문제는 아니다. 이 외에도 TV, 인터넷 등을 통한 성적 자극도 관련되어 있을 것으로 보고 있다. 과도한 시청각적 성적 자극이 뇌신경에 영향을 주어 호르몬 분비에 영향을 주는 것도 상당한 영향이 있을 것으로 추정된다.

우리는 비만과 과체중을 여아들의 특발성 성조숙증의 주요 원인으로 보고 있고, 환경호르몬을 잠재적 원인으로 추정하고 있다. 이들의 공통점은 바로 먹는 것을 조절함으로써 교정 가능한 인자라는 것이다. 우리는 이들 원인에 의해 성선에서 음성 되먹이기 기전과 중추성 억제 기전에 의한 시상하부의 GnRH 파동 발생기의 억제가 풀리게 되면서 특발성 성조숙증이 생기는 것으로 추정하고 있다.

PROS(Pediatric Research in Office Settings) 자료의 추가 분석에 의하면 미국 백인과 흑인 여아에서 사춘기가 빨라지는 것은 비만과 밀접한 관계가 있는 것으로 나왔다. 2001년 발표된 스웨덴 소아를 대상으로 출생 시부터 성인까지의 연속적인 키와 체중 기록을 분석한 자료에 의하면 2~8세 사이에 BMI(체질량지수)가 1이 증가할 때마다 신장의 획득이 남아에서 0.23cm, 여아에서 0.29cm 더 증가하였다. 자칫 체중 증가가 키로 간다고 생각할 수 있으나, 사춘기 시작 연령이 여아에서 0.6년, 남아에서 0.7년 빨라지고, 사춘기 동안의 신장 획득이 남자에서 0.88cm, 여자에서 0.51cm 작아지기 때문에 결국 비만에 의한 일시적인 신장 획득 효과가 성인 키까지 이어지지 않았던 것으로 보고 되었다.

비만과 과체중에서 렙틴(Leptin)이 성조숙증의 주요 원인

지방세포에서 분비되는 렙틴(Leptin)은 사춘기 발현에 매우 중요한 인자이며 비만인 경우 혈중 렙틴 농도가 높다. 렙틴은 시상하부에 직접적으로 작용하여 GnRH 파동발생기(pulse generator)를 성숙시키고 활성화시킬 뿐만 아니라 뇌하수체에 직접 작용하여 성선자극호르몬 분비를 증가시키며 부신에서 안드로겐(adrogen) 합성에 필요한 효소를 자극하여 성호르몬 분비도 증가시킨다.

한편, 체지방세포의 아로마타제(aromatase) 활성 증가에 따른 에스트로겐(estrogen) 합성 증가로 인해 특히 비만 여아의 경우 가슴 발달이나 사춘기 진행이 빠른 경우가 많다. 보통 아로마타제(aromatase)는 cytochrome P450 계통의 효소로 인체의 여러 조직에 분포하여 남성호르몬인 안드로스테네디온(androstenedione)과 테스토스테론(testosterone)을 여성호르몬인 에스트론(estrone: E1)과 에스트라디올(estradiol: E2)로 방향화하는 것을 촉매한다.

저출생체중(LBW)과 부당경량아(SGA). 사춘기 빨리 오거나 진행 속도 빨라

비만이 특발성 성조숙증의 주요 원인이라고 설명하면 우리 아이는 출생 때부터 체중이 적게 나가기 때문에 성조숙증과는 무관할 것이라고 생각하는 부모들도 많다. 보통 자궁 내에서 잘 자라지 못해서 태어났을 때 키와 체중이 작은 경우를 기술하는 2가지 용어는 저출생체중아와 부당경량아(small for gestational age, 이하 SGA)이다. 저체중 출생아는 단순히 체중을 기준으로 평가하는 부분으로 출생 체중이 2.5kg 미만인 저출생체중(low birth weight, 이하 LBW), 1.5kg 미만인 극소출생체중(very low birth weight, 이하 VLBW), 1kg 미만인 초극소출생체중(extremely low birth weight, 이하 ELBW)으로 구별하게 된다. 반면에 부당경량아(SGA)는 출생 시 체중 또는 키가 같은 성별, 같은 임신 주 수에 비하여 3백분위수 미만으로 작은 경우를 말한다.

저출생체중(LBW)과 부당경량아(SGA)의 자궁 내 환경은 출생 후 생리적 현상을 변화시키고, 병리적 현상을 일으킨다. 부모님들의 예상과는 달리 일반적으로 출생 시 키가 작고 체중이 가벼울수록 사춘기가 빨리 오고 사춘기 동안 키 획득이 작고, 초경도 빠른 것으로 보고되었다. 다만 부당경량아(SGA)에서 사춘기가 일찍 시작하는가에 대해서는 전문가들 사이에 일치된 의견이 없다. 하지만 부당경량아(SGA)에서 조기 음모발생증과 다낭성 난소증후군의 발생 빈도가 높고, 사춘기 진행 속도가 빠른 것으로 보고되었다.

일반적으로 작게 태어난 아기는 영유아기까지 작고 마른 경향이 있으나, 만 5~7세 사이에 체중 증가가 많으면서 비만 경향이 생기기도 한다. 또한 체중은 많지 않더라도 복부 비만이 잘 생긴다. 따라서 작게 태어났다고 성조숙증의 위험으로부터 완전히 자유로울 수는 없다는 점을 명심해야 한다.

5 성조숙증의 잠재적 원인인 환경호르몬이란?

일반인들이 '환경호르몬'이라고 알고 있는 것은 내분비교란물질을 말한다. 내분비교란물질은 영어의 'Endocrine Disruptors(ED)' 혹은 'Endocrine Disrupting Chemicals(EDC)'를 직역한 것이다. 내분비교란물질(EDC)이란 신체의 정상적인 내분비 즉 호르몬 기능에 영향을 주는 체외 화학물질이란 뜻으로, 환경부에서는 '내분비계 장애 물질'이라고 명명한다. 내분비교란물질은(EDC)은 천연호르몬과는 달리 쉽게 분해되지 않고 인체의 지방 및 조직에 농축되는 성질을 가지고 있다.

1962년 레이첼 카슨(Rachel Carson)이 발표한 '침묵의 봄(Silent spring)'에서 살충제인 디클로로디페닐트리클로로에탄(dichloro-diphenyl trichloroethane, 이하 DDT)에 노출된 새는 봄이 와도 짝짓기를 안 하고 울지도 않는다는 사실을 보고하면서 환경호르몬에 대한 관심이 높아지게 되었다.

내분비교란물질(EDC)은 우리 인체에 어떤 영향을 미치는가?

배란, 생식기관의 발달과 기능, 혈당조절, 대사 조절, 중추 및 말초 신경계의 발달, 수정에서 태아의 성장, 노화에 이르기까지의 발달 과정 등 신체의 성장과 발달, 대사 및 항상성의 유지는 모두 호르몬에 의하여 조절된다. 즉 내분비계는 항상성의 유지와 생식, 발달, 그리고 행동 양식을 통제하고 조절하는 중요한 기능을 담당하는데, 사람에게는 약 50개의 호르몬이 존재하는 것으로 알려져 있다. 이러한 호르몬의 작용 단계 중 어느 단계에서라도 내분비교란물질(EDC)이 영향을 미친다면 이 호르몬의 작용은 전반적으로 영향을 받을 수밖에 없게 된다. 즉 내분비교란물질(EDC)이 내분비 신호전달체계에 끼어들어 마치 자신이 호르몬 인양 행세하여 부적절한 호르몬작용을 나타낼 수 있다. 또한 내분비교란물질(EDC)이 호르몬 수용체에 결합하여 호르몬의 경쟁적 저해제로 작동하여 호르몬의 작용을 억제하거나 호르몬이 없는데도 호르몬 효과를 나타내기도 한다.

다만 이 책에서는 내분비교란물질(EDC)이 자폐증을 일으킨다거나, 유방암 발생률을 증가시키거나 남성의 정자수를 감소시켜 불임을 일으키는지에 대한 내용을 다루기보다는 성조숙증에 포커스를 맞추어서 살펴볼 것이다.

내분비교란물질(EDC)은 크게 2가지로 분류된다. 잔류성(POPs)과 비잔류성(npEDCs)으로

내분비교란물질(EDC)은 크게 잔류성 유기오염물질(Persistent organic pollutants, 이하 팝스POPs)과 비잔류성 내분비교란물질(Nonpersistent EDCs, 이하 npEDCs)로 나눌 수 있다.

팝스(POPs)에는 어떤 것이 있는가?

팝스(POPs)는 독성이 강한 유기물질로 세균이나 자외선 등의 자연환경에 의해 분해되거나 파괴되지 않고 먹이사슬을 통해서 동식물 체내에 축적되어 생태계에 오랜 기간 잔류한다. 2001년 5월 22일 스톡홀름협약이 제정되었을 당시 총 12가지 화학물질이 채택되었으나 현재는 26종이 팝스(POPs)로 지정되어있다. 여기에는 농약류, 산업용 물질, 비의도적 공정 부산물로 생성원을 나누어 생산・취급을 금지하거나(부속서 A), 생산・취급을 제한하거나(부속서 B), 부산물로서 비의도적 발생을 저감하도록(부속서 C) 관리되고 있다.

대표적인 팝스(POPs)는 살충제인 DDT

팝스(POPs)로는 살충제인 DDT가 대표적이다. DDT는 1970년대부터 국제사회에서 사용이 금지되었지만 아직도 인체 및 대기, 수질, 토양 등에서 검출되고 있다. 한 번 노출되면 체내 지방에 쌓여서 쉽게 배출되지 않기 때문이다. 이 외에도 전기 절연체로 사용되는 폴리염화비페닐(Polychlorinated biphenyl, 이하 PCB)과 가구, 가전, 카페트 내연제로 주로 사용되는 폴리브롬화디페닐에테르(Polybrominated diphenyl ethers, 이하 PBDEs) 등이 있다.

비잔류성 내분비교란물(npEDCs)은 어떤 것이 있는가?

비잔류성 내분비교란물(npEDCs)은 비스페놀 A(Bisphenol A), 프탈레이트(Phtalates), 파라벤(Parabens), 트리클로산(Triclosans, TCSs)과 같은 물질로 비교적 짧은 반감기와 낮은 지용성을 갖기 때문에 체내에서 비교적 쉽게 배출된다.

비스페놀 A(bisphenol A)는 플라스틱병, 식품 용기, 유아용 젖병, 영수증과 같은 감열프린터 인쇄용지 등에 쓰이고 있으며 피부를 통해 흡수된다. 프탈레이트(phthalate)는 폴리염화비닐(Polyvinyl chloride, 이하 PVC)이나 플라스틱을 만들 때 부드럽게 하기 위한 가소제로 어린이 장난감, 화장품 용기, 의료기기 등에 사용된다.

DDE, PCB, PBB 및 프탈레이트 등 성조숙증 유발 가능성 높아

성조숙증 아동에서 DDT의 대사물질인 디클로로디페닐디클로로에틸렌(Dichlorodiphenyl dichloroethylene, 이하 DDE), PCB, 폴리브롬화비페닐(Polybrominated biphenyl, 이하 PBB) 및 프탈레이트(phthalate)의 혈중 농도가 정상아에 비해 높다는 여러 연구들이 있었다. DDE, PCB, PBB 및 프탈레이트(phthalate) 등은 성호르몬과 유사한 작용을 할 수 있는 것으로 알려져 있다. 또한 식물계에 존재하는 식물성 에스트로겐에 의한 사춘기 변화 가능성도 제시되고 있다.

살충제인 DDT나 DDT의 대사물질인 DDE 및 전기 절연체로 사용되는 PCB는 에스트라디올의 1/42~1/90 정도의 활성도를 가지는 것으로 알려져 있다. 또한 PCB는 성인에서 혈중 농도가 높을수록 T3 갑상선호르몬이 낮다는 보고가 있고, 비호지킨성 림프종(non-Hodgikin lymphoma)를 일으킨다는 보고도 있다.

2000년 Krstevska-Konstantinova 등에 의해서 발표된 논문에 의하면 벨기에서 태어난 15명의 성조숙증 여아들은 혈청 DDE 수치가 검출되지 않을 정도로 낮은 반면 외국(남미, 아프리카, 아시아)에서 이주한 26명의 성조숙증 여아들은 혈청 DDE 수치가 높았다는 것이다.

2000년 Blanck 등에 의해서 발표된 논문에 의하면 1973년 미시간주에서 누출사고로 PBB에 노출된 사람들 중 엄마와 자녀들을 대상으로 추적 관찰한 결과 출생 전 고농도의 PBB에 노출된 모유수유를 받은 여아들(초경 11.6년)이 모유수유를 받지 않은 여아들

(초경 12.7년)보다 초경이 빨랐으며, 음모 또한 일찍 발달했다는 것이다.

내분비교란물질(EDC)과 성조숙증의 관계는 아직 근거가 충분하지 않아

하지만 내분비교란물질(EDC)과 성조숙증이 관련성이 없다는 연구결과도 있다. 2000년 Galden 등에 의해서 발표된 논문에 의하면 1978년~1982년 사이에 태어난 594명의 남녀 소아를 대상으로 모유, 엄마의 혈액, 제대혈, 태반에서 PCB와 DDE를 측정하였다. 이를 통해서 출생 전후 태반과 모유를 통한 내분비교란물질(EDC)의 노출 여부를 조사하여 14년 후 사춘기 시작 시기와의 관련성을 조사한 것이다. 결과적으로 이 논문에서는 출생 전후 PCB와 DDE 노출은 남녀 소아 모두 사춘기 시작 연령에 영향을 미치지 않았다.

앞으로도 몇 가지 연구결과를 더 소개하겠지만 향후 보다 정교하게 잘 설계된 연구를 필요로 하는 연구결과들이 대부분이다. 몇 가지 연구들은 흥미롭긴 하지만 특정 지역에서 특수한 상황에서 높은 수준의 내분비교란물질(EDC)에 노출되었기에 전 세계적으로 늘어나는 성조숙증을 설명하기에는 무리라고 판단된다. 또한 환경부가 2021년 7월 1일에 공개한 2008년부터 2018년까지 대기, 수질, 토양, 퇴적물 내 팝스(POPs) 농도를 측정한 결과를 담은 '잔류성 유기오염물질 환경 모니터링 백서'를 보면 23종의 팝스(POPs)

가 지속적으로 감소 추세에 있다. 이렇게 지속적으로 감소 추세에 있는 내분비교란물질(EDC)을 최근 급증하고 있는 성조숙증의 주요 원인으로 지목하기에는 한계가 있다는 것이 학계의 입장이어서 일단 잠재적인 원인으로 분류하였다.

비스페놀 A. 성조숙증과 관련성 의심

비스페놀 A(bisphenol A)는 에스트로겐 활성이 1936년 처음 보고 되었는데, 이 물질이 체내에 유입되면 에스트로겐 수용체에 결합하여 에스트로겐과 유사한 작용을 한다. 체내 농도가 높을수록 소아의 성조숙증을 일으킨다는 연구결과가 있었으나, 성조숙증과 관련이 없다는 연구결과도 있었다.

미국 국민건강영양조사(NHANES)에서 성인과 아동의 요중 비스페놀 A의 농도가 증가할수록 비만 및 복부비만 위험도가 증가된다는 연구결과가 있었고, 중국인 코호트연구에서도 요중 비스페놀 A의 농도가 비만, 당뇨병과 연관이 있음이 보고된 바 있었다. 2014년 보고된 국내 연구에 의하면 젖병수유를 하는 영아에서 모유수유를 하는 영아보다 혈중 비스페놀 A 농도가 높았다.

프탈레이트. 성조숙증과 관련성 의심

프탈레이트(phthalate)는 에스트로겐 수용체 작용제 및 안드로겐 억제제로 작용할 수 있다. 조기 유방발육을 보이는 여아에서 프탈레이트 농도가 높은 연구결과가 보고된 바 있으며, 비스페놀 A와 마찬가지로 성조숙증을 일으킨다는 연구결과도 있었으나, 관련이 없다는 연구결과도 있었다. 또한 최근 프탈레이트에 과다 노출된 산모로부터 출생한 아기는 성장 과정에서 근육 발달이 저하되었다는 연구결과가 보고되었다.

2000년 Colon 등에 의해서 발표된 논문에 의하면 푸에르토리코에서 6개월~8세 사이에 조기 유방발육증이 있는 41명의 여아와 35명의 대조군의 혈중 프탈레이트 농도를 비교하였다. 조기 유방발육증이 있는 여아의 68%에서 프탈레이트 수치가 높게 나온 반면 대조군에서 이런 소견을 보인 여아는 1명에 불과하였다. 조기 유방발육증을 보인 여아의 60%가 2세 미만이었으며 정확한 원인이 규명되지 않았으나 그 지역에서 생산되는 소고기, 닭고기, 우유를 섭취하지 않자 2~6개월 이내에 유방조직이 소멸되었다고 하니 적어도 푸에르토리코에서는 프탈레이트에 의한 환경오염이 조기 유방발육증의 중요한 원인임을 의미한다고 볼 수 있다.

프탈레이트는 성인과 소아에서 인슐린 저항성과 관련된 것으로 추정

프탈레이트 농도의 증가는 성인과 소아에서 모두 BMI 및 복부비만과 연관성을 보인다. 미국 국민건강영양조사(NHANES)에서 다양한 종류의 프탈레이트가 남성에서 복부 둘레 증가 및 BMI 증가와 연관성을 보였다. 그리고 스웨덴 노인 코호트를 대상으로 한 연구에서 프탈레이트가 여성에서 복부 둘레, 총지방량, 복부지방량 및 피하지방량과 상관성을 보였다. 멕시코 여성을 대상으로 한 소규모 연구에서는 요중 프탈레이트 농도가 높을수록 당뇨와 연관성이 있다고 보고되었다. 다양한 연구결과들은 프탈레이트 대사물이 인슐린 저항성 혹은 인슐린 분비와 관련되어 있기 때문일 것으로 추정된다.

내분비교란물질(EDC)은 후성유전학적 변화 일으켜서 해독 필요

DDT, DDE, 비스페놀 A, 프탈레이트 등 여러 내분비교란물질(EDC)이 후성유전학적 변화를 일으켜 불임이나 생식기능의 초 세대 유전효과(Transgenerational effect)를 나타내는 것이 동물실험 모델을 통해서 확인되었다.

내분비교란물질(EDC)은 DNA 메틸화(DNA methylation), 히스톤 단백질 변형(histone modification), 비번역 RNA(noncoding RNA, 이하 ncRNA)와 같은 기전을 통해서 후성유전학적 변화를 일으키는 것으로 알려져 있다.

내분비교란물질(EDC)은 아주 다양한 경로를 통해 지속적으로 인체로 들어오며 지방조직에 축적되기 쉽다. 우리는 한가지 내분비교란물질(EDC)에 단독으로 노출되기보다는 여러 가지에 노출되기 때문에 다양한 내분비교란물질(EDC)들 간의 상호작용에 대해서도 연구가 필요하다. 다만 내분비교란물질(EDC)은 땀, 소변, 대변 등을 통해 배출되기 때문에 한의학적 해독요법(發汗, 利水, 瀉下)이 이들의 제거에 효과적이다. 따라서 내분비교란물질(EDC)에 의한 성조숙증의 예방 및 치료와 후성유전학적 변화로 인한 유방암 등의 질환을 예방하기 위해서라도 정기적으로 한약을 복용함으로써 해독을 해 줄 필요가 있다.

내분비교란물질(EDC)은 역 U자형 비선형적 용량-반응 관계 보여

화학물질들에 대한 고농도 노출 시 독성을 통하여 생식기계, 신경계, 대사계, 면역계 등에 영향을 미친다는 것은 이미 잘 알려져 있다. 그러나 저농도 노출 시에도 내분비교란을 통하여 우리 인체에 영향을 미칠 수도 있다는 점은 아직 많은 연구가 필요하다. 왜냐하면 내분비교란물질(EDC)의 경우 선형적인 용량-반응 관계가 아닌 비선형적인 용량-반응 관계를 보이기 때문이다. 보통은 유해한 물질이 고농도에 노출될수록 우리 인체에 안 좋은 영향을 미치는 경우가 많은데 이런 경우는 선형적인 용량-반응 관계를 보인다고 말한다. 하지만 비(非)선형적인 관련성이 존재할 경우에는 고농도 노출의 연구결과로써 저농도 노출의 영향을 타당성 있게 추정할 수 없게 된다.

내분비교란물질(EDC)은 현재 안전기준 이하의 농도인 저농도에서 오히려 반응성을 보이다가 농도가 증가하면 반응성을 보이지 않는 소위 역 U자형 비선형적 용량-반응(inver-ted-U dose-response) 관계를 보인다. 따라서 결과 해석에 어려움이 있을 수밖에 없다.

이런 비선형적인 용량-반응 관계가 가능한 이유는 내분비교란물질(EDC)들이 세포에 직접적인 독성을 나타내는 것이 아니라 호르몬 수용체에 결합하여 반응을 하기 때문이다. 일반적으로 호르몬 농도에 따른 해당 호르몬 수용체와의 결합 정도와 생물학적 반응 간의 관련성은 호르몬이 수용체의 약 10% 정도가 결합할 때까지만 선형적인 반응을 보인다. 오히려 그 이상의 고농도에서는 피드백 시스템에 의하여 호르몬 수용체 발현이 저하됨으로써 반응이 낮아지는 현상을 보이게 된다. 이런 내분비교란물질(EDC)의 특성은 현재 우리가 안전하다고 믿고 있는 수많은 화학물질에 대한 저농도 노출이 결코 안전하지 않을 가능성을 시사한다.

따라서 성조숙증을 예방하고 치료하기 위해서는 기존의 연구결과를 너무 믿지 말고, 내분비교란물질(EDC)에 대한 노출을 최대한 피하고 체내에 이미 축적되어있는 내분비교란물질(EDC)의 양을 줄이기 위한 노력이 반드시 필요하다고 본다.

6

성조숙증에서 하는 검사들

성조숙증이 의심될 때 우선 자세한 병력 청취가 우선이다. 성장클리닉에 내원하기 전에 먼저 자녀의 발병 시기, 진행 속도, 성선스테로이드 노출 유무, 가족력, 연간 성장 속도 등의 기록을 집에서 확인하고 내용을 잘 아는 보호자가 자녀와 함께 내원하는 것이 좋다. 가끔 진료실에서 딸과 같이 내원한 아빠의 경우 이런 내용을 전혀 모르고 오는 경우가 많다.

성장클리닉에 내원하게 되면 예진 차트를 작성한 후 키와 체중 및 인바디를 측정하고 성성숙도를 태너 척도(Tanner stage)로 평가한다. 혈중 성선자극호르몬(LH, FSH), 성호르몬(남아에서

testosterone, 여아에서 estradiol), IGF-1 농도 등을 이른 아침에 측정하며 성선종양 의심 시 hCG, αFP 등도 측정한다. 혈액검사 시 갑상선 기능 검사도 같이 시행한다. 왼쪽 손목 엑스레이 검사로 골연령을 측정하여 실제 역연령과 비교한다. 일반적으로 기저 LH 농도가 0.6mIU/mL(평균 1.6mIU/mL) 이상, 남아에서 테스토스테론(testosterone) 농도가 25ng/dL 이상, 여아에서 에스트라디올(estradiol, E2) 농도가 10pg/mL 이상이면 성조숙증을 의미한다.

중추성 성조숙증을 확진하는 검사는 GnRH 자극검사(일명 사춘기 반응검사)

중추성 성조숙증의 확진을 위해서는 GnRH 자극검사(사춘기 반응검사)를 시행한다. GnRH를 투여한 후 LH 농도를 검사하는 것은 매우 유용한 검사방법으로써 자극 후 기저치에 비해 LH 농도가 2~3배 증가하거나 LH 최고 농도가 일반적으로 남아에서는 9.6mIU/mL, 여아에서는 6.9mIU/mL 이상이 된다. 처음에 피를 뽑고 주사를 놓은 뒤에 2시간 동안 피를 뽑게 된다. 관을 삽입해서 주사를 여러 번 찌르지는 않지만 많은 아이들이 무서워하고 힘들어하기 때문에 모든 아이들이 할 필요는 없는 검사이다. 가슴이 조금 나온 정도에서는 굳이 할 필요 없이 경과 관찰하면서 나중에 해도 된다. 키가 갑자기 많이 크고 가슴도 많이 나오고, 여드름도 나고 음모도 났다면 검사가 필요하다.

6세 이전에 2차 성징이 시작된 경우에는 중추신경계 종양 등을 확인하기 위해 뇌 MRI(자기공명영상) 촬영을 해 보는 것이 좋다. 또한 난소낭종이나 난소종양의 감별진단을 위해 복부 초음파를 시행하는 경우도 있다.

치료받지 않은 일차성 갑상선기능저하증은 시상하부에서 TRH(thyrotropin releasing hormone)가 증가되어 TSH(throid stimulating hormone)의 분비를 자극할 때 TSH와 동일한 α-chain을 가진 LH 및 FSH 등의 성선자극호르몬 분비가 함께 자극되어 증가하여 성조숙증이 생길 수 있다.

조기 유방발육증의 검사 시 GnRH 자극검사는 시행하지 않아

정상 사춘기 발달의 정상변이 중 가장 흔히 관찰되는 조기 유방발육증의 혈액검사 소견상 혈청 여성호르몬과 남성호르몬의 농도는 낮은 상태를 보인다. 남아에서 테스토스테론(testosterone) 농도<25ng/dL, 여아에서 에스트라디올(estradiol, E2) 농도<10pg/mL, LH<0.6IU/L, FSH<2IU/L이다. 유즙 분비가 동반되는 경우에는 free T4와 프로락틴 농도를 확인한다. GnRH 자극검사(사춘기 반응검사)는 흔히 시행하지는 않으나, 시행할 경우에는 사춘기 전 상태의 반응을 보인다. 간혹 GnRH 자극검사상 FSH 반응이 정상보다 약간 높을 수 있으나 LH는 무반응이다.

건강보험 적용을 받기 위해서는 여아의 경우 9세(8세 365일) 미만에 치료 시작해야

국내 보험급여기준은 태너 척도(Tanner stage) 2 이상이면서 골연령이 해당 역연령보다 증가되고, GnRH 자극검사(사춘기 반응검사)에서 LH가 기저치의 2~3배 증가되면서 최고 농도는 5IU/L 이상이어야 한다. 투여 시작은 여아는 역연령 9세(8세 365일), 남아는 10세(9세 365일) 미만에 시작해야 보험이 적용되며 역연령이 여아 11세(11세 364일), 남아는 12세(12세 364일)까지만 보험이 인정된다.

7

성조숙증의 양방적 치료

일반적으로 성조숙증의 시작 연령이 어릴수록, 치료 시작 시 사춘기가 많이 진행되었을수록, 진행 속도가 급진적일수록 치료받지 않으면 최종 성인 키가 작은 것으로 알려져 있다. 사춘기 진행의 억제를 위한 약물 치료제로써 현재 가장 많이 쓰이는 제제는 성선자극호르몬 방출호르몬 효능제(GnRH agonist, 이하 GnRHa)이다. 이 외에 치료 가능성으로 연구된 약제로 GnRH 길항제(GnRH antagonist)와 아로마타제 억제제(aromatase inhibitor) 등이 있다.

일반적으로 생각하기에 GnRH 길항제(GnRH antagonist)를 사용해서 억제하는 것이 효과적일 텐데 왜 안 쓰는지 궁금해 할 수 있다. 실제로 GnRH 길항제(GnRH antagonist)는 GnRHa 보다 투여 시에 빠르고 즉각적인 효과를 보이며, 투여 초기에 성선자극호르몬 분비의 촉진 효과가 없다는 장점이 있다. 그러나 성선자극호르몬 분비의 가역적인 억제가 24~72시간 정도밖에 지속되지 않는 치명적인 단점이 있어서 현재는 주로 체외 수정 시술 시에 사용되고 있다. 만약 미래에 작용 시간이 보다 더 길고, 부작용이 없는 GnRH 길항제(GnRH antagonist)가 개발된다면 성조숙증 치료제로 사용될 가능성도 있을 것이라고 생각한다.

성조숙증 대표 치료제는 GnRHa 주사(류프로라이드)

성조숙증에 해당하지 않는데도 사춘기를 늦추기 위해서, 또는 키를 키우기 위해서 양방적 치료를 하는 것은 전혀 도움이 되지 않는다. 골연령 검사와 혈액 검사를 통해 진성 성조숙증으로 진단이 되면 GnRHa로 치료하는 게 일반적이다. 이 약제는 1981년부터 진성 성조숙증 치료제로 널리 쓰이고 있고, 인체에 존재하는 GnRH 보다 20~150배 증가된 역가를 가지도록 합성된 약제이다.

뇌하수체에서 정상적으로 성선자극호르몬이 분비되려면 시상하부에서 GnRH 분비가 파동적으로 있어야 한다. GnRHa는 뇌하수체 전엽에 있는 성선자극호르몬 분비 세포의 GnRH 수용체에 결합하여 세포를 탈감작시켜 GnRH의 박동성 분비를 억제하여 성선자극호르몬 및 성호르몬의 분비를 억제한다. 즉, 뇌하수체의 GnRH수용체 감도의 감소 및 수용체 발현을 하향 조절하여 성선자극호르몬 분비를 억제하는 것이다.

매일 피하주사하는 제제, 비강 내로 투여하는 제제, 장기간 효과를 지속시킬 수 있는 데포(depot) 제제가 있다. 국내에서는 매일 피하주사하거나 콧속에 3~6회 뿌리는 제제들은 부모님들이 불편해서 선호하지 않는 편이다. 대개 4주에 1회씩 또는 3개월에 1회씩 피하주사로 맞는 데포 제형중 류프로라이드 아세트산염(leuprolide acetate, 이하 류프로라이드)와 트립토렐린 아세트산염(triptorelin acetate, 이하 트립토렐린)이 가장 많이 사용되고 있다.

용량은 나라마다 차이가 있는데 미국에서는 4주마다 류프로라이드(leuprolide) 300μg/kg을, 유럽에서는 4주마다 류프로라이드(leuprolide) 90~140μg/kg을 추천하고 있다. 우리나라는 유럽의 기준에 따라 치료하는 경우가 많은데, 국내에서는 대략적으로 20kg 미만의 소아에서는 4주마다 류프로라이드(leuprolide) 1.875mg(0.5 ample), 20kg 이상 소아에서는 4주마다 류프로라이드(leuprolide) 3.75mg(1 ample)을 처방한다.

주사 용량이 충분하지 않으면 시상하부-뇌하수체-성선 축(HPG axis)이 오히려 자극되어 골성숙이 진행되면서 성조숙증이 악화될 수 있다. 반면에 주사 용량이 너무 과하면 HPG axis가 너무 억제되어 에스트라디올(estradiol: E2)과 테스토스테론(testosterone)의 감소로 인해 성장호르몬 및 IGF-1의 생성이 감소되어 성장 속도가 감소할 수 있다.

성조숙증 치료제는 항암제? 과도한 걱정할 이유 없어

류프로라이드(leuprolide)는 고환에서 테스토스테론(남성호르몬), 난소에서는 에스트로겐과 프로게스테론(여성호르몬)이 생성되는 것을 억제한다. 이렇게 성호르몬을 낮춰 전립선암이나 유방암 세포 증식을 억제하기 때문에 진행 전립선암과 유방암 치료에 활용되는 것은 사실이다.

하지만 부모님들이 항암제라고 해서 거부감을 가지게 되는 것은 일반적으로 항암제라고 하면 세포독성 항암제를 연상하기 때문이다. 항암제도 종류가 많은데 세포독성 항암제, 표적항암제, 면역항암제, 호르몬제제 등이 있다. 세포독성 항암제는 정상세포에 비해 빠른 속도로 무분별하게 분열하는 암세포를 공격하여 항암효과를 나타내는 약물이다. 하지만 골수세포, 모근세포, 위점막세포 등과 같이 원래 빠르게 분열하는 정상세포도 세포독성 항암제에 의해 공격을 받기 때문에 백혈구 수 감소, 탈모, 구토나 설사, 빈혈, 출혈 등의 부작용이 나타난다. 드라마나 영화에서 항암제를 쓰면 연상되는 장면들이 대부분 세포독성 항암제의 부작용이다. 하지만 류프로라이드(leuprolide)는 이런 세포독성 항암제가 아니고 호르몬

제에 속하므로 과도한 걱정을 할 이유가 없다.

다만 류프로라이드(leuprolide) 같은 GnRHa를 주사로 맞으면 성호르몬 분비가 줄어들지만 성조숙증을 일으킨 원인 자체를 해결하는 것이 아니라 억지로 억제한다는 측면이 강한 것은 사실이다. 예를 들어 2형 당뇨병 환자가 당뇨병으로 진단받은 지 얼마 지나지도 않았는데 운동과 식이조절을 통해서 혈당을 조절하기보다는 마음대로 먹고 인슐린 주사에 의존하면서 편하게 혈당 조절하려고 하는 것과 비슷한 느낌이다. 물론 중추성 성조숙증으로 너무 일찍 초경할 가능성이 높고, 최종 예측 키가 저신장에 가깝다면 당연히 치료를 해야 할 것이다. 하지만 이 주사가 항간에 일명 '키 크는 주사'로 통하면서 성조숙증에 해당하지 않는데도 주사를 맞는 것은 적절하지 않다.

주사 부위 무균농양, 두통, 오심, 안면 홍조 외 큰 부작용 없어

GnRHa 주사의 부작용으로는 경미한 두통, 오심, 안면홍조 등이 2~5%에서 보고되었고 국소적 과민반응, 주사 부위 무균농양 등이 5~10%에서 보고되었다. 기타 부작용으로 드물게 발열, 기침, 간질성 폐렴, 황달, 간기능장애, 당뇨병의 발생 또는 악화, 우울감, 불면, 어지러움, 발한, 정서 불안, 근육통, 관절통, 골밀도의 감소, 체중 증가, 여드름, 피부 건조, 탈모 또는 다모, 졸음, 초조감, 기억력 저하, 주의력 저하, 감각 이상, 구토, 식욕부진, 복통, 복부 팽만감, 설사,

변비, 구내염, 심계 항진, 혈압 상승, 적혈구 증가 또는 빈혈, 백혈구 감소, 혈소판 감소, 빈뇨 또는 배뇨 곤란, 피로, 권태감, 무력감, 콜레스테롤 증가, 중성 지방 증가, 고칼륨 혈증, 미각 이상, 갑상선 기능 이상 등이 나타날 수 있는 것으로 알려져 있다.

그러나 비가역적인 장기간의 부작용은 드문 것으로 되어 있다. 특히 골밀도의 감소, 체중의 증가, 성호르몬의 변화 등은 약제를 끊은 후에 다시 정상화되는 것으로 되어 있고, GnRHa 주사를 맞은 여아가 성인이 되어 불임이 될 위험도는 증가하지 않는 것으로 알려져 있다.

치료가 효과적이라면 4~6주 후 성호르몬 농도가 사춘기 이전 수준으로 돌아가

GnRHa 주사 치료를 시작한 후 4~6주 정도 지나면 혈중 성호르몬 농도가 사춘기 이전 수준으로 감소하는데 남아는 테스토스테론(testosterone)<20ng/dL, 여아는 에스트라디올(estradiol)<10pg/mL으로 감소된다. 기저 LH 농도가 1IU/L 미만으로 감소하고 GnRH 자극검사(사춘기 반응검사) 시 LH증가분이 1~2IU/L 미만으로 감소한다.

여아는 태너 척도(Tanner stage) 2~3 상태에서는 유방 크기가 감소되나 태너 척도(Tanner stage) 3~4 상태에서는 큰 변화가 없을 수도 있다. 이미 월경이 있었던 경우는 월경이 소실된다. 남아는 고환 크기 감소, 성장 속도 및 골성숙 속도감소 및 음경발기나 자위행위, 공격적인 행동이 줄어든다.

과연 최종 키에서 얼마나 이득일까? 예측 성인 키 검사법에 따라서 달라

성조숙증 치료를 통해 사춘기를 지연시킴으로 인한 최종 성인 키에 대한 효과는 중추성 성조숙증에서 만 8세 이전에 치료를 시작했을 때 평균 5cm 정도의 신장 획득이 된다고 보고된다. 남아와 급속히 진행하는 여아의 성조숙증에서는 최종 성인 키를 호전시킨다고 하나 서서히 진행하는 여아의 성조숙증에서는 최종 성인 키에 대한 효과가 없다고 보는 게 일반적이다.

아래 그래프는 중추성 성조숙증 여아 중에서 진행이 빠른 경우에는 치료 시작 시 계산된 예측 성인 키보다 최종 성인 키가 크게 나타난 연구결과를 보여준다. 이런 효과는 사춘기가 6.0~7.9세 사이에 발생한 중추성 성조숙증 여아들에서도 관찰된다. 다만, 역연령 8세 이후에 치료를 시작하는 경우에는 효과가 있을지라도 일찍 치료를 시작하는 것보다 치료 효과가 적은 것으로 나타났다.

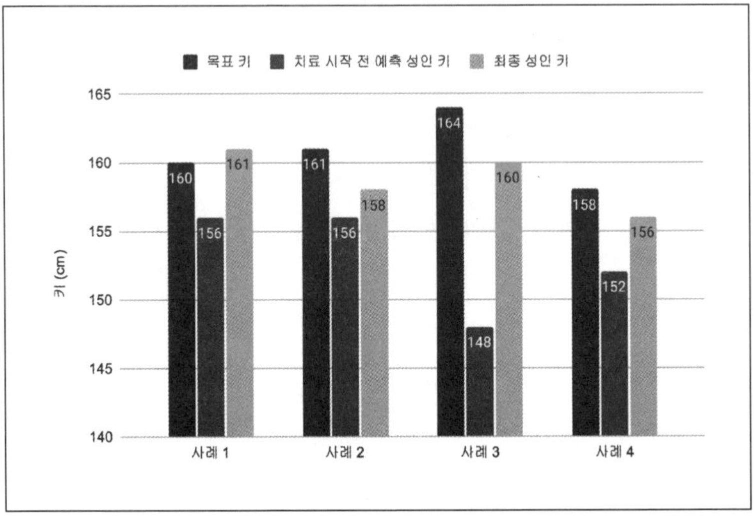

GnRHa로 치료받은 진행이 빠른 중추성 성조숙증 여아의 최종 성인 키

그러나 서서히 진행하는 성조숙증 여아에서는 치료를 하지 않아도 목표 키에 비해 최종 성인 키의 손실이 있는 경우가 드물기 때문에 일반적으로 GnRHa 치료를 권하지는 않는다. 다만 지속적인 추적 관찰은 필요하다. 또한 일반적으로 조기 사춘기 여아에서는 GnRHa 치료가 권장할 수 있을 만큼의 효과는 없는 것으로 알려져 있고, 아래 그래프는 연구결과를 보여준다.

특히 이스라엘에서 2002년 발표된 논문(Lazar et al. Clin. Endocrinol. Metab. 2002;87:2090-2094)에 의하면 8~9세 성조숙증 여아를 대상으로 하였는데, 절반의 부모들은 GnRHa 주사치료에 동의하여 2~4년 동안 치료를 받았고, 나머지 절반은 치료를 거부하고 정기적인 관찰만 하여 대조군이 되었다. 확실히 치료군은 초경 연령이 12.8세로 대조군의 초경 연령 10.8세보다 사춘기 지연 효과가 있었다. 하지만 평균 성인 신장은 모두 155cm 정도로 비슷했다.

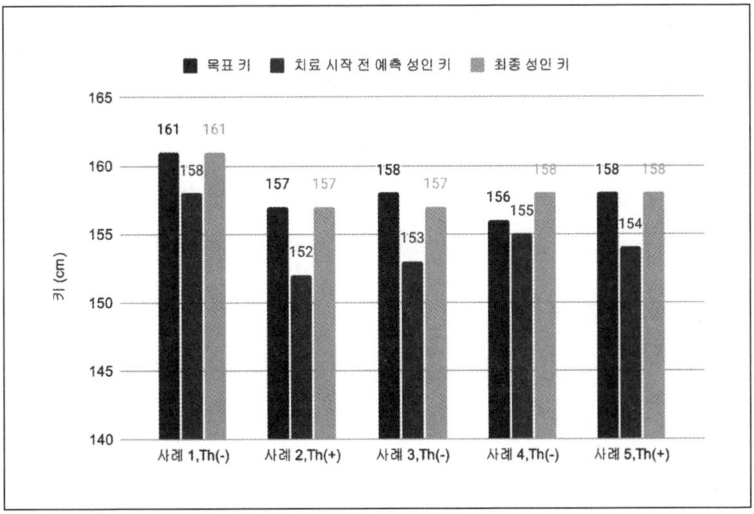

서서히 진행하는 성조숙증 및 조기사춘기 여아의 최종 성인 키

Th(-) GnRHa로 치료 안 받은 그룹, Th(+) GnRHa로 치료 받은 그룹

최종 성인 키 예측법 2가지. BP법과 TW3법

여러 연구마다 결과가 다른 가장 큰 이유는 골연령을 통해 성인 키를 예측하는 방법에 있다고 생각한다. 많은 보호자들이 성인 키 예측이 검사를 통해서 아주 정확하게 이루어질 것이라고 생각하지만 실상은 그렇지 않다. 성인 키를 예측하는 것에 가장 많이 활용되는 대표적인 방법은 BP법과 TW3법 2가지이다. BP법은 Bayley와 Pinneau가 GP atlas를 이용하여 신장과 골연령을 통해 성인 신장을 예측하는 표를 만들었고 이것이 개정되어 사용된다. TW3법은 RUS score(손가락뼈 및 중수골, 요골, 척골 말단의 모양을 보면서 점수를 매김)를 이용하며 역연령에 따라 변화하는 상수를 정하여 현재 신장과의 관계를 고려하여 예측 키를 얻는다. 국내 및 해외에서 예측 성인 키를 얻는 방법끼리 비교한 연구를 살펴보면 성조숙증 소아에서 TW3법을 이용한 방법이 BP법보다 예측 키가 더 크게 나타났다. BP법에 의한 예측 키가 최종 성인 키와 가장 가까운 값을 나타내는 것으로 보인다. 하지만 보다 대규모 연구를 통해서 검증이 필요해 보인다.

논문 출처	인원(명)	치료시작 나이(살)	치료 기간 (년)	예측 성인 키 (치료 시작 시)	최종 성인 키	키 이득
Pasquino et al. (2008)	87 (치료군)	8.4±1.5	4.2±1.6	154.2±5.2 a	159.8± 5.3	5.1±4.5
				150.0±5.1 b		9.5±4.6
	32 (대조군)	8.3±1.2		155.1±4.3 a	154.4± 5.9	0.6±4.5
				151.0±3.9 b		3.0±6.0
Magiakou et al. (2010)	33 (치료군)	7.9 (6.4-10.8)	2.8 (1-5.2)	158.1 a	158.5	-1.7
				151.5 b		7.0
	14 (대조군)	8.0 (6.8-10.0)		160.3 a	161.5	-1.2
				154.3 b		3.3

GnRHa 치료를 받은 중추성 성조숙증 여아의 최종 키 결과

상기 표의 예측 성인 키는 BP법에 의한 것이다. "a"라고 표시된 것은 BP법에 의해서 최종 성인 키 예측을 할 때 가속 테이블(accelerated table)을 이용한 것이다. "b"라고 표시된 것은 BP법에 의해서 최종 성인 키 예측을 할 때 평균 테이블(average table)을 이용한 것이다. BP법으로 최종 성인 키를 예측할 때 가속 테이블(advanced table)이 아니라 평균 테이블(average table)을 사용하면 오차를 줄일 수 있다는 보고도 있으나, 정확성을 얼마나 높이는지는 불확실하다.

언제까지 치료해야 하는가?

치료 종료는 사실 아이와 부모의 최종 키에 대한 목표에 따라서 달라질 수밖에 없다. 일반적으로 여자의 경우는 골연령이 12~12.5세, 남자는 골연령이 13세 경이 되면 치료를 중단한다. 이 시기 이후에 치료를 지속하면 성호르몬에 의한 성장 급증이 일어나지 않고 성장 속도가 감소하여 최종 신장을 증가시키는데 도움이 되지 않을 수 있다. 보통 주사를 끊으면 다시 사춘기에 따른 신체변화가 진행되고 치료 종료 후 6~18개월 이내에 생리가 재개된다.

8 / 성조숙증의 현대한의학적 치료

서양의학에서 중추성(진성) 성조숙증 치료에 쓰이는 GnRHa 주사는 사춘기를 지연시키고 골 성숙의 진행을 늦추지만 실제 얻어진 키 증가가 아주 만족스럽지는 않다. 성 성숙을 차단시킨 동안 일부 환아에서는 성장 속도가 과도하게 감소하여 사춘기 전 성장 속도에도 미치지 못하는 경우가 보고되기도 한다.

황제내경 상고천진론(黃帝內經 上古天眞論)에서는 "女子 二七世 天癸至 任脈通 太衝脈盛 月事以時下. 丈夫二八 腎氣盛 天癸至 精氣溢瀉 陰陽和 故能有子" 라고 기술한다. 한의학적인 2차 성징의 묘사로, 여자는 14세, 남자는 16세 무렵에 天癸가 이르러 생식능력을 갖추게 되고 腎氣가 왕성해지다가, 天癸가 고갈되면 腎氣가 쇠해져 생식능력을 잃는다고 기술하였다. 황제내경에서 말한 天癸는 박동성 분비를 하는 GnRH를 표현했을 가능성이 높다.

비허담결, 신음부족, 간경습열 등이 성조숙증의 원인

최근 논문을 검색해 보면 현대 한의학에서는 성조숙증의 원인을 1. 비허담결 습열하주(脾虛痰結 濕熱下注), 2. 신음부족 상화편항(腎陰不足 相火偏亢), 3. 간경습열 간기울결(肝經濕熱 肝氣鬱結)로 보고하였다. 성조숙증 치료를 위해 많이 쓰이는 본초로는 시호(柴胡), 하고초(夏枯草), 지모(知母), 복령(茯苓), 생지황(生地黃), 목단피(牧丹皮), 황백(黃柏), 백작약(白芍藥), 감초(甘草), 절패모(浙貝母), 울금(鬱金) 등이 있었다. 또한 성조숙증을 치료하기 위해서 향사육군자탕, 온담탕, 대보음환, 지백지황환, 자음강화탕, 가미소요산, 용담사간탕 등의 처방을 활용한 임상 논문들이 보고되었다. 사용된 본초를 분석해 보면 청열(淸熱)하는 본초를 기본으로 하여 이수(利水), 활혈(活血), 보혈(補血)하는 본초를 가감하는 경향을 보였다.

성조숙증은 과거에는 거의 없던 질환이다. 하지만 한의사들은 성조숙증을 치료하기 위해서 수백 년 전부터 사용되어온 안전한 처방들을 임상에 활용했다. 논문에서 활용된 각 처방(수백 년 전부터 사용되어온 안전한 처방)들은 성조숙증에 일관성 있는 효과를 보이고 있다. 현대인들은 각종 광고에서 약을 권하는 사회에서 살아가고 있다. 다만 너무나도 귀한 우리 아이들의 성조숙증 치료를 위해 부작용이 없는, 수백 년간 사용되어온 안전한 한약을 선택하는 것은 아주 현명한 결정이 될 것이다.

한약이 HPG axis에서 GRP54/GnRH 신호전달 경로를 통해서 성조숙증 완화

성조숙증과 관련된 임상데이터를 보면 한약은 혈중 에스트로겐 농도를 떨어뜨리고, 유선 크기를 의미 있게 줄여주고, 골성숙을 지연시킨다. 한약이 사춘기 발달을 조절하는데 효과적임은 다양한 논문을 통해 증명이 되었지만 그 기전은 아직 불분명한 부분이 있는 것도 사실이다. 하지만 2021년에 Front. Pharmacol에 발표된 논문에는 한약의 성조숙증 치료기전에 대한 재미있는 결과가 실렸다. 지황, 지모, 별갑, 하고초, 목단피, 맥아, 현삼, 구기자, 용담초, 택사, 황백 11개의 약물로 이루어진 처방이 성조숙증 동물모델에서 질 개방을 지연시키고, 난소와 자궁의 무게를 감소시켰다. 또한 한약은 성선자극호르몬인 LH, FSH 수치와 여성호르몬인 에스트라디올(estradiol: E2) 수치를 낮췄다.

우리는 앞에서 Kiss1 유전자에서 만들어지는 키스펩틴(Kisspeptin)과 GnRH 신경세포에 존재하는 키스펩틴(Kisspeptin)의 수용체인 GPR54가 사춘기 발현에 가장 중요한 역할을 한다는 것을 알게 되었다. 실험에서 한약은 GnRH 수치를 낮췄고 Kiss1, GPR54 및 GnRH의 유전자 발현을 하향 조절했다. 결론적으로 임상에서 효과적인 한약이 HPG axis에서 GRP54/GnRH 신호전달 경로를 통해서 성조숙증을 완화시키는 것으로 설명할 수 있다. 현대 한의학은 이렇게 임상에서 성조숙증에 효과적인 한약에 대해서 그 치료기전을 설명하기 위한 노력을 지금도 하고 있다.

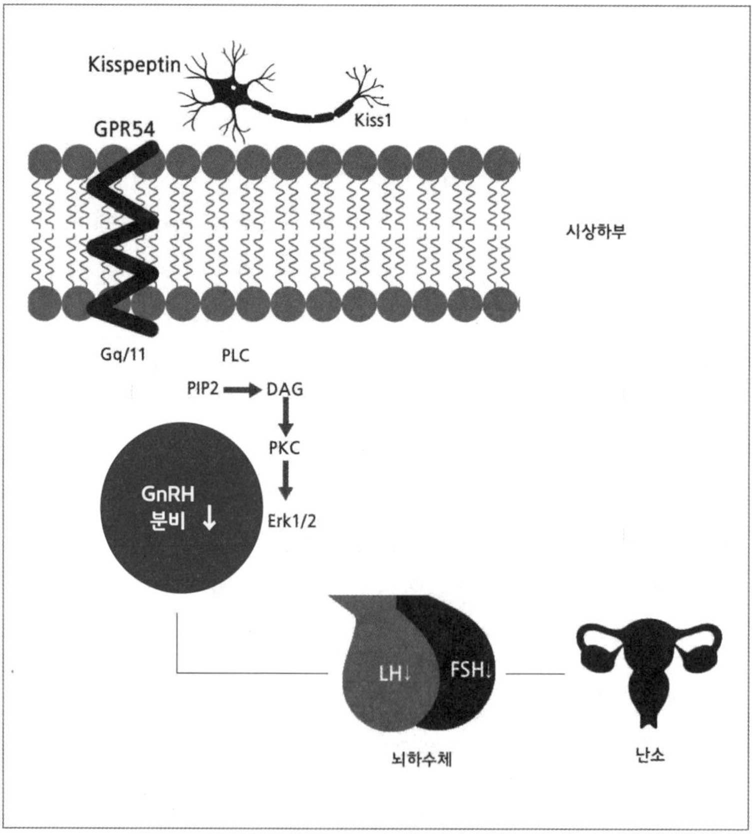

[출처 : 2021년 Front. Pharmacol에서 인용]

오비소겐(obesogen)의 해독을 통한 접근에서 한의학적 활용

비만과 내분비교란물질(EDC)이 성조숙증의 중요한 원인이 된다는 것을 앞에서 설명했다. 일반적으로 비만은 과도한 칼로리 섭취와 운동 부족으로 인하여 발생하는 것으로 알려졌으나 최근 몇 년간 내분비교란물질(EDC)에 대한 노출이 비만 및 비만과 관련된 각종 질환의 위험을 증가시킬 수 있다는 연구 결과들이 잇달아 발표되었다. 이렇게 비만을 야기할 수 있는 화학물질들을 통칭하여 오비소겐(obesogen)이라고 부른다. 그 예로는 DDT, PCB, 비스페놀 A, 프탈레이트(Phtalates) 등으로 매우 다양한 화학물질들을 포함하고 있다.

오비소겐(obesogen)들은 지방세포로의 분화 촉진, 대사 항상성의 셋 포인트(set point) 변화, 식욕중추 자극, 미토콘드리아 기능 저하 등을 포함한 다양한 기전을 통하여 체중 증가를 야기하는 것으로 보고되었다. 이런 현상들은 핵 수용체에 대한 결합을 통한 내분비계 교란으로 인해 발생한다. 내분비교란물질(EDC)인 오비소겐(obesogen)은 아주 다양한 경로를 통해 지속적으로 인체로 들어오며 지방조직에 축적되기 쉽다. 다만 오비소겐(obesogen)은 땀, 소변, 대변 등을 통해 배출되기 때문에 한의학적 해독요법(發汗, 利水, 瀉下)이 이들의 제거에 효과적이다. 한의학적 해독요법은 수용성 노폐물은 땀과 소변으로 지용성 노폐물은 대변으로 배출시키면서 체지방을 감소시켜 성조숙증 치료에 도움이 된다.

PART

4

PART 4.

우리 아이 건강하고 키 크게 키우는 법

1 / 성장의 5대 비결

성장의 5대 비결

물과 공기, 햇빛처럼 진짜 우리에게 중요한 것들은 항상 우리가 도움을 받아서 살고 있지만 정작 없어지고 나서야 소중한 것을 알게 된다. 성장의 5대 비결도 마찬가지다. 설명을 해주면 누구나 다 알고 있다고 생각하지만 실제로 제대로 실천하고 있는 사람은 거의 없는 것 같다. 아주 기묘한 어떤 비결을 기대한 사람들은 실망할지도 모르겠다. 하지만 기억해보라. 학력고사나 수능시험에서 고득점을 얻은 사람들의 인터뷰 내용 중 특이한 내용이 있는가? 결국 국・영・수 등 중요과목을 열심히 했다는 뻔한 내용이다. 중요한 것은 기본기에 충실하게 얼마나 꾸준하게 노력했느냐이다. 방법을 몰라서 성적이 안 나온 경우도 있겠지만 대부분은 제대론 된 방법을 알고도 다른 편한 방법을 찾는 데만 시간을 쓰고 정작 노력을 게을리했기 때문에 성적이 부진한 경우가 대부분이다.

진정 건강하게 잘 자라기 위한 방법에는 어떤 것들이 있을까? 수많은 방법들이 있겠지만 가장 중요한 것이 수면, 정서, 운동, 음식과 질환, 이 5가지가 제일 중요하다. 특히 수면, 정서, 운동, 음식의 4가지가 중요한 이유는 인간의 삶에서 미리 해결할 수 없고 매일매일 규칙적으로 꾸준하게 해야 하는 것들이기 때문이다. 3일 전에 미리 잠을 자두는 것, 하루 전에 미리 화를 내거나 웃는 것, 1주일 전에 미리 운동해 두는 것, 1달 전에 미리 밥을 먹어 두는 것 등 어느 것 하나 미리 할 수 없고 매일매일 규칙적으로 할 수밖에 없다.

간혹 어떤 아이들이나 부모님들은 1달 정도 지나고 나서 아이의 키가 크지 않았다고 불평하는 경우가 있다. 생각해 보라. 당신이 지난 10년간 공들여 키운 자녀의 성격과 식생활습관, 운동습관, 수면습관 등이 얼마나 마음에 드는지를 말이다. 안 좋은 줄 알면서 지금껏 왜 좋은 방향으로 바꾸어 주지 못했는가? 그런데 한약 1~2제를 먹고 나서 그동안의 식생활습관이 본인과 주변의 아무런 노력 없이 저절로 좋아질 것이라고 정말 생각하는가? 그렇다면 왜 지금껏 한약을 먹여서 교정하지 않고 그렇게 성장이 저해되도록 놓아두었는가? 좋은 생활습관이 몸에 자리를 잡으려면 최소한 100일 이상은 걸린다. 머리로 생각해서 하지 않더라도 몸이 반응해서 움직이는 상태가 되어야 한다. 늦잠을 자는 당신의 자녀를 아침 일찍 깨우기가 얼마나 어려운지는 모든 부모님이 아실 것이라고 생각이 된다. 부모님이 깨우지 않더라도 본인이 알아서 일어나기까지 1달이라는 기간은 너무나 짧다. 꾸준하게 참고 노력하면서 기다려 볼 일이다.

이 책을 읽는 어린 학생들에게 꼭 설명하고 싶은 것이 있다. 본인의 키가 작아서 불만족스럽다면 자신의 생활습관을 반드시 바꾸어야 한다. 현재 자신의 모습은 지금까지 자신이 생활했던 것의 결과물이기 때문이다. 그런데도 여전히 지금까지의 생활방식을 고집한다면 미래에 지금보다 나아져 있는 것을 상상하기란 어려울 것이다. 이는 굳이 성장만이 아니라 알레르기 질환을 비롯한 모든 생활습관병에 공통적으로 해당되는 내용이다.

5가지 비결은 크게 정신적인 부분과 육체적인 부분으로 나누어 생각할 수 있다. 수면과 정서는 정신적인 부분에 가깝고 운동과 음식은 육체적인 부분에 가깝다고 볼 수 있으며 질환은 육체적인 부분과 정신적인 부분 모두와 가깝다고 볼 수 있으나 실상 모든 것이 연결되어 있음을 알 수 있을 것이다. 굳이 비중을 논하자면 100점 만점에 20점씩으로 동일하다고 볼 수 있다. 그런데 많은 부모님들은 어떤 음식을 먹으면 크는가 하는 부분에만 관심이 있는데 이는 20점의 비중밖에 차지를 하지 못한다. 그리고 수면과 정서적인 부분의 중요성은 전혀 인지하지 못하고 앉은자리에서 40점을 포기하는 결과를 초래한다. 40점을 포기하고 어떻게 고득점을 얻겠는가? 어느 한쪽에 치중해서는 절대로 목표를 달성할 수 없다. 5가지 요소가 조화를 잘 이룰 때 잘 성장하는 것이다.

첫째 비결 / 수면. 수면은 키가 크는 시간이다.

우리는 앞에서 키 크는데 관여하는 여러 호르몬 중에서 성장호르몬이 제일 중요하다는 것을 알게 되었다. 그런데 성장호르몬은 뇌하수체전엽에서 분비되는 호르몬이다. 각종 호르몬은 하루 24시간을 주기로 해서 생체시계에 맞추어서 분비가 되는데 이것을 Circadian rhythm이라고 하며 성장호르몬의 분비도 파도가 치듯 발작적인데, 수면과 밀접한 관계가 있어 총 분비량의 약 60~70%가 야간 12시간에 분비된다.

특히 수면 후 첫 2시간에 가장 많이 분비되고 하루에 평균 8회의 발작적 분비를 나타낸다. 즉 3시간 간격으로 파도가 한 번씩 밀려온다고 생각하면 될 것이다. 그런데 각 파도가 밀려올 때 파고가 동일한 것은 아니며 가장 큰 파도는 주로 밤 10시에서 새벽 2시에 밀려온다는 것을 앞에서 살펴보았다. 물론 깊은 단계의 수면을 취할 때 성장호르몬이 가장 많이 분비된다.

따라서 수면을 성장의 측면에서 정의하자면 한 마디로 키가 크는 시간이다. 이렇게 키가 크는 시간에 잠을 자지 않는다면 큰 키와는 거리가 점점 멀어지게 된다. 알레르기 질환 중 아토피성 피부염을 앓고 있는 아이들의 경우 가려움 때문에 깊은 잠이 들지 못하여 2차적으로 성장부진을 일으키는 것으로 보고 있을 정도로 수면과 성장부진과의 상관성은 높다고 할 것이다. 그런데 밤늦게 TV를 보거나 게임을 하면서 잠을 자지 않는다면 손해가 이만저만이 아니다.

성장이 활발한 10대에는 평균 8시간 정도의 수면이 권장되나 아쉽게도 많은 초등학생과 중학생이 8시간에 밑도는 잠을 자고 있다. 평균 8시간 정도의 잠을 확보하지 못한다면 더욱더 밤 10시에서 새벽 2시에는 깊은 잠을 자는 것이 성장호르몬을 최대한 효율적으로 이용하는 방법이라고 생각이 된다. 절대 이 시간을 헛되이 보내면서 자신의 키가 크기를 기대하지 말라.

부모님이 늦게 귀가하면 자녀의 키가 작을 수 있다.

아이들이 일찍 잠자리에 들기 위해서는 가족들의 절대적인 도움이 있어야 한다. 부모들이 늦게 자는 집안은 자녀들 역시 잠자리에 늦게 들게 된다. 평균 이하의 키 때문에 성장클리닉에 내원한 대부분의 아이들의 경우 아버지나 어머니가 늦게 퇴근하는 경우가 많았다. 늦게 퇴근하는 부모님을 기다리다 보면 늦게까지 잠자리에 들지 않게 되고 늦게 퇴근해서 오면 가족들과 뭔가 간식이라도 하기 쉽다. 밤늦게 간식을 먹게 되면 소화시키고 자기 위해서 더 늦게 자게 되고 아침에 일찍 일어나기 힘들 뿐 아니라 아침에 밥맛이 없을 수밖에 없다.

간혹 부모님이 밤늦게까지 거실에서 TV를 시청하면서 아이들보고만 일찍 자라고 하는 경우가 있다. 이런 대부분의 경우 실패할 가능성이 높다. 아이들이 조용하게 숙면을 취할 수 있도록 환경을 조성해 주어야 한다.

둘째 비결 / 정서. 긍정적인 아이가 키가 큰다.

키가 잘 안 크는 아이들 중 상당수가 짜증이 많거나, 화를 잘 내거나 매사에 부정적인 경우가 많다. 물론 키를 통해서 그 사람의 성격에 대해서 선입견을 가진다는 얘기는 아니다.

영국에서 6,000명 이상의 어린이에게 발육의 영향을 조사한 결과 이혼, 별거, 버려진 아이들의 키가 행복한 가정에서 자란 아이들의 키보다 작았다고 한다. 이와 같은 사실이 의미하는 바는 스트레스가 감정적, 신체적 발달에 영향을 줄 수 있으며 수면 장애를 일으켜서 깊은 잠을 자는 동안에 일어나는 성장호르몬의 분비에 장애를 줄 수 있다는 것이다. 스트레스를 받게 되면 교감신경이 흥분하게 되고 부신수질에서 아드레날린을 분비하고 부신피질에서 코티졸을 분비하게 된다. 바소프레신도 분비가 되고 시상하부를 자극하여 뇌하수체에서 성장호르몬, 부신피질자극호르몬, 프로락틴 등을 분비힌다. 즉 교감신경이 흥분해서 각성이 되면서 혈액 중에는 포도당을 동원하기 쉬운 상태로 기다리면서 언제든지 적과 싸울 수 있는 전투준비가 되어 있는 상황인 것이다. 따라서 당연히 깊은 수면을 할 수 없는 것은 당연하다.

이런 경우에는 운동을 통하여 에너지를 소모하여 풀어주어야 하는데 대부분의 요즘 아이들은 초등학교에 입학하면서 운동량이 현저하게 줄어들게 되고 결국 짜증을 내게 되거나 화를 내게 되는 것이다. 이런 정서적인 상황이 지속되면 아이들의 건강은 더욱 나빠질 수밖에 없다. 스트레스를 받아서 교감신경이 항진되면 부교감 신경이 저하되어 식욕도 떨어지고 소화관 운동과 소화효소의 분비가 억제되고 결국 만성적인 소화기 장애 증상을 호소하게 된다. 이렇게 성격이 예민한 아이들이 입맛도 까다롭고 밥도 잘 먹지 않아서 수면 장애가 아니더라도 키 크기에 불리할 수밖에 없는 것이다.

날이 갈수록 우리 아이들의 스트레스가 심해지고 있다. 예전에는 스트레스 하면 주로 어른들의 문제로 여겼다. 하지만 요즘 초등학생들의 스트레스는 과거에 비하여 점점 커지고 있는 것이 사실이다. 비단 성장부진 아이들뿐만 아니라 알레르기 질환을 앓고 있는 많은 아이들도 마찬가지의 상황이다. 하지만 여기까지 읽은 독자들도 할 말은 있을 것이다. “아이들에게 몰라서 스트레스를 주나요? 요즘 아이들 중에 그 정도 안 하는 아이들은 찾기 힘들어요. 그렇게 어떻게 키우라는 건가요?” 많은 부모님들이 반문할지 모른다. 정말 맞는 말이다. 요즘 현대인들 중에 스트레스를 받지 않는 사람은 아무도 없을 것이다.

문제는 스트레스를 받는 것이 아니고 어떻게 대응을 해서 풀어나가는 것이냐가 중요하다. 물론 피할 수 있는 스트레스는 미리 줄여주는 것이 합리적일 것이다. 그러나 피할 수 없는 스트레스는 자신이 어떻게 대응해 나가느냐가 아주 중요하다.

우리의 일상생활을 가만 돌이켜 보자. 학교에서 친구들에게 왕따를 당하는 아이가 아니라면 집에서보다 학교나 학원에 가서 친구와 대화하고 노는 것을 싫어할 아이들은 없을 것이다. 그러나 대부분의 아이들은 집에만 오면 부모님과 긍정적인 대화를 하기보다는 주로 일방적인 잔소리를 듣게 된다. "게임 좀 그만해라. TV 좀 그만 봐라. 공부는 도대체 언제 하니. A양은 집에 와서도 밤늦게까지 공부한다고 하던데 왜 너는 안 하니." 등 부정적인 금지형과 명령형의 일반적인 잔소리를 가장 많이 듣게 되는 것이다. 어떻게 보면 아이들에게 가장 많은 스트레스를 주고 있는 사람은 부모님일 때도 많다.

아이들에게 필요한 것은 스트레스를 줄여주는 것과 동시에 긍정적인 사고방식을 심어주는 것이다. 긍정적인 사고방식의 씨를 뿌리는 농부는 다른 사람이 아닌 바로 부모님이라는 사실을 잊어서는 안 된다. 진료하다 보면 많은 부모님들이 우리 아이는 매사에 부정적이고 예민하고 짜증이 너무 많고 신경질적이라고 얘기할 때, 대부분의 부모님들도 성격이 급하고 예민하고 짜증이 많거나 참을성이 없는 경우가 많다. 왜냐하면 부모님이 성격이 급하고 예민하고 짜증이 많거나 참을성이 없다 보면 차분하게 대화와 토론을 통해서 합리적인 결론에 도달하기보다는 아이들에게 금지형과 명령형의 잔소리를 많이 할 수밖에 없기 때문이다.

긍정적인 사고방식을 심어준다는 것은 그 어떤 가르침보다도 중요하다. 불행하게도 대한민국의 많은 부모님들조차 스트레스에 대하여 긍정적으로 대응하는 방법에 대하여 배우거나 실천하지 못하고 있는 경우가 많다. 학교에서 이런 교육을 받은 적이 없기 때문이다. 독서를 많이 한 아이들이나 부모님의 경우 배우지 않았더라도 본인도 모르게 이런 생활을 이미 하고 있는 경우가 많을 것이다. 얼마나 잘 먹이느냐보다 성장에 있어서 제일 중요한 것이 바로 이 정서적인 부분이다. 물론 절대 하루아침에 되는 것은 아니다. 일상생활 속에서 끊임없이 노력하여야 한다.

결론적으로 정서적인 면에서 부모님과 아이들에게 하나씩 당부하고자 한다. 우선 부모님은 아이 마음의 약점을 알아서 미리 조심하는 것이 중요하다. "칭찬은 고래도 춤추게 한다."는 말이 있다. 아이들에게 야단보다는 칭찬을 통하여 보다 긍정적이고 좋은 반응을 많이 유도하기 위해서 부모님들의 많은 노력과 학습이 필요하다.

큰 키를 원하는 아이들이라면 오늘부터 부모님과 선생님이 하는 모든 말에 무조건 “예, 알겠습니다.”라고 대답해 보자. 이렇게 긍정적으로 생활하는 아이들은 그만큼 몸 안에 놀라운 변화가 일어날 것이다. 동일한 스트레스를 받더라도 긍정적으로 대응을 하게 되면 뇌에서는 뇌 내 몰핀이 많이 나오게 되고 근육이 이완되면 뇌파는 깊은 수면 시에 보이는 α파가 많이 보이게 되어 성장호르몬 분비를 촉진하게 될 것이다. 또한 활성 산소를 감소시켜 면역기능을 강화시키게 된다. 반면에 동일한 스트레스에 부정적으로 대응하게 되면 부신수질에서 아드레날린이 많이 나오게 되고, 근육은 긴장하게 되고 뇌파는 β파가 많이 나오게 되며 활성 산소가 증가하여 면역기능을 떨어뜨리거나 각종 질환을 일으키는 조건을 제공하게 된다.

다시 한번 기억하라. 자신의 생활습관을 바꾸지 않으면 희망찬 미래는 없다는 사실을.

동일한 스트레스	
부정적 대응	긍정적 대응
아드레날린	뇌 내 몰핀
근육 긴장	근육 이완
뇌파 β파 우위	뇌파 α파 우위
활성 산소 증가	활성 산소 감소

성적으로 조숙한 아이는 키가 크기 어렵다.

평균 이하의 키로 내원한 아이들 중에는 너무 어릴 때부터 조숙해서 어른들의 일에 끼어들기 좋아하고 참견까지 하는 아이들이 있다. 특히 TV 연속극 시청을 너무 즐기는 아이들의 경우에는 주의하는 편이 좋다. 우리는 앞에서 2차 성징이 나타난 이후 성장 속도가 현저하게 줄어드는 것을 확인하였다. 2차 성징이란 결국 성호르몬의 분비가 왕성해진다는 이야기이다.

남자아이든 여자아이든 너무 어려서부터 성적(性的)인 환경에 노출되고 관심을 많이 가지게 되는 것은 성장에 좋은 영향을 미친다고 볼 수 없다. 반복적인 이런 환경의 노출과 생각들은 결국 성호르몬의 분비를 앞당길 수 있기 때문이다. 성호르몬의 분비가 빨라지면 2차 성징이 빨리 나타나게 되고 또래 아이들보다 빨리 성장하는 것처럼 보이지만 그만큼 성장이 빨리 멈출 가능성이 크기 때문이다. 이제부터라도 밤늦게 TV 연속극을 어린 자녀들과 같이 시청하는 것은 다시 한번 생각해 볼 일이다.

스트레스는 알레르기 질환을 일으킨다.

앞에서 스트레스를 받게 되면 교감신경이 흥분하게 되고 부신수질에서 아드레날린을 분비하고 부신피질에서 코티졸을 분비하게 된다고 하였다. 코티졸이 바로 스테로이드 호르몬인데 스테로이드

호르몬은 T 림프구의 발달을 방해하고, 스테로이드 호르몬이 많이 분비될 경우에는 T 림프구를 파괴하기도 한다.

따라서 스테로이드 호르몬은 면역기능을 전반적으로 억제하기 때문에 스트레스를 받게 되면 감기 등 상기도 감염에 자주 걸릴 뿐 아니라 알레르기 질환이 심해질 가능성이 크다.

셋째 비결 / 음식. 영양의 불균형이 성장부진을 일으킬 수 있다.

성장기에 있는 아이들에게 있어서 음식은 예나 지금이나 아주 중요한 의미를 가진다. 과거에는 우리나라의 경제력이 약했기 때문에 영양의 부족으로 인한 성장부진이 많았던 반면 지금은 영양의 부족보다는 영양의 불균형으로 인한 성장부진이 대부분을 차지하고 있는 것으로 보인다.

예를 들어, 신생아 시기부터 아토피피부염이 심한 경우에는 여러 가지 무조건 제한하다 보면 영양부족으로 인해서 아이의 성장발육에 지장을 초래할 가능성이 상당히 높다고 볼 수 있다. 성장과 관련된 서적들에서 음식과 관련된 내용에 많은 부분을 할애하고 있다. 그러나 일반 독자들이 읽기에 어려운 내용도 많고 그냥 내용을 서술해 놓아서 마음에 별로 와 닿지 않는 경우가 많다. 많은 아이들과 부모님들이 궁금해하는 내용을 살펴보면 정말 키 크는데 탁월하게 도움이 되는 음식이 있는지와 키 크는데 방해가 되는 음식은 어떤 것이 있는지, 한의학에서 말하는 체질별 식이를 하는 것이 정말 키 크는데 도움이 되는지 정도로 요약할 수 있을 것이다.

편식하지 않고 골고루 잘 먹는 아이가 키 큰다.

키가 크는데 탁월하게 도움이 되는 음식이라는 것이 결론부터 말하자면, 따로 존재하지는 않는다. 다만 우리의 몸은 우리가 먹는 것에 의해서 이루어지기 때문에 성장에 있어서 음식의 중요성은 말할 필요가 없을 것이다. 우리의 몸은 탄수화물, 단백질, 지방, 무기질(미네랄), 비타민의 소위 5대 영양소를 반드시 필요로 한다. 이들 각각에 대한 작용을 설명하고 많이 들어가 있는 음식과 식단을 제시하는 것은 수많은 영양학 관련 서적에서 자세하게 설명이 되어 있기 때문에 굳이 필자가 지면을 할애하여 설명할 필요는 없을 것이다.

중요한 것은 골고루 먹어야 키가 큰다는 사실이다. 편식이 성장부진의 주요한 원인으로 지목받는 이유가 바로 영양의 불균형을 초래할 가능성이 높기 때문이다. 편식은 특히 자아의식이 발달하는 3세경부터 시작해서 자라면서 고정화되어 가는 양상을 보인다. 따라서 아이 때부터 좋은 식습관을 가질 수 있도록 부모님들이 노력을 해야 한다. 특히 부모님들에게 당부하고 싶은 것은 이유기에 단맛이 있는 이유식만을 먹이면 다른 맛을 배울 기회가 없어져 편식하게 될 가능성이 높아진다.

진료실에서 1~2세 소아를 진료할 때 “우리 아이는 한약이 쓰면 안 먹어요.”라고 말하는 부모님이 계신데 이럴 때마다 쓴맛을 어릴 때 경험시켜 주는 것이 왜 중요한지에 대해서 목청을 높여서 설명해 주곤 한다. 그래서 1~2세 때 처음 한약을 먹인다면 전통적으로 쓰게 달여진 한약을 먹이는 편이 아이의 미래를 위하여 도움이 된다는 사실을 잊지 말라. 단맛에 사로잡혀 영양가도 없는 과자 종류에 매달려 살게 될 것인지 아닌지가 이미 이렇게 어린 시절부터 정해지는 것이다.

신선한 채소나 과일을 많이 먹어야 키가 큰다.

채소나 과일을 많이 먹는 것이 키 크는데 도움이 된다고 해서 고기는 먹지 말라는 얘기는 아니다. 5대 영양소를 골고루 섭취하는 것은 아주 중요하다.

하지만 한 가지 짚고 넘어갈 필요가 있다. 인류가 생긴 이래 지금보다 육류를 많이 먹을 수 있는 시기는 거의 없었을 것이다. 학교급식에도 2~3일 한 번쯤은 반드시 고기가 나올 것이다. 대부분의 아이들이 2~3일에 한 번쯤은 어떤 형태로든 고기를 먹을 가능성이 많고 햄버거 등을 좋아하는 아이라면 거의 매일 고기를 먹을 가능성이 많다. 고기의 주성분은 단백질과 지방이다. 고기를 적당히 먹는 것은 키 크는데 도움이 되지만 너무 많이 먹을 경우 키보다는 몸무게가 늘어날 가능성이 많다. 또한 고기는 성호르몬 분비를 촉진시키기 때문에 사춘기가 빨리 찾아올 가능성이 높다.

반면 비타민과 무기질이 풍부한 신선한 채소나 과일을 많이 먹으면 뼈의 성장에 도움을 줄 수 있다. 간혹 신선한 채소나 과일을 키 크는데 도움이 된다고 얘기를 하면 아이들 중에 "선생님, 저는 과일주스를 많이 먹어요."라고 대답하는 아이들이 있다. 과일주스를 마시는 것은 과일 자체를 먹는 것에 비하여 섬유질의 함량이 많이 떨어지고 당분을 과다하게 섭취하여 성장부진을 유발할 가능성이 높다. 과일 자체를 먹는 것과 과일주스를 먹는 것은 엄연한 차이가 있다.

최근의 연구에 의하면 음식물 알레르기를 일으키는 음식물의 종류를 동물군과 식물군으로 나누었을 때 동물성 음식물군이 식물성 음식물군에 비하여 2배 정도가 많았다. 동물성 음식물 중에는 육류, 계란, 어류, 어패류, 우유의 순으로 높고 식물성 음식물 중에는 과일류, 곡물류, 채소류의 순으로 높았다. 따라서 육류를 많이 섭취하면 알레르기 질환이 유발될 가능성이 더 높은 것으로 본다. 필자와 경희대학교 대학원에서 동문수학한 염종훈 원장의 경우 성장에 대해 다년간 연구를 해왔는데 채소와 고기의 적당한 비율에 대해서 8:1 정도로 채소를 많이 먹는 것이 성장에 도움이 된다고 이야기할 정도로 채소의 섭취를 강조하고 있다.

인스턴트식품과 패스트식품을 멀리해야 키가 큰다.

성장부진을 직접적으로 유발하거나 간접적으로 영향을 미칠 것으로 예상이 되는 음식은 방부제가 많이 들어 있는 음식, 화학조미료가 많이 들어 있는 음식, 인공 색소가 들어가 있는 음식 등이다. 쉽게 말해서 대부분의 인스턴트식품과 과자류가 여기에 해당된다고 보면 될 것이다. 그러나 이들 식품은 광고를 통해 아이들에게 강력한 이미지로 남아 있기 때문에 요즘 아이들치고 이런 것을 싫어하는 경우는 거의 없다고 보아야 될 것이다.

이런 음식을 극단적으로 제한하거나 피하면서 생활할 수는 없다. 다만 부모님들이 이런 음식의 위험성을 전혀 모르고 아이들보다 한 술 더 떠서 외식이라고 하면 무조건 이런 음식을 먹이는 것이 아이를 위한 것이라고 생각하는 경우에는 문제가 심각하다. 걷는 게 좋다고 해서 서울에서 부산까지 걸어 다닐 수는 없지 않은가? 우리의 생활을 분명 편하게 해주는 장점이 있다. 무조건 배척하기보다는 적당한 수준에서 그칠 줄 아는 지혜가 필요하다.

즉 성장에 도움이 되게 먹으려면 먼저 집안에 냉장고를 성장에 도움이 되는 음식으로 채워야 한다는 사실을 기억하라. 시장이나 마트에 갈 경우에도 성장에 도움이 되는 음식인지 아닌지 세심하게 살펴보고 구입하여야 한다. 당신의 자녀에게 아무런 도움도 되지 않는 음식은 절대 구입하지 말아야 하며, 만약 집안에 그런 음식이 아직도 있다면 지금 당장 갖다 버리도록 하라. 성장에 있어서 '무엇을 먹을까'보다 중요한 것은 '무엇을 먹지 않을까'이다. 성장에 도움이 되지 않는 인스턴트식품과 패스트식품을 먹어 놓고도 이들 식품이 자신의 키에 장애를 일으키지 않기를 바란다는 것은 말이 되지 않는다.

변화된 식단이 알레르기 질환을 일으킨다.

식생활이 과거와 달라지면서 동물성 단백질, 지방, 인스턴트식품 등을 많이 섭취하게 되었다. 알레르기 반응을 일으키는 것은 식품의 단백질 부분인데 기본적으로 모든 식품은 알레르기 질환을 일으킬 수 있다. 왜냐하면 단백질이 없는 식품은 거의 없기 때문이다.

아토피피부염의 발생기전이나 원인에 대해서는 아직까지 확실한 것은 없으나 최근에는 음식물 알레르기가 그 주요 원인의 하나로 주목받고 있으며 과거보다 아토피피부염 환아를 치료할 때 음식에 대하여 많은 관심을 가지게 되었다. 음식물 알레르기의 유병률은 소아에서는 6~8%이고 성인에서는 1~2% 정도인데 나이가 어릴수록 유병률이 높다.

천식 환자의 경우 음식물 알레르기를 갖고 있는 비율이 10%인데 비하여 아토피피부염 환아의 경우 35% 정도가 음식물 알레르기를 같이 가지고 있는 것으로 보고되어 아토피피부염의 증가가 변화된 식단에 기인한다는 주장에 힘을 실어 주고 있다. 최근의 일부 보고자들에 의하면 아토피피부염 환자 중 70% 이상이 음식물 알레르기가 있다고 한다. 필자도 알레르기 질환을 앓고 있는 아이들과 성인들을 진료하면서 식생활과의 상관관계가 아주 밀접하다고 생각하기에 식품섭취일지 적기를 권유하는 경우가 많다. 알레르기를 가장 많이 일으키는 음식물을 'Big5'라고 하는데 우유, 계란, 어류, 견과류, 콩과식물이다.

소아 알레르기 및 호흡기 학회지에 발표된 내용에 의하면 음식물 알레르기를 일으키는 10대 음식물로 계란, 돼지고기, 복숭아, 고등어, 닭고기, 우유, 메밀, 게, 밀가루, 토마토의 순이었다. 물론 외국에서 땅콩이 소아와 성인 모두에서 음식물 알레르기를 일으킨다는 보고와는 다소 차이가 있는 결과였으나 국내에서 연구된 자료이기 때문에 충분한 의미가 있다.

무리한 체질식이요법은 피하라.

사상체질에 따른 식이요법에 대하여 물어보는 경우가 많다. 물론 체질별 특성을 정확하게 알고 자신이 체질에 맞는 음식을 먹어서 건강을 관리하는 것도 큰 의미가 있다. 그러나 소아의 사상체질을 판단하기란 쉽지가 않다. 체질의학의 전문가들조차 소아의 체질감

별은 아주 어려운 작업이므로 간단하게 말하기가 곤란하다. 정확하게 판별이 되지 않은 상태에서 잘못된 체질식이를 한다면 체질식이를 하지 않은 것보다 엄청난 피해를 입게 된다.

따라서 전문가의 입장에서 아이의 성장부진이 심각하고 성장부진의 배경에 체질적인 요소가 많이 관여된 질병을 앓고 있다고 판단되거나 이 질병을 고치기 위하여 체질식이를 해서 빨리 건강을 되찾는 것이 좋다고 판단될 때가 아니라면 섣부른 소아의 체질식이에 대해서는 반대하는 입장이다. 섣부른 체질식이는 실천하기도 어려울 뿐만 아니라 득보다 실이 클 가능성이 많기 때문이다. 무리한 체질식이를 시행하기보다는 인스턴트식품을 멀리하는 것이 성장에 더 큰 도움이 될 것이다.

잠자기 2시간 전에는 금식하라.

많은 부모님들이 잠자기 전에 먹여서 재우면 잠잘 때 키로 갈 것이라고 생각을 하시는 경우가 많다. 사실 자기 전에 먹고 자는 것만큼 키 크는데 있어서 방해가 되는 요소는 없다.

앞에서 우리는 이미 키가 크는데 있어서 관여하는 여러 가지 호르몬 중 성장호르몬이 중요한 역할을 한다는 것을 알게 되었다. 성장호르몬은 3시간 간격으로 박동성으로 분비가 되는데 밤 10시부터 새벽 2시 사이에 깊은 잠을 자고 있을 때 가장 많은 양이 분비가 된다는 것을 공부하였다.

자기 전에 음식을 먹고 자면 혈당이 높아지게 된다. 혈당이 높아지면 성장호르몬 분비는 감소하게 된다. 밤에는 소화기관도 활동을 안 하고 쉬어야 하는 시간인데 이때 먹게 되면 소화도 천천히 되면서 밤새 혈당이 높은 상태로 지속될 가능성이 많다. 이런 상태에서는 인슐린 분비가 많아지고 성장호르몬의 분비는 현저하게 감소되고 성장호르몬이 제대로 성장작용을 할 수가 없다. 성장호르몬 분비가 최대가 되도록 일찍 자는 것인데 일찍 자면서 자기 전에 먹고 잔다면 일찍 자는 것은 아무런 의미가 없을 것이다.

지금 당신의 자녀를 잘 키우고 있는지는 아이들이 아침에 일어나서 아침밥을 먹고 싶어 하는지를 보면 알 수 있다. 생각해 보라. 밤 11시쯤 잠드는 아이가 저녁식사를 8시에 했다고 가정할 경우 아침에 7시쯤 일어나서 세수하고 활동하고 나서 아침 8시가 되었는데도 배가 고프지 않다면 이는 분명히 아이의 소화기능에 문제가 있다고 보아야 한다. 이미 식사한 지가 12시간이 지났는데도 배가 고프지 않다면 어떻게 하루에 3끼 식사를 할 수 있겠는가?

아침에 밥 먹기 싫어하는 아이들의 경우 대부분 밤늦게 간식을 주는 경우가 대부분이다. 저녁을 조금 먹었다고 하더라도 앞으로는 아이들에게 야간에 간식을 절대 주지 말라. 그런 잘못된 생활습관이 아이의 성장에 장애가 될 뿐만 아니라 건강을 해칠 수도 있다

넷째 비결 / 운동. 운동은 성장호르몬 분비를 촉진한다.

수면은 키가 크는 시간이라고 하였다. 운동은 성장호르몬 분비를 촉진하며 수면의 질을 향상시킨다. 키의 성장에서 운동은 수면과 음식만큼 중요한 역할을 한다.

하지만 요즘 아이들은 초등학교만 입학해도 운동할 시간이 절대적으로 부족하다. 학교, 학원, 과외, 숙제 등을 반복해서 하다 보면 놀 시간이 없고 결국 운동이 절대적으로 부족해진다. 그래서 과거와 비교하여 체격은 월등히 커졌지만, 체력은 현저하게 약해진 것이다. 운동은 아이들의 체력을 증진시킬 뿐만 아니라 뼈와 성장판을 자극하고 성장호르몬 분비를 촉진시켜 키를 잘 자라게 하고 성장판이 늦게 닫히게 하여 오랫동안 키가 자라게 한다.

하지만 운동을 단지 뼈 성장에 포인트를 맞추는 것은 아주 단편적인 시각이다. 물리적 자극에 의한 성장판의 세포수가 많이 분화하는 것뿐만 아니라 근력의 강화, 면역력의 증가, 정신적 스트레스의 해소, 식욕과 소화력의 증진, 수면 질의 증가 등 다양한 기전에 의하여 성장에 영향을 미친다. 결국 운동은 성장호르몬의 절대적인 분비가 부족하지 않으면서 그 작용이 미미하여 성장부진이 초래되는 성장호르몬의 저항성을 해결하기 위하여 반드시 필요한 부분이다.

운동을 통해서 성장의 효과를 보기 위해서는 지속적으로 운동을 해야 한다. 일반적으로 하루에 1시간 정도의 운동을 1주일에 4~6회 정도를 최소한 100일 이상 지속할 때 의미가 있는 것으로 본다. 이때 갑자기 운동을 중단하지 않는 것이 중요하다. 운동을 중단하면 앞에서 해 온 운동의 효과는 사라져 버리기 때문이다. 그렇다고 해서 1주일에 매일 계속하라는 얘기는 아니다. 하루도 쉬지 않고 매일 계속하는 것이 제일 효과가 클 것 같지만 사실은 그렇지 않고 1주일에 최소한 하루 정도는 푹 쉬는 것이 피로회복에도 도움이 되고 운동 효과가 크다. 다만 연속해서 2일 이상을 쉬는 것은 운동의 효과를 최대한으로 얻기 어렵다. 최근의 연구결과에 의하면 운동을 정기적으로 하는 그룹이 운동을 정기적으로 하지 않는 그룹에 비하여 안정 시 혈중 성장호르몬 농도가 1.7~2배 정도 높았다고 한다.

적당한 피로감이 드는 정도의 운동강도가 적당하다.

운동을 할 때 어느 정도의 강도로 하는 것이 성장에 도움이 되는가에 대해서는 학자들마다 조금씩 차이가 있다. 올림픽에 나온 농구, 배구, 수영선수들을 보라. 이들 선수들이 적당한 강도의 운동만 했을 리는 없다고 생각이 되지만 그들 대부분은 아주 큰 키를 가지고 있었다. 이런 예를 가지고 보통의 사람들에게 적용시켜서는 곤란하다.

대한민국에 사는 평범한 학생들의 경우 성장을 위해서 운동 시에 숨을 너무 헉헉대어 심장이 터질 것 같고 운동을 한 뒤에 극심한 통증과 피로감을 느끼고 숙면을 취할 수 없다면 운동의 강도가 세다고 볼 수 있다. 운동 시에 적당하게 땀이 나고 스스로 심장박동을 느끼되 숨이 적당하게 차면서 적절한 피로감으로 인해서 밤에 잠을 잘 잘 수 있는 정도의 강도가 적당하다.

운동의 강도는 신체가 발달된 정도에 따라서 다를 수밖에 없다. 만약 본인이 100m를 20초에 뛰는 정도의 속도로 1km를 달리는 게 좋다고 했을 때 이 정도의 운동강도가 별 것 아닌 아이가 있을 수도 있지만 반대로 100m를 전력 질주하여야 20초에 달릴 수 있는 아이도 있기 때문에 사람마다 적당한 운동강도는 다를 수밖에 없다. 그리고 초기에는 운동을 하면 운동이 주는 스트레스에 몸이 힘겹게 반응하겠지만 운동을 반복해서 지속적으로 하게 되면 몸이 그 스트레스에 적응하여 적절한 반응을 하게 변화되어 간다. 이것이 바로 운동의 효과인 것이다.

뇌하수체에서 하루에 생산되는 성장호르몬의 총량은 무한대로 증가되는 것이 아니라 어느 한계 이하로 정해져 있으므로 어느 강도 이상의 운동을 무리하게 되면 오히려 수면 시 분비되는 성장호르몬의 양을 깎아 먹기 때문에 오히려 키가 크는데 방해가 되는 것이다. 특히 과도하게 근육을 키우는 운동을 하는 경우 우리 몸의 뼈는 과도한 스트레스를 지탱하기 위하여 길이 성장을 제한하고 두께 성장을 하는 경향이 있다. 따라서 키 크는데 오히려 지장을 줄 수가 있는 것이다.

걷기, 스트레칭, 달리기, 점프, 줄넘기부터 생활화하자.

이제 운동이 성장에 도움이 된다는 사실은 확실히 알게 되었을 것이다. 그러면 어떤 운동을 선택할 것인지에 대하여 고민을 하게 되는데, 어떤 운동이든 적당하게 하면 성장에 도움이 된다.

운동을 통해 키를 크게 하려면 성장 기간 동안 꾸준하게 운동을 하는 것이 중요한데 생활 속에서 손쉽게 할 수 있는 운동으로 걷기, 스트레칭, 달리기, 점프, 줄넘기 등을 추천하고 싶다. 누구나 가장 손쉽게 할 수 있는 운동이고 매일 하고 있는 운동이 걷기가 아닌가 싶다.

하루 만보를 걷는다면 성장판을 충분히 자극할 뿐만 아니라 아주 건강해질 것이다. 스트레칭은 근육이나 건(tendon)을 펴주는 것이다. 스트레칭은 무슨 운동을 하던 운동 전후에 적절한 스트레칭을 하는 것이 운동으로 인한 손상을 예방하고 보다 효율적으로 운동을 즐길 수 있다. 스트레칭은 매일 하루에도 쉬는 시간마다 몇 차례라도 할 수 있는 운동으로써 많은 시간이 걸리지 않으면서도 자세를 교정해주는 효과도 있고 근육의 피로를 풀어준다.

그런데 효과적으로 스트레칭을 하기 위해서는 근육의 온도를 높이는 게 중요하다. 따라서 스트레칭을 실시하기 전에 5분 정도 가볍게 걸어서 체온을 상승시키는 것이 좋다. 지속적이고 반복적인 스트레칭은 팔, 다리, 척추뼈 사이의 연골에 자극을 줌으로써 결과적으로 키가 커지게 한다. 요즘 우리 아이들의 하루 일과를 살펴보건대 하루에 만보를 걷기는 힘들 것이다. 걷기는 쉽게 할 수 있는 것이 장점인 반면 운동의 강도가 약한 편이라서 성장호르몬이 충분히 나오도록 자극을 주지는 못한다.

짧은 시간에 성장호르몬의 분비를 촉진시키는 운동으로는 달리기가 있다. 달리기의 강도는 사람마다 차이가 있는데 전력 질주를 하기보다는 약간 힘이 들 정도로 달리는 것이 좋다. 물론 최대심박수의 50~60% 정도 수준으로 운동을 하는 것이 성장에 효과적이다.

점프와 줄넘기 등은 성장판에 물리적 자극을 가장 효과적으로 주는 운동들이다. 농구와 배구 등 점프 동작이 많은 스포츠를 하는 운동선수들이 타 종목에 비하여 키가 큰 것을 보더라도 점프와 줄넘기는 성장에 도움이 되는 운동임은 두말할 필요가 없다. 점프와 줄넘기는 발목, 무릎, 골반 관절 부위에 자극을 줌으로써 하체의 뼈가 발달하게 하여 키가 크게 한다.

다만 아이들의 경우 성장판이 약해서 장시간 뼈에 무리가 갈 정도로 점프와 줄넘기를 한다든지 하는 것은 연골에 손상을 가져올 수 있기 때문에 주의가 필요하다. 특히 체중이 많이 나가는 비만 아동의 경우 점프와 줄넘기를 운동 초기부터 실시하기보다는 주로 걷기와 달리기를 위주로 해서 체중을 감량한 뒤에 점프와 줄넘기를 실시하는 것이 안전할 것이다.

간혹 성장에 관련된 서적들을 보면 성장에 도움이 되는 운동과 성장에 해가 되는 운동으로 나눈 서적들이 있는데 여기에 대해 본인은 반대하는 입장이다. 왜냐하면 어떤 스포츠를 하든 그 종목의 운동선수로 활동할 만큼 그 종목을 하루에 4~5시간 이상씩 연습하지 않는다면 특별히 문제가 되지 않기 때문이다. 유도나 레슬링만 하더라도 헤비급 선수들은 키가 얼마나 큰가를 확인해 보면 꼭 그런 운동을 했기 때문에 키가 작다고 보기는 어렵다. 체조, 수영, 농구, 배구, 태권도 등의 모든 운동이 키 크는데 도움이 된다.

다섯째 비결 / 질환. 질환을 치료하는 것이 키를 키우는 최고의 투자다.

정기존내 사불가간(正氣存內 邪不可干), 사지소주 기기필허(邪之所湊 其氣必虛)의 두 문장의 뜻이 정기(正氣)가 체내에 잘 간직되어 있으면 사기(邪氣)가 감히 침범하지 못한다는 뜻과 사기(邪氣)가 몰려와서 병이 생기려면 반드시 정기(正氣)가 먼저 허(虛)한 상태에 있어야 한다는 뜻임을 이미 앞에서 살펴보았다.

즉 만성적인 질환의 존재는 바로 정기(正氣)가 허(虛)함을 나타내기 때문에 이를 개선시켜주지 못하면 아무리 뼈나이가 어리고 성장호르몬의 분비가 정상적이라고 하더라도 제대로 성장이 될 리가 없는 것이다. 한의학에서 만성적인 질환의 치료에는 이미 정기(正氣)의 허(虛)함을 고려하고 있기 때문에 질환의 치료가 바로 성장으로 이어질 수 있는 것이다. 이런 점이 서양의학과 확연하게 구분되어지는 점이라고 볼 수 있다.

따라서 알레르기 질환이 있다면 한방으로 알레르기 질환을 다스려주고, 호흡기질환이 있다면 한방으로 호흡기질환을 다스려주고, 소화기질환이 있다면 한방으로 소화기질환을 다스려주는 것이 바로 성장부진과 질환을 치료하는 최선의 선택임을 알아야 할 것이다.

2 / 한의학에서 해답을 찾는다.

한의사는 진맥을 한다.

필자가 알레르기 질환과 호흡기질환으로 유명해서인지 국내의 유명 대학병원을 다니다가 잘 낫지 않는 경우에 내원하는 경우가 많다. 만성적인 기침으로 모 대학병원에서 3년을 치료받았으나 별다른 차도가 없어서 내원한 A군의 경우, 진맥을 하고 나니까 대번에 A군의 부모님이 물었다. “선생님, 우리 아이가 왜 이렇게 기침을 하죠?” 필자가 대답하길 “비(脾)와 폐(肺)의 기(氣)가 약하고 담음(痰飮)이 많아서 만성적으로 기침을 합니다.” 여기에서 한 가지 짚고 넘어갈 부분이 있다. 하루가 다르게 첨단 의료장비가 개발되고 있는 현실 속에서 진맥을 하고 환자의 얼굴과 피부를 관찰하고 혀바

닥과 배를 만져보고 청진해보고 환자의 증상을 물어서 치료한다는 것이 구시대적이라고 생각하는 사람도 많을 것이다. 그런데 이상한 것은 모 대학병원에서 3년간 각종 검사와 치료를 했음에도 불구하고 찾아내지 못한 질병명을 한의사에게 찾아달라고 하는 것이다. 성심껏 진찰을 하고 나서 한의학적으로 설명을 해주면 원하는 대답을 듣지 못한 것 같은 표정을 짓는 경우가 간혹 있다. 각종 검사를 다하고 내원한 A군에게 대학병원에서 얘기하지 않은 질병명을 본인이 말해주길 원하는데 이것은 논리적으로 맞지 않는다.

한의사가 진맥을 하는 것은 오장육부의 기(氣)와 혈(血)의 분포상황을 보는 것이다. 그래서 알아낸 오장육부의 기(氣)와 혈(血)의 편차를 침과 한약으로 교정을 해주는 것이다. 각각의 검사장비는 이미 만들어질 때부터 검사하고자 하는 대상 범위가 정해진다. 한의학은 서양의학에서 말하는 질병명과는 차이가 있는 의학체계다. 최근에 젊고 도전적인 한의사들에 의하여 한의학과 서양의학의 합리적인 접근법만을 이용하여 질병을 진단하고 치료하려는 움직임이 있지만 한의학적인 망문문절(望聞問切)의 사진(四診)의 기본내용이 바뀌지는 않는다. 즉 진맥을 하고 나서 특정 질병명을 언급한다면 오히려 그것은 진맥의 진단한계를 넘어서 진단한 것으로 잘못된 진단이라고 할 수 있다. 질병명은 철저하게 서양의학적인 진단체계를 따라서 행할 때 의미가 있는 것이다.

한의원에 각종 증상으로 내원하는 경우 인체에서 얘기하는 각종 신호를 잘 해석하여 치료하는데 주안점을 두어야 할 것이다. 첨단 의료장비에 대한 미련이 아직 남아 있다면 우선 한의원에 오기 전에 검사를 먼저 해 보고 한의원에 내원하는 것이 좋다. 질병명을 안다면 그 질병을 한의학으로 치료할 때 예후와 치료 경과를 보다 객관적이고 정확하게 계획을 세울 수 있는 장점이 있기 때문이다.

가능성을 현실화시켜주는 한의학

TV의 각종 프로그램에서 아이들 중에서 IQ가 아주 높거나 영재라고 알려진 사람들에 대하여 보도가 되는 것을 본 적이 있을 것이다. 그중에는 세월이 흘러 자기의 뛰어난 능력을 살려서 살고 있는 분들도 계시고 반면에 뛰어난 재능을 잘 개발하지 못하여 아주 평범하게 사시는 분들도 계셨다. 결국 이런 차이는 얼마나 좋은 프로그램에서 관리를 받고 훌륭한 지도자 밑에서 교육을 받았느냐에 따라서 나올 수밖에 없는 것이다. 어떤 분의 인터뷰 내용에 아주 공감가는 내용이 있었는데 과거에 우리나라에서는 이런 천재와 영재에 대한 교육시스템이 전무하였기 때문에 괜히 매스컴에 보도만 되고 그 이후에 효과적인 관리가 이루어지지 않아서 그냥 평범한 아이들보다 못하게 된 경우도 많다는 것이었다.

성장도 이와 다르지 않다. 우리가 골연령을 측정해 보는 것은 IQ 검사하는 것과 별반 다르지 않다고 이해를 하면 된다. IQ가 높다고 해서 공부를 잘하는 것은 아니다. 결국 노력을 얼마나 열심히 하는

가에 따라서 공부를 잘 하는지 못하는지가 판가름이 난다. 그러나 IQ가 높은 학생은 분명 유리한 출발점에 선 것은 분명하다. 즉 가능성을 체크해 본 것이고 그 가능성을 현실화시키는 것은 결국 합리적인 프로그램과 본인의 노력에 달려 있는 것이다. 그러면 우리가 큰 키를 원한다고 할 때 그것을 현실화시킬 수 있는 가장 합리적인 프로그램은 누가 제공해주겠는가? 그것은 바로 한의학이다. 왜냐하면 한의학은 맞춤의학이기 때문이다.

한의학은 맞춤의학이다.

평균 이하의 신장으로 고민하거나 자신의 미래직업이나 꿈을 실현하기 위해서 반드시 큰 키가 되어야 하는 경우에 한의학으로 키 문제를 해결하는 것이 여러 가지로 장점이 있다. 그것은 바로 현존하는 어떤 의학체계보다도 가장 맞춤의학이기 때문이다.

여기 한 남자아이가 있다. 유난히 겁이 많아서 혼자서 잠들지 못하고 밤에도 꿈을 많이 꾼다. 식욕은 좋은 편이어서 밥은 잘 먹는데 면역기능은 떨어져 있어서 늘 감기를 달고 산다. 약간의 알레르기 비염 경향도 있다. 운동신경은 둔한 편이라서 친구들과 어울려 노는 것을 싫어하고 집안에서 컴퓨터게임하는 것만 즐기는데 또래 아이들보다 키가 아주 작은 편에 속한다.

이럴 경우 어떻게 해야 하겠는가? 지금 키가 작은 아이가 따로 있고, 깊은 잠을 못 자는 아이가 따로 있고, 감기를 달고 사는 아이가 따로 있고 알레르기 비염을 앓고 있는 아이가 따로 있는 것이 아니다. 이런 모든 변화가 한 사람의 몸 안에서 일어나고 있는 변화라는 것을 인식할 필요가 있다. 이런 문제를 통합적으로 인식하여 해결해 주지 못하면 아이가 잘 성장하기는 어렵다. 단순하게 키 문제만이 아니라 이런 아이를 진찰하여 전반적인 음양기혈 중 부족한 요소가 무엇인지와 담음(痰飮), 어혈(瘀血), 식적(食積) 등의 병인(病因)이 있는지를 정확하게 판단하여 모순점을 찾아서 교정해주는 것이야 말로 보다 본질에 가까워졌다고 볼 수 있다.

한의학은 바로 이런 모순점의 제거를 통해 몸이 건강해짐으로써 기혈의 순환이 잘 소통되고 자연스럽게 키가 크게 할 수 있다. 이것이 다른 의학체계와 확연하게 구별되는 맞춤의학의 장점인 것이다. 최근에 유전자 기술이 발달하면서 서양의학에서도 맞춤의학에 대한 인식을 하고 있다. 그러나 아직 초보 단계에 머물러 있다. 그리고 그 핵심 내용에도 확연한 차이가 있다. 즉 고혈압 환자가 A라는 약에는 잘 반응하는 반면 B라는 약에는 잘 반응하지 않는 경우 과거에는 여러 번의 처방변경을 통하여 각자에게 맞는 고혈압약을 처방했지만 미래에는 자신에게 잘 맞는 약을 유전자 검사를 통해서 미리 알아내어서 이런 처방변경 과정을 생략하겠다는 것이다. 물론 가까운 미래에 서양의 맞춤의학은 많은 발전을 할 것으로 예상이 된다

반면에 한의학에서 말하는 맞춤의학은 이런 질병의 상황에서 어떤 치료 약제를 선택하느냐의 문제 이전에 그 사람이 건강하게 살기 위하여 인체의 가장 기본적인 음양기혈 중 부족한 요소가 무엇인지와 병인(病因)이 무엇인지를 파악해서 생명력 자체를 강화시킨다고 볼 수 있다. 한의학은 바로 질병 이전의 단계에서 치료하는 예방의학적인 측면까지 포괄된 맞춤의학이기 때문에 수많은 의료비용의 지출을 미연에 막아주고 인간의 삶의 질을 몇 단계 올려 줄 수 있다. 성장클리닉에서 한의학은 맞춤의학 외에 부가적으로 성장호르몬 치료에 비하여 비용이 훨씬 적게 든다는 점도 무시하지 못할 장점이라고 볼 수 있다.

맞춤의학에서 멀어지면 정답에서 멀어진다.

키에 관해서 조금이라도 관심 있는 분들은 시중에 키와 관련된 각종 건강식품과 처방들이 엄청나게 많다는 것을 아실 것이다. 각 한의원마다 고유한 처방명이 있는 경우가 대부분이고 아예 먹기 편하게 제형이 변경되어서 각종 비타민과 영양제로 잘 버무려진, 출처를 알기 힘든 건강식품들이 큰 키의 열풍에 편승해서 난무하고 있는 게 우리의 현실이다.

지금까지 책의 내용을 연속해서 잘 읽어온 독자분들이라면 여기에서 한 가지 의문점이 생겨야만 한다. 일반적으로 대부분의 건강 서적이 그렇듯이 이쯤에서 처방 이름 하나쯤 그럴듯하게 대고 그 효과에 대해서 광고를 해야 할 타이밍인데 너무 뜸을 들이면서 맞춤의학으로 이야기 방향을 풀어 가면 결론을 어떻게 낼지 궁금해할 것이다. 이런 인식에 도달하신 분이라면 책의 내용을 아주 잘 이해했다고 보인다. 결론부터 말하자면 맞춤의학에서 멀어지면 정답에서 멀어진다는 것이 필자의 결론이다.

우선 요즘 시대는 보다 편리하고 보다 효과가 좋은 것을 찾는 시대라는 것을 필자도 누구보다 잘 알고 있다. 특히 필자처럼 호흡기 환자를 전문적으로 진료하다 보면 하루가 다르게 증상이 변하는 경우가 많고 오늘 감기 때문에 열나고 머리가 아프고 코가 막혀서 괴로워서 온 환자에게 내일 한약을 준다고 하는 것은 말이 되질 않는다. 물론 이런 경우 각각에 대한 표준적인 처방들이 미리 준비되어 있는 경우가 많다.

하지만 만성적인 경우라면 얘기가 달라진다. 일반적인 여러 가지 표준적인 치료에 잘 반응하지 않았기 때문에 만성화된다는 얘기이므로 더 그 환자에게 집중하여 그 환자에게 딱 맞는 처방을 내려서 치료를 할 수밖에 없다. 지금 키가 작은 모든 아이들은 동일한 이유로 키가 작다고 당신은 생각하고 있는가? 그렇지 않다는 것을 알면서 한 가지 특정 처방이나 약제를 통해서 키를 키우겠다고 결론을 내린다면 너무 논리적인 비약은 아닌지 다시 한번 생각해 볼 일이다.

한의학으로 효과를 제대로 보려고 한다면 철저하게 맞춤의학에 가까워져야 가장 강력한 효과를 볼 수 있다. 맞춤의학에서 멀어진 한의학은 절대 기대 이상의 좋은 효과를 기대하기 어렵다. 당신의 자녀를 정말 소중하게 여겨 큰 키를 선물하고 싶다면 이 세상에 하나밖에 없는 바로 당신의 자녀만을 위한 한약에게 기대를 거는 것이 올바른 선택일 것이다.

변증(辨證)을 해서 치료를 해야 한약의 효능이 제대로 나온다.

서양의학의 경우 특정 질환에 표준화된 처방이 존재하는 것처럼 보이는 반면 한의학에는 특정 질환에 대해 표준화된 처방이 없는 것처럼 보인다. 이 차이는 한의학은 진맥을 통해서 기(氣)와 혈(血)의 분포상황을 파악하고 망진과 문진 등을 통해서 그 환자의 상태를 파악해서 치료하는 맞춤의학이기 때문에 특정 질환과 한가지 처방과의 일대일 연결은 말이 되지 않는 것이다.

필자는 경희의료원 한방 내과의 정승기 교수님과 천식 치료에 가장 많이 활용되는 청상보하탕의 변증유형별 치료 효과에 대한 연구를 한 적이 있었다. 즉 서양의학적으로는 동일한 천식 환자이지만 한의학적으로 변증을 하였을 때는 다양한 군으로 나눌 수가 있었는데 과연 다양한 변증에 따라서 치료 효과가 다른지에 대한 연구였다.

그 당시 심신허손(心腎虛損)형으로 진단된 천식 환자군이 청상보하탕에 대한 반응이 제일 좋았다.

아래의 도표와 같은 증상을 호소하는 경우를 우리는 천식 환자를 진료하면서 흔하게 볼 수 있다. 물론 이런 증상만으로 변증을 하는 것은 아니다. 환자의 증상과 한의사의 망문문절(望聞問切) 사진(四診)을 통한 정보를 모두 종합하여 변증을 하게 된다.

위와 같이 심신허손(心腎虛損)형으로 변증된 경우에는 4주간의 청상보하탕 치료에 비교적 좋은 반응을 보인 반면에 다른 유형으로 변증된 경우에는 전혀 효과가 없거나 기대 이하의 효과를 보인 경우가 대다수였다. 이는 한의학 이론으로 약을 쓸 때만이 제대로 된 약효가 나온다는 얘기다. 즉 서양의학과 달리 한의학은, 한약보다 중요한 것은 제대로 변증할 수 있는 능력이 있는 한의사에게 진료를 받고 한약을 먹는 게 중요하다는 얘기다. 이는 비단 천식뿐만 아니라 모든 질환에 동일하게 적용되는 얘기다.

心腎虛損형(n=9)	치료전	4주후	p-value**
$FEV_{1.0}$	58.00 ± 22.86	63.11 ± 20.09	ns
PEFR	52.67 ± 25.22	61.44 ± 29.13	0.021
QLQAKA	2.28 ± 0.76	3.22 ± 0.73	0.008
Eosinophil count (/mm^3)	433.33 ± 346.41	311.11 ± 176.38	ns
Serum IgE (IU/ml)	489.56 ± 353.60	427.22 ± 688.85	ns
IL-4 (pg/ml)	0.182 ± 0.022	0.194 ± 0.039	ns
IL-5 (pg/ml)	6.500 ± 1.801	4.184 ± 0.522	0.008
IFN-γ (pg/ml)	8.591 ± 1.039	8.020 ± 0.694	0.028

Effects of Chungsangboha-tang 심신허손(心腎虛損)형

참고로, 심신허손(心腎虛損)형은 아래와 같은 증상을 호소하는 환자입니다.

1. 천식 증상이 5년 이상 되었다.
2. 숨들이 쉬는 것이 짧고 어렵다.
3. 움직이면 숨이 차는 증상이 심해진다.
4. 평소 피곤함을 많이 느낀다.
5. 몸이 붓거나 소변이 자주 나온다.
6. 자고 난 후 식은땀을 흘린다.
7. 손발이 차다.

전문가에 의한 정확한 진단에서 치료가 시작된다.

한의학에서는 한열(寒熱), 표리(表裏), 허실(虛實), 음양(陰陽)을 팔강이라고 하여 아주 중요시 여긴다. 당연히 팔강을 잘 모르고 한약을 쓰게 되면 도움이 되는 게 아니라 차라리 독이 된다고 생각할 수 있다. 이는 단순하게 이론적으로만 그런 것이 아니라 그간의 연구결과가 이런 부분에 대해서 충분히 뒷받침을 해주고 있다.

연구결과 중 하나를 소개하자면, 천식 환자에게 청상보하탕을 4주간 투여할 때 허증군(虛證群:DSG)과 실증군(實證群:ESG)으로 나누어서 치료를 하였다. 허증군의 경우 청상보하탕에 대해 삶의 질이 4주간 지속적인 호전 경향을 보였으며 실증군은 2주까지 의미 있는 삶의 질의 호전이 있었으나 2주 후부터 4주 후까지는 유의한 호전이 없었다. 이 연구결과는 청상보하탕은 천식에 이환된 기간이 오래되어 허증 양상이 뚜렷할 경우 삶의 질 향상에 더욱 적합할 것이라는 것을 시사한다. 천식의 명약으로 알려진 청상보하탕도 천식이라고 해서 아무에게나 좋은 효과를 내는 것은 아니라는 것이다. 즉 효율적인 치료를 위해서는 어떤 한약을 먹는 것보다 먼저 선행되어야 할 것이 정확한 진단임은 두말할 필요도 없다고 하겠다.

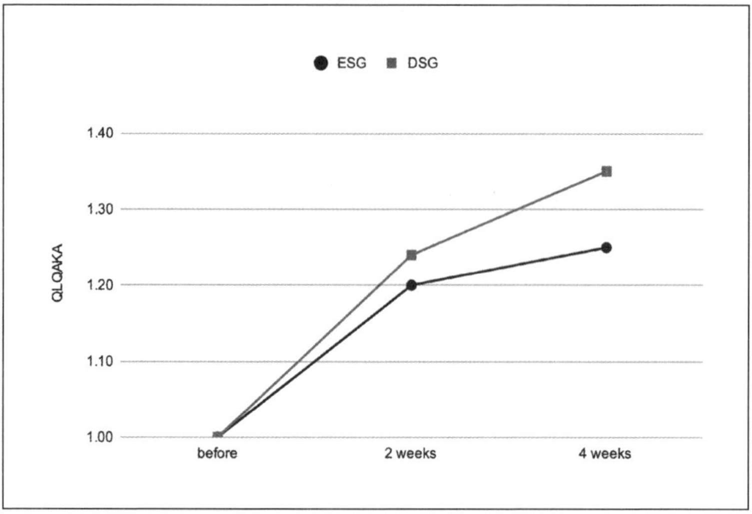

청상보하탕 4주 투여 후 허증군(DSG)과 실증군(ESG)

한의학에서는 키의 성장과 가장 관련 있는 장기를 비위(脾胃)와 신장(腎臟)으로 보았다.

우리는 앞에서 성장부진을 뜻하는 한의학 용어를 살펴보았는데 자궁 내 성장지연에 해당되는 태겁(胎怯), 태수(胎瘦), 태약(胎弱)과 신생아의 성장 부진을 나타내는 해로(解顱), 신함(顖陷), 발육 장애와 만성 소모성 질환을 나타내는 오지(五遲), 오연(五軟), 감증(疳證) 등이 있었다. 그리고 이들은 모두 비위(脾胃)와 신장(腎臟)과 밀접한 관계가 있다는 것을 살펴보았다.

신장(腎臟)은 한의학에서 보는 개념을 말하는 것으로 서양의학에서 말하는 신장(kidney)과는 개념상 차이가 있다. 신주골(腎主骨)한다고 하여 신장이 뼈를 주관하는 것으로 보았다. 따라서 뼈의 성장에 있어서 제일 중요한 장기가 신장(腎臟)으로 본다. 그리고 신장(腎臟)은 부모로부터 선천적으로 물려받은 정혈(精血)이 저장되는 장기로 본다. 그래서 약하게 태어난 아이들의 경우 신장(腎臟)의 기운이 약하다고 보고 성장이 부진한 선천적인 원인에 가장 깊게 관련된 장기로 본다. 비위(脾胃)는 음식물을 소화시키고 흡수해서 각 장기에 영양분을 보내주는 역할을 하는 것으로 성장이 부진한 후천적인 원인에 가장 깊게 관련된 장기로 본다. 따라서 한의학에서 성장부진을 치료하는 대부분의 한약들이 비위(脾胃)와 신장(腎臟)을 보강하는 원리로 구성되어왔다.

최근 성장부진을 치료하는 개념이 바뀌고 있다.

과거에 한의학에서 성장부진을 치료하는 대부분의 한약들이 비위(脾胃)와 신장(腎臟)을 보강하는 원리로 구성되어왔으며 이 원리는 아직까지도 성장이 부진한 많은 경우에서 여전히 유효하다. 그러나 실제 성장부진으로 내원한 아이들의 상태에 따라서 처방의 내용은 달라질 수밖에 없다. 식욕부진을 주로 호소하던 과거의 아이들과는 달리 최근에는 인스턴트식품과 패스트푸드를 많이 먹고 이로 인해 영양의 불균형이 초래될 뿐만 아니라 비만과 각종 알레르기 및 면역 관련 질환이 높아지고 있다.

따라서 성장 치료에 있어서도 많은 개념의 변화가 있다. 단순하게 비위(脾胃)와 신장(腎臟)을 보강하는 개념 외에 음식물의 정체로 인한 식적(食積)을 풀어준다든가 비만이 유발된 경우 습담(濕痰)을 제거함으로써 신진대사를 촉진하여 성장을 유도하기도 하고 과도한 스트레스로 인해서 깊은 수면을 취하지 못하는 경우 간의 열(熱)을 내려주거나 혈(血)을 보하여 편안하게 잠들게 하기도 하는 등 그 방법이 아주 다양해졌다.

즉 과거에 비위(脾胃)와 신장(腎臟)을 보강하여 성장부진을 치료하는 차원에서 보다 적극적으로 성장부진을 일으키는 모순점들을 치료하는 방법으로 발전되어 가고 있는 것이다. 별다른 모순점이 없는 아이들의 경우 전통적인 비위(脾胃)와 신장(腎臟)을 보강하는 방법으로 충분한 효과를 거둘 수 있지만 다양한 모순점을 가지고 있는 아이들의 경우 충분한 효과를 거두기 어렵다. 따라서 큰 키를 원하는 아이들의 경우 어릴 때부터 성장에 지장을 줄 만한 모순점들이 있다면 조기에 치료를 하는 것이 제일 중요하다.

제대로 한약을 복용한다면 간과 신장은 나빠지지 않는다.

가끔 보호자 분들이 한약을 복용하면 간과 신장이 나빠진다고 하는데 괜찮냐고 물어본다. 이럴 경우 필자가 먼저 질문을 하는 경우가 많다. 문제가 되었다고 추정되는 한약이 과연 한의원에서 제대로 진찰을 받고 복용한 한약인지를 먼저 묻고 싶다. 우리가 만약 항생제나 항암제를 정상적인 진료를 받아 처방을 받지 않고서 불법적인 방법으로 구입해서 복용한 뒤에 자기 몸에 이상이 생겼다면 이게 과연 양약의 부작용으로 보아야 하는가? 정확하게 진찰을 받고 나서 양약을 복용하더라도 우리 주변에 양약의 부작용으로 소화장애가 생긴다든가 피부에 발진이 생긴다든가 하는 간단한 부작용 외에 간기능이 나빠지든가 혹은 신장기능이 떨어지는 경우가 얼마나 많은가를 생각해 보라. 마찬가지다. 이런 문제의 이면에는 많은 사람들이 아직도 한약을 단순한 식품의 범주로 이해하는 몰상식에서 출발된다.

그리고 한 가지를 더 물어보자. 누가 한약의 전문가인가. 정답은 당연히 한의사다. 양약의 부작용과 폐해에 대해서 각종 논문과 자료에서 많이 밝혀져 있더라도 나는 함부로 현재 먹고 있는 양약을 끊으라는 얘기는 절대 하지 않는다. 왜냐하면 내가 양약의 전문가는 아니기 때문이다. 본인이 99% 알고 있는 지식이라도 잘 모르는 나머지 1% 때문에 환자가 손해를 볼 수도 있다는 조심스러운 마음 때문에 절대 경솔한 판단을 하지 않고자 노력한다. 하지만 우리의 현실은 어떤가. 한약을 하나의 큰 묶음으로 매도하여 그냥 “한약 먹으면 간 나빠진다고 하던데 사실인가요?”하고 물으면 어디서부터 답해야 할지 정말 답답하다.

모든 한약이 간장과 신장에 안전하다는 얘기를 하고 싶은 게 아니다. 환자의 상태에 따라서 어떤 한약은 간장에 치명적인 손상을 일으키기도 하고 어떤 한약은 신장에 무리를 줄 수도 있다. 문제는 이런 내용을 잘 아는 한의사에게 가서 직접 진료를 받고 자신의 과거력과 기타의 정보를 정확하게 제시한다면 아무런 문제가 없다는 얘기를 하고 있는 것이다. 어느 한의사가 환자를 나빠지게 하기 위해서 한약을 쓰겠는가? 잘 생각해 보라. 현재 책을 읽고 있는 독자분들이 무슨 일에 종사하고 계신지는 모르겠으나 남을 속이거나 남에게 손해를 입혀서 돈을 벌고 계신지 묻고 싶다. 우리는 아주 상식선에서 접근할 필요가 있다. 한의사에게 진료를 받고 천식 및 알레르기 질환에 대해서 한약 처방을 받은 경우라면 전혀 걱정하지 않아도 된다.

필자는 과거에 급성기 천식 및 알레르기성 비염 치료에 가장 많이 활용되는 소청룡탕을 가지고 임상시험을 했던 적이 있다. 그 당시 결과를 참고로 말씀드리겠다.

기능에 미치는 영향을 보기 위하여 GOT, GPT, γ-GT를 검사하였다. 8주 동안의 투여기간 동안 유의성 있는 변화가 없었다. 즉 별다른 부작용을 나타내지 않았다. 신기능에 미치는 영향을 보기 위하여 BUN과 Creatinine을 검사하였다. 역시 8주 동안의 투여기간 동안에 유의성 있는 변화가 없었다. 즉 별다른 부작용을 나타내지 않았다는 얘기다. 이상의 내용은 대한한방내과학회 학술대회에서 발표한 바가 있다. 물론 그 이후 8주를 지나서 수년간 추적 조사한 자료들도 있지만 다음 기회에 발표하고자 한다.

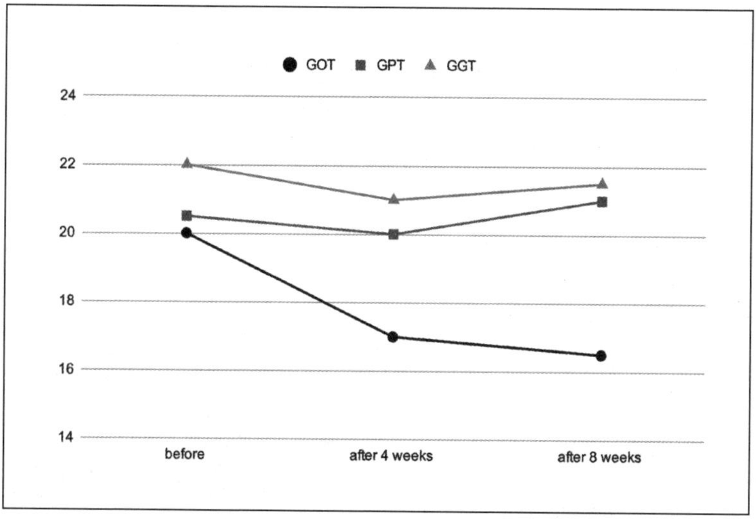

Effects of Socheongryong-tang on LFT

즉 이상의 결과에서 보듯이 Allergist(알레르기 전문의사)에게 진료를 받고 천식 및 알레르기 비염 치료를 장기간 한 경우에 간기능과 신기능에 부작용을 일으키지 않았다. 여기에서 한 가지만 더 묻자. 보통 한약 1제의 경우 10일분을 말한다. 8주라고 하는 것은 최소한 한약 4~5제 분량을 얘기한다. 우리 주변에서 과연 자신의 몸을 치료하기 위해 한약 4~5제를 연속해서 드시는 분이 얼마나 있는가. 그리 많은 숫자는 아닐 것이다. 그러므로 이제부터라도 안심하고 가까운 한의원에서 진료를 받고 치료를 받으셔도 좋을 것이다.

PART

5

PART 5.

알레르기란
면역계의 카오스다.

1 / 알레르기 질환이 증가하고 있다.

보약이 한의학의 전부는 아니다.

일반인들이 한의학 하면 제일 먼저 떠올리는 것이 면역기능을 강화시켜주어서 잔병치레를 덜 하게 만들어 주는 보약이다. 언제부터인지는 몰라도 한약과 보약이 동일한 개념으로 우리 일상생활에 자리 잡은 지 오래다. 한의학의 전문가가 된 현재도 환자들을 진료하면서 제일 이해시키기 힘든 부분이 한약 중에 보약 이외에도 많은 치료약이 있다는 것과 보약도 크게 보아서 여러 가지 치료법 중의 하나에 불과하고 한약 전체와 보약이 동일한 개념이 아님에 대해서 여러 번 반복해서 설명하지만 오랜 시간 굳어버린 사람들의 고정관념을 바꾸기에는 나의 설명이 역부족임을 많이 느낀다.

우리는 케이블 TV나 신문광고 등을 통해서 한약의 대중화를 외치면서 보약을 저렴하게 판다는 광고를 흔하게 접하게 된다. 이런 광고를 접할 때마다 우리들이 수십 년 동안 힘들게 공부한 한의학이 일반인들이 생각하듯이 보약이 전부라면 우리들은 너무 길을 멀리 돌아서 온 게 아닐까 하는 생각을 해 본다. 생각해 보라. 지금도 전국에 우수한 고등학교 3학년 수험생들 중에 얼마나 많은 학생들이 한의대에 입학하기 위하여 열심히 공부하고 있는가? 그렇게 힘들게 입학한 모든 학생들이 단지 보약만을 파는 장사치에 불과하다고 생각하는 것은 너무나 지나친 독설이 아닐까?

특히 필자의 전공이 알레르기와 면역이다 보니 면역이라는 용어를 대하는 마음이 특히 남다르다. 언제부터인지는 모르겠으나 우리 생활에 가장 깊숙하게 침투한 의학용어 중의 하나가 알레르기와 면역이 되어 버렸다. 이를 전공한 사람으로서는 참으로 반가운 일이다. 왜냐하면 그만큼 이와 관련된 환자가 많다는 얘기일 테고 이는 내가 할 역할이 그만큼 많다는 얘기로 해석되기 때문이다. 하지만 알레르기 및 각종 면역 관련 질환들이 늘어나는 이유가 우리의 일상생활환경이 그만큼 오염되어 가는 것임을 너무나도 잘 알기에 마음 한구석이 무거워진다.

이 책은 일반인들을 대상으로 쓰인 책인데, 이번 챕터에서는 다소 어려운 주제를 다루고 있어서 어디서부터 어떻게 얘기를 풀어가야 할지 처음에는 다소 막막한 감이 들었다. 결국 원론적인 내용보다는 실제 우리가 임상에서 흔하게 볼 수 있는 질환을 중심으로 해서 설명해 들어가는 것이 이해하기 좋을 것이라는 생각이 들었다. 그리고 어느 책에서나 들을 수 있는 원론적인 내용이나 설명은 과감하게 줄이고 본인이 실제 임상에서 진료하면서 얻은 경험과 통계 자료를 토대로 하고자 한다.

알레르기 질환의 유병률이 점점 높아지고 있다.

최근의 각종 연구논문을 보면 아토피피부염, 알레르기 비염, 천식 등 모든 알레르기 질환의 유병률이 높아지고 있음을 알 수 있다. 임상에서 알레르기 질환을 전문으로 진료하는 의료인들의 경우 초등학교 학생 2명 중 1명이 아토피피부염이라고까지 얘기할 정도인데, 그에 비하여 각종 통계자료는 유병률이 낮게 잡혀있다는 느낌이다.

그 이유는 알레르기 질환의 유병률은 기준, 조사대상, 방법 및 시기에 따라 차이가 많을 수밖에 없기 때문이다. 따라서 나라마다 알레르기 질환의 유병률을 서로 비교하기도 어렵다. 그래서 1995년에 동일한 설문지(International Study of Asthma and Allergies in Children, ISAAC)를 가지고 전 세계적으로 처음으로 역학조사를 실시하게 되었다. 그 결과를 살펴보면 한국에서 각종 알레르기 질환의 유병률을 대략적이나마 파악할 수가 있다. 아래 도표에 나오는 유병률은 진단을 받은 적이 있는 경우에 해당되는 유병률이다.

아토피피부염, 알레르기 비염, 알레르기 결막염, 천식, 음식물 알레르기, 약물 알레르기 등이 우리나라에서 가장 흔한 알레르기 질환의 순서다.

질환		초등학생	중학생	합계
1	아토피피부염	16.6	7.3	13.1
2	알레르기 비염	15.6	7.6	12.5
3	알레르기 결막염	10.3	5.5	8.5
4	천식	7.7	2.7	5.8
5	음식물 알레르기	4.2	3.8	4.1
6	약물 알레르기	1.1	0.9	1.0

우리나라에서 가장 흔한 알레르기 질환의 순서

하지만 2022년 대한임상건강증진학회지에 발표된 논문에 의하면 초등학교 저학년 어린이에게 가장 흔한 알레르기 질환은 '알레르기 비염'인 것으로 나타났다. 2017년 한 지역의 초등학교 31곳에 재학 중인 저학년생(1~3학년) 3,554명을 대상으로 알레르기 질환 유병률 등을 분석했는데, 알레르기 비염(59.8%), 천식(18.6%), 아토피피부염(17.7%)의 순으로 나타났다. 알레르기 비염의 유병률은 아토피피부염의 3배 이상이었다.

알레르기란 현대병이요 문명병이다.

현재 가장 많은 알레르기 질환이 아토피피부염, 알레르기 비염, 천식 등임을 이미 살펴보았다. 알레르기 질환이 생기기 위해서는 유전적인 요인과 환경적인 요인이 밀접하게 관여하고 있다는 것을 부정하는 사람은 아무도 없다.

최근에 유전자분석기술이 발달하면서 유전적인 요인에 대한 연구가 활발하게 이루어지고 있다. 하지만 알레르기 질환이 폭발적으로 증가한 배경에는 우리 환경의 변화가 더욱 크다고 본다. 왜냐하면 우리나라의 경우만 해도 유전자에 큰 변화가 없을 것으로 추정되는 인구집단에서 갑자기 알레르기 질환이 급증하였기 때문이다. 80년대 의대나 한의대를 다녔던 의사나 한의사들의 경우 아토피성 피부염, 알레르기 비염, 소아천식과 같은 질환에 대하여 그렇게 중요하게 배우지를 않았다. 특히 아토피성 피부염의 경우 태열(胎熱)이라고 하여 땅을 밟거나 늦어도 초등학교에 입학할 무렵이면 자연스럽게 호전되는 것으로 보아서 대수롭지 않게 여겼고 실제로도 나이가 들면서 자연스럽게 없어진 경우가 많았다. 그래서 지금도 많은 부모님들이 아이들의 아토피피부염이나 알레르기 비염, 소아천식으로 고민하면 조부모님들이 나중에 크면 자연적으로 좋아진다고 하면서 특별히 치료를 하지 않아도 된다는 얘기를 많이 하고 있다. 물론 멀지 않은 과거에는 그랬다. 그렇기 때문에 치료도 대증요법(對症療法 : 겉으로 나타난 증상만을 완화시키는 치료법)으로 항히스타민제나 스테로이드제를 외용하면서 대충 심한 고비만 넘기면 그럭저럭 참을만하게 지나갔고, 나이가 들면서 왜 낫는지는 모르지만 자연스럽게 사라지면서 의사들도 고치기 쉬운 병으로 생각하였다.

하지만 지금의 상황은 완전히 달라졌다. 우선 알레르기 환자의 숫자가 급격하게 증가하였고 나이가 들면서 자연스럽게 호전되지 않고 오히려 점점 악화되는 양상을 보이고 있다. 또한 알레르기 질환이 발병하는 연령이 과거보다 늦어지고 있고 대도시나 환경오염이 심하다고 예상되는 지역에서 알레르기 환자가 증가하고 있으며 가족력이 없는 집안에서의 알레르기 환자의 발생 비율이 증가하고 있다. 즉 우리 환경이 점점 편리해지고 산업화되면서 폭발적인 증가를 해온 알레르기 질환은 이런 사실들로 미루어 볼 때 문명병이요, 현대병이라고 볼 수 있을 것이다.

최근 알레르기 질환의 경향

1. 알레르기 환자 수의 급증
2. 자연 호전율의 감소
3. 알레르기 발병연령의 다양화
4. 대도시나 오염지역에서 환자 수의 증가
5. 가족력이 없는 집안에서 환자 수의 증가

2 / 면역과 알레르기는 동전의 양면과 같다.

면역과 알레르기는 동전의 양면과 같다.

외부로부터 이물질이 들어오거나 미생물이 침범하게 되면 인체는 어떤 형태로든 반응을 하게 되어 있다. 이렇게 반응을 할 때 좋은 반응이 있을 수 있고 나쁜 반응이 있을 수 있다. 인체에 유익하게 작용하는 좋은 반응을 우리는 주로 면역이라고 부르고 세포나 조직에 손상을 일으키는 나쁜 반응을 과민반응이라고 부른다. 과민반응이 곧 알레르기(Allergy)를 말한다.

면역(免疫 : Immunity)은 이뮤니타스(immunitas)라는 라틴어에서 유래하였는데 이는 세금을 면한다는 뜻을 가지고 있다. 그런데

이 용어가 의학용어로 사용되면서 병원체로부터 인체를 방어하는 저항력이라는 뜻으로 사용되고 있다. 하지만 면역이라는 용어가 우리에게 밀접하게 자리 잡기까지 많은 세월이 걸렸다. 감염증은 미생물 때문에 발생하고 한 번 감염된 동물이 살아남았을 경우에는 저항력이 생긴다는 사실을 파스퇴르가 발견한 이래 결핵균을 발견한 코흐에 의해 면역학은 더욱 발전하게 되었다. 19세기 말 로버트 코흐(Robert Koch)에 의하여 감염병이 미생물에 의하여 일어난다는 사실이 알려졌고 그 이후 감염병이 치유되고 나서 다시 그 질병이 발생할 경우에는 동물이나 사람의 혈청 안에는 그 질병을 예방하는 항체가 형성되어 있다는 사실을 발견하였다. 그 이후 1960년대에 면역세포가 발견되고 면역학은 비약적으로 발전을 하게 되었고 오늘날 의학 분야에서 면역이라는 용어의 위상이 이렇게 높아지게 된 것이다.

면역기능 없이 우리는 한시도 살 수 없다.

환자를 진료하다 호산구나 IgE와 같은 물질들이 증가되어 있는 것이 알레르기 반응에서 아주 중요하다는 설명을 하게 되면 많은 부모님들이 아예 이 녀석들을 없애는 방법은 없냐고 많이들 물어보신다. 결론부터 말하자면 그런 방법은 없다.

우리가 심장이 뛰지 않거나 숨을 쉬지 않으면 한시도 생명을 유지할 수 없는 것과 마찬가지로 외부로부터 침입하는 병균과 유해화학물질을 끊임없이 몰아내는 역할을 담당하는 면역기능 없이는 한시도 생명을 유지할 수 없다.

우리가 전혀 의식하지 못하더라도 병균과 유해화학물질이 침입하게 되면 이를 곧바로 인지하여 즉시 잡아먹거나 아니면 다른 면역세포들에게 신호를 보내어서 병균을 공격해서 죽이거나 몸 밖으로 내쫓게 된다. 평상시에는 잘 느끼지 못하지만 병균을 상대하기가 힘들수록 우리 몸은 피곤함을 느끼게 되고 경우에 따라서는 열이 나거나 통증을 느끼게 된다. 이런 경우에 우리는 자신이 병에 걸렸다고 느끼게 된다. 여기서 한 가지 알고 넘어가야 할 용어가 있다. 외부로부터 들어와 알레르기를 일으키는 원인이 되는 것을 항원(Antigen) 또는 알레르겐(Allergen)이라고 부른다. 면역기능은 국가의 안보와 치안을 책임지는 군대나 경찰과 같은 조직이다. 몇몇 군인과 경찰이 문제를 일으켰다고 해서 군대와 경찰을 전부 해산하고 없앤다면 국가의 안보와 치안은 누가 책임지겠는가?

면역기관은 1차 림프기관과 2차 림프기관으로 나뉜다.

면역반응이 일어나기 위해서 다양한 기관과 조직들이 관여되고 있다. 이들 면역기관을 기능상 보통 1차 림프기관과 2차 림프기관으로 구분할 수 있다.

1차 림프기관은 흉선과 골수를 말하고 이를 보통 중추 림프기관이라고 부른다. 림프구는 두 가지 형이 있는데 바로 B림프구와 T림프구이다. 두 가지 모두 골수에서 유래하지만 T림프구는 흉선(Thymus)에서 성숙하고 B림프구만이 골수(Bone marrow)에서 성숙하기 때문에 이렇게 이름을 붙였다. 이때 이런 림프구의 성숙과정은 항원의 자극 없이 일어난다. 이렇게 1차 림프기관에서 성숙된 림프구는 끊임없이 혈액을 타고 말초 또는 2차 림프기관을 돌아 순환하면서 림프관을 통하여 다시 혈액 내로 돌아온다.

2차 림프기관은 비장, 림프절, 점막 림프조직 등이다. 비장과 림프절은 들어보았겠지만 점막 림프조직은 생소할지 모르겠다. 편도, 아데노이드, 충수돌기, 페이어스 패치(Peyer's patch)등이 바로 점막 림프조직이다. 우리가 목이 아프고 열이 나서 병원에 갔을 때 가장 많이 듣는 "편도가 부었네요." 할 때 편도가 바로 점막 림프조직인 것이다. 1차 림프기관에서 성숙, 이동하여 온 림프구(Lymphocyte)가 항원을 만나서 분화하여 항원 특이면역반응(획득면역)을 나타내게 되는 것이다. 2차 림프기관은 세 가지 유형으로 나눌 수 있는데 혈액으로 항원을 모으는 비장, 조직에 있는 감염 부위에서 항원을 모으는 림프절, 체내의 많은 상피표면으로부터 항원을 모으는 점막 림프조직이 그것이다. 즉 항원 특이면역반응(획득면역)의 시작은 바로 이들 2차 림프기관에서부터 시작된다.

면역은 자연면역과 획득면역으로 구분된다.

면역은 항원을 인지하는 방식에 따라서 비특이면역반응(자연면역)과 특이면역반응(획득면역)으로 구분된다. 쉽게 말해서 외부의 적(항원)이 침범했을 경우에 이들의 종류를 구별하지 않고 이들과 교전 경험이 전혀 없는 녀석들이 무조건 가서 잡아먹는 경우와 이들의 종류를 구분해서 적과 과거에 교전 경험이 있는 녀석들이 가서 잡아먹는 경우로 구분된다는 얘기이다.

이때 교전 경험이 전혀 없는 녀석들이 무조건 가서 잡아먹는 경우를 비특이면역반응(자연면역)이라고 하고 적과 과거에 교전 경험이 있는 녀석들이 가서 잡아먹는 경우를 특이면역반응(획득면역)이라고 한다. 비특이면역반응이 바로 자연면역 또는 내재면역으로 불리는데 여기에는 NK세포(Natural killer cell), 과립구(호중구, 호염기구, 호산구), 비반세포(Mast cell), 단핵구(Monocyte), 대식세포(Macrophage)등의 면역세포와 보체와 각종 사이토카인들 같은 단백질들이 관여한다. 즉 자연면역은 항원에 대한 기억이 없다는 점이 제일 중요하다.

반면에 특이면역반응이 바로 획득면역 또는 적응면역반응이라고 불리는데 B림프구, T림프구와 항체가 관여한다. 항체는 항원에 대한 수용체를 가지고 있기 때문에 특정 항원에 대해서만 반응을 하게 되고, 항원에 대한 기억을 가지고 있기 때문에 같은 항원에 반복해서 노출되면 아주 강하고 빠른 면역반응을 보인다. 항체는 특정 감염에 대한 반응으로 생기기 때문에, 항체가 존재한다는 것은 환자 자신은 기억을 못 할지라도 과거에 이 감염증에 노출된 적이 있다는 것을 의미한다.

자연면역과 획득면역은 상호 보완적인데 항원에 노출되면 일반적으로 자연면역은 즉시 반응하여 초기에 항원을 제거하고 이때 제거되지 못한 항원은 늦게 출동한 획득면역에 의해서 제거된다. 앞에서 살펴보았듯이 자연면역은 주로 과립구(Granulocyte)와 대식세포(Macrophage)가 관여하고 획득면역은 주로 림프구(Lymphocyte)가 관여한다. 그러나 자연면역에 관련된 모든 세포들은 또한 획득면역에도 관여하게 된다. 그 이유는 획득면역이 침투하는 미생물을 공격하기 위하여 사용하는 거의 모든 효과적인 방법들은 자연면역에 관여하는 세포들이 역시 같이 동원되기 때문이다.

결국 자연면역이 외부 미생물로부터 우리 몸을 방어하는 1차 방어선인데 이들이 항상 감염원을 제거할 수 있는 것은 아니다. 또한 이들이 인지를 못하는 미생물들도 많이 있다. 이렇게 1차 방어선이 뚫렸을 때 다양한 방어수단을 가지고 같은 미생물에 다시 감염되지 않도록 보호하는 역할을 하는 것이 바로 획득면역인 것이다.

면역반응이 일어나기 위해서는 자기(自己)와 비자기(非自己)를 구별해야 한다.

면역반응의 작용을 살펴보면 크게 3가지로 요약 가능하다.

첫째. 자기방어작용이다. 방어라고 하는 것은 상대방의 공격을 막는다는 뜻인데, 즉 각종 미생물의 감염에 저항하는 것을 말한다.
둘째. 자기인식작용이다. 우리가 TV나 영화 속에서 장기이식을 할 때 부모형제간이라도 쉽게 장기이식을 못하는 경우를 보았을 것이다. 그 이유가 바로 MHC(Maior Histocompatibility Complex Antigen : 주요조직적합항원) 때문이다. MHC는 항원을 제시하는 단백분자인데 아미노산의 배열이 개인마다 차이가 있다. 따라서 장기이식 때 거부반응이 발생하는 것도 이 차이 때문이다. 따라서 장기이식을 하려고 할 때 검사를 하는 이유가 바로 최대한 이 차이가 적어서 거부반응이 일어날 가능성이 적은 적합한 장기를 찾으려고 하는 것이다.
셋째. 자기감시작용이다. 이는 우리 인체 내의 세포가 돌연변이를 일으켰을 때 빨리 발견하고 제거하여야 한다는 것이다. 이것이 원활하게 이루어지지 못하면 발생하는 것이 암이다.

결국 미생물을 인지하여 제거하거나 종양의 생성을 억제하기 위해서는 자기(self)와 비자기(non-self)를 구분하여 인지할 수 있어야 한다. 지피지기(知彼知己)면 백전백승(百戰百勝)이라는 말은 우리 몸에서도 그대로 적용되는 말이다.

한의학과 서양의학에서 면역의 기본개념은 동일하다.

한의학에서 면역의 개념은 황제내경(黃帝內經)에서부터 출발한다. 하지만 면역(免疫)이라는 용어가 보인 것은 18세기에 저술된 면역류방(免疫類方)이라는 책에서 보인다. 의미는 돌림병인 역병(疫病)의 해로운 작용을 제지한다는 것이다.

한의학에서 사용되는 면역이라는 의미와 서양의학에서 말하는 면역의 기본개념은 동일한 것으로 볼 수 있다. 면역에 관련된 한의학 고대문헌을 더 살펴보자면 중국 수나라 때 소원방(巢元方)의 소씨제병원후총론(巢氏諸病源候總論)에서 옻나무에 대한 과민반응과 체질의 상관성에 대하여 언급하였고 명나라 때 만전(萬全)의 두진세의심법(痘疹世醫心法)에서 마진(痲疹)은 두진(痘疹)과 비슷한데 나으면 다시 생기지 않는다고 하여 면역획득에 대한 인식을 한 내용이 있다. 그러나 서양의학에 사용된 면역이라는 개념보다 한의학에서 사용된 면역이라는 개념은 더 포괄적이고 모든 질환에 적용되는 개념이었다. 이는 다음에 소개되는 황제내경(黃帝內經)의 문장들을 살펴보면 더욱 명확해진다.

정기존내 사불가간(正氣存內 邪不可干), **사지소주 기기필허**(邪之所湊 其氣必虛)

갑자기 어려운 한문이 나와서 당황한 독자분이 계실지 모르겠다. 되도록 한문을 안 쓰려고 노력하였지만 위의 두 문장은 한의학의 면역관을 가장 잘 보여주기 때문에 반드시 언급을 하고 넘어가야 할 것 같다.

인체에 어떤 질병이 발생하는 과정은 상당히 복잡한 과정을 거치기 때문에 어떤 발병인자가 인체를 침범하였다고 하더라도 바로 발병하는 것은 아니며, 같은 발병인자에 대해서도 어떤 사람은 병이 나지만 다른 사람은 멀쩡하기도 하고, 혹 같이 발병한다고 하더라도 질병의 경중에 차이가 나는 경우가 많다.

황제내경(黃帝內經)에서는 질병의 발생원리가 비록 복잡하기는 하지만, 요약해보면 결국 정기(正氣)와 사기(邪氣)의 싸움의 결과에 따라서 다양한 증상이 생기는 것으로 보았다. 정기존내 사불가간(正氣存內 邪不可干)은 정기(正氣)가 체내에 잘 간직되어 있으면 사기(邪氣)가 감히 침범하지 못한다는 뜻이다. 즉 한의학에서는 역병뿐만 아니라 인체에 생기는 모든 병이 체내의 정기(正氣)가 바로 자리를 잡고 있으면 어떤 질환이라도 발병하지 못한다고 본 것으로 건강유지의 승패는 바로 정기(正氣)의 충실 여부에 달려 있는 것이다. 이 문장은 바로 정기(正氣) 위주의 건강관을 가장 잘 나타내는 문장이라고 보아야 할 것이다. 사지소주 기기필허(邪之所湊 其氣必虛)는 사기(邪氣)가 몰려와서 병이 생기려면 반드시 정기(正氣)가 먼저 허(虛)한 상태에 있어야 한다는 뜻이다. 따라서 이 문장도 한의학의 발병관을 가장 잘 보여준 문장이라고 보아야 한다.

두 문장에서 일관되게 얘기하고 있는 것이 바로 정기(正氣)가 인체에서 가장 중요하다는 것이다. 바로 이 정기(正氣)가 면역력을 뜻한다고 볼 수 있다. 따라서 한의학에서 말하는 면역의 의미는 서양의학에서 말하는 면역의 의미보다 광범위한 의미를 가지고 있다고 보아야 한다. 계절이 바뀔 때마다 보약을 먹는 우리의 전통은 바로 정기(正氣)를 보강하여 미연에 질병을 예방하고 결국 노화를 조금이라도 늦추기 위함이라는 것을 알 수 있다.

감기를 바라보는 2가지 시각

감기는 1년 중 어느 때고 걸릴 수가 있다. 그러나 보통은 계절이 바뀌는 환절기에 흔하게 걸리거나 주로 겨울철에 걸리는 게 사실이다. 추운 날씨에 돌아다녔다거나, 밤에 이불을 덮지 않고 잤다거나, 옷을 얇게 입고 돌아다녔다거나, 술 먹고 차가운 곳에서 잤다거나, 시험공부한다고 며칠 무리하게 밤을 새웠다거나 해서 감기에 걸렸다는 얘기를 흔하게 듣고 말하게 된다.

사실 현대의 서양의학에서는 바이러스 쪽에 아주 높은 점수를 준다. 그래서 위의 예시들에서, 감기에 걸린 이유가 겨울철 같은 경우 상대습도가 낮아서 바이러스가 체내가 아니더라도 상대적으로 생존하기 좋은 여건이라는 것이다. 이때 마침 사람들이 바이러스와 접촉을 해서 감기에 걸렸다고 보는 것이다. 아무리 춥더라도 감기 바이러스가 없으면 감기에 걸리지 않는다는 예로서 에스키모인이나 남북극의 관측기지에 근무하는 사람들이 감기에 잘 걸리지 않는다는 것을 든다. 즉 위에서 얘기한 이유들은 우연히 그 당시에 바이러스랑 접촉했을 뿐 춥기 때문에 감기에 걸리지는 않는다는 것을 정설로 본다.

그러나 한의사들의 경우는 숙주, 즉 인체 쪽에 아주 높은 점수를 준다. 물론 현대의 서양의학에서도 숙주에 대한 인식을 많이 하고 있는 게 사실이다. 그러나 한의사들의 경우에는 바이러스에 대한 인식이 없기 때문에 이것을 단순하게 풍한사(風寒邪)로 인식했을 가능성이 많다. 그리고 이렇게 사기(邪氣)에 노출이 되더라도 정기(正氣)의 강약에 의해서 발병이 되고 안되고가 결정된다고 보았다.

이를 현대의학적인 설명으로 사족을 단다면 추위에 의해서 면역기능의 저하가 유도되었을 가능성이 있다. 우선 차갑고 건조한 공기는 바이러스가 생존하기에 좋은 환경이기도 하지만 비강 및 인후부위의 섬모운동이 위축돼 병균을 몸 밖으로 내보내지 못하게 하기도 한다. 즉 일교차가 큰 것이나 기타의 여러 자극 자체가 인체에

스트레스로 작용해서 면역기능을 떨어뜨리고 감기에 대한 감수성을 증가시킨다고 보는 것이다.

이렇게 스트레스가 감기에 대한 감수성을 증가시킨다는 여러 연구가 있지만 NEJM에서는 정신적인 스트레스가 감기의 감염률을 높이고, 그 증세도 심하게 한다고 보고하였다. 그러나 사실 이상의 논쟁은 인류가 생긴 이래로 끊임없는 논쟁거리가 되고 있다. 한 TV 프로그램에서 60세가 넘은 노인이 감기에 걸렸을 때 자기는 젊었을 때부터 비를 맞으면서 조깅을 하면 감기가 달아난다고 하면서 비를 맞으면서 조깅을 하는 장면이 보도된 적이 있다. 이런 경우를 우리가 알고 있는 의학지식을 가지고 설명할 수 있다고 생각하는 것은 무리라는 생각이 든다. 다만 바이러스가 감기의 발병원인이기는 하나 우리 몸의 면역기능도 중요하게 작용하는 것은 당연하므로 우리가 감기에 걸린 것은 추위나 기타의 자극으로 인하여 면역기능의 저하가 먼저 유도되고 바이러스에 노출된 것이 뒤로 보는 것이 가장 타당한 결론이 아닌가 하는 생각이 든다.

감기가 바로 면역기능의 척도다.

여러분은 면역기능을 담당하는 면역기관과 면역세포들이 아주 다양하고 그 작용이 복잡하다고 생각할 것이다. 이렇게 복잡한 면역기능이 제대로 작동하고 있는지 한눈에 알아보는 검사가 있다. 바로 감기다.

후천성 면역결핍증 환자(AIDS)들의 경우 면역기능의 저하로 인해서 결국 기회감염과 악성종양 발생 증가가 특징인 것이 면역기능의 의미를 파악하기에 좋은 예이다. 기회감염이 증가한다는 것은 폐렴과 결핵 등에 쉽게 노출이 된다는 말이다. 물론 감기에도 잘 걸린다.

이는 정상인에게서도 똑같이 적용이 된다. 면역기능이 떨어져 있을 때 폐렴과 결핵 등에 쉽게 걸린다. 정상적인 면역기능을 가진 아이라면 1년에 2회 정도 감기에 걸리고 1번 감기에 걸렸을 때 1주일 이내에 자연적으로 회복되는 것이 평균이다. 만약 이보다 자주 감기에 걸려서 매 계절이 바뀔 때마다 감기에 걸리고 1번 감기에 걸리면 2~3주 이상 지속된다고 한다면 이는 면역기능이 저하되었다는 신호이다. 즉 감기에 자주 걸린다는 것은 면역기능이 저하되었다는 신호이고, 이런 경우 면역기능을 강화시켜주는 소위 보약으로 알려진 한약의 대표적인 적응증이라고 하겠다.

감기를 바라보는 시각차에 따라 치료방법도 달라진다.

이렇게 감기에 대한 시각차를 보이면서도 우리는 TV나 라디오 등의 대중매체를 통해서 끊임없이 종합감기약의 광고를 듣게 된다. 도대체 감기약이라는 것이 있는 것일까? 과연 감기약이 있다면 어떤 감기약이 효과적인 감기약일까?

이점에 대해서 서양의학에서는 감기는 바이러스 질환이고 임상증상은 주로 감기바이러스가 죽어서 배출되면서 생기는 것으로 보기 때문에 원칙적으로 감기바이러스 자체를 죽이거나 하는 치료약은 불가능하다. 그런데도 불구하고 대증치료약을 감기약처럼 선전하는 경우가 대부분이다. 즉 대증치료약을 복용하여 증상을 완화시키는 정도를 감기약이라고 얘기하는 경우가 많다. 그러나 이나마도 감기 증상의 완화에 큰 효과를 주지 못하고 결국은 자연관해되는데 큰 영향을 미치지 못한다는 것이 정설로 받아들여지고 있다.

미국이나 유럽 등의 선진국에서는 감기일 때 집에서 휴식하면서 허브차나 비타민 등을 복용하기를 권유하는 정도이지 국내에서처럼 감기의 대증치료약이나 항생제를 남용하지는 않는다. 특히 최근에는 감기에 걸렸을 때 열이 나는 것에 대하여 긍정적으로 보는 시각이 많다. 열이 난다는 것은 세균에 대항하는 항체의 생성을 증가시키고 인터페론의 항바이러스 활동을 증가시키는 등 면역체계를 강화시키기 위해서 생기는 자연스런 치료과정 중의 하나인데 이를 모르고 조금만 열나면 해열제부터 찾는 우리나라의 많은 부모님들은 반성할 필요가 있다. 결국 아이를 위한다고 하는 습관적인 행위가 결과적으로 아이의 면역기능을 약화시키는 결과를 초래하고 있는 것이다.

반면에 한의학에서 얘기하는 감기약은 무엇을 얘기하는 것일까? 한의학에서는 각 계절별로 감기가 나타내는 양상이 다르다는 것을 일찍부터 인식을 하였다. 그리고 환자의 체내여건에 따라서 전혀 다른 임상 양상을 띤다는 것도 역시 인식을 하였다. 따라서 정기(正氣)를 강화하는 한편 몸 안을 따뜻하게 하여 땀을 통하여 사기(邪氣)를 몰아내고자 하였다. 한약으로 된 감기약을 먹고 나서는 이불을 덮고 땀을 내면서 푹 자라는 얘기를 한의원에서 많이들 들었을 것이다. 그 이면에는 바로 이런 깊은 뜻이 숨어 있는 것이다. 우리는 결국 동일한 질병이나 증후라도 인체를 바라보는 시각차에 의하여 전혀 다른 치료법이 존재한다는 것을 알게 되었다. 앞으로 이야기하게 될 알레르기 질환과 성장부진도 마찬가지다.

감기 치료는 한약이 우수하다.

처음 한의원에 내원하는 환자들의 경우 "감기도 한의원에서 치료해요?"하고 물어보는 경우가 많다. 다음으로 "종합감기약과 한약 중에 어떤 것이 효과가 좋아요?"하고 물어본다. 이럴 경우 필자는 "감기를 한의원에서 치료 안 하면 어디에서 치료해요?"하고 반문하곤 한다.

한의학에서는 같은 감기라고 해도 환자에 따라 처방이 달라질 수 있다. 또한 같은 환자라고 해도 감기에 걸렸을 때 나타나는 증상에 따라 처방이 달라질 수 있다. 이런 여러 여건을 감수하더라도 종합감기약과 상한론(傷寒論) 처방 중의 하나인 마황부자세신탕(麻黃附子細辛湯)의 효능을 비교한 시험결과가 있기에 소개해 드리려고 한다.

일본동양의학잡지(日本東洋醫學雜誌)에 本間行彦 등에 의해서 감기증후군 환자 214명을 대상으로 랜덤화 비교 시험한 결과가 발표되었다. 마황부자세신탕(麻黃附子細辛湯)을 3일간 또는 치유까지 계속 투여하였으며 대조약은 종합감기약으로 삼았다. 5단계로 평가하였고 3일 후 또는 치료 후의 증상개선・소실 정도를 비교하였다. 임상시험 결과는 전반적인 개선에 있어서 마황부자세신탕(麻黃附子細辛湯) 투여군은 중등도 이상 개선이 81.9%로서, 종합감기약의 60.3%에 비해서 유의하게 개선 현상이 높게 나타났다. 또한 발열, 열감, 전신 권태감, 기침, 객담 등에 있어서 마황부자세신탕(麻黃附子細辛湯) 투여군이 좀 더 유의하게 단기간에 증상이 소실되는 사실이 증명되었다.

따라서 이상의 연구결과, 세균감염의 가능성이 있고 또는 39℃ 이상의 발열을 동반하는 경우를 제외하고는 마황부자세신탕(麻黃附子細辛湯)을 사용하면 종합감기약을 사용하는 경우에 비해서, 감기의 여러 증상이 빠르게 개선됨을 수많은 증례를 통하여 과학적으로 실증한 연구라고 볼 수 있다. 이 연구에서는 이른바 한의학의 가장 큰 장점인 증(證)을 고려하지 않고 사용하였으나, 마황부자세신탕(麻黃附子細辛湯)이 감기에 대해서는 투여대상을 고려하지 않고 적용하더라도 충분히 효과가 있는 약제라는 사실을 시사하고 있다. 만약 증(證)을 고려하여 투약하였을 경우에는 이보다 높은 치료 효과를 보였을 것은 당연하다.

3 / 알레르기란 면역계의 카오스(Chaos)다.

알레르기란 면역계의 카오스(Chaos)다.

'나비효과'란 용어는 카오스이론에서 쓰는 말이다. 원래 카오스(Chaos)란 용어는 천지창조 이전의 완전한 무질서를 의미하기 때문에 우리말로 굳이 번역하자면 혼돈이라고 볼 수 있겠다. 하지만 카오스이론에서 쓰이는 카오스란 용어는 완전한 무질서를 지칭하는 것은 아니다. 실제로 1975년에 메릴랜드대학의 제임스 요크가 맨 처음 카오스라는 용어를 썼을 때 과학자들 중 상당수는 카오스라는 용어가 임의성을 함축하고 있다고 판단하여 반대하기도 하였다고 한다. 하지만 카오스가 완전한 무질서를 의미한다면 그것은 과학의 대상이 되기 힘들 것이다. 필자가 알레르기를 면역계의 카오스라고 말한 이유도 바로 이와 같다.

겉으로는 무질서하게 보여서 도저히 어떤 내적인 법칙을 가지고 있지 않을 것 같아 보이지만, 실제로는 아주 놀라운 규칙성을 가지고 있기 때문이다. 알레르기와 면역(Allergy and Immunity)의 영역은 너무도 넓고 사실 필자도 아주 표피적인 지식밖에 가지고 있지 않아서 그 개괄적인 내용을 모두 설명한다는 것은 애당초 불가능한 일일지도 모른다. 그래서 아주 간단하게 알레르기에 대해서 설명하고자 한다.

알레르기(Allergy)란 변화된 반응능력이란 뜻이다.

알레르기란 용어는 1906년 Clemens Freiher Von Pirquet가 면역과 과민반응은 다 같이 이물과 면역체계 사이에서 일어나는 동일한 기전에 의한 면역반응이란 사실을 알아내었다. 그래서 특정 항원에 반복해서 접촉한 사람은 이들과 한 번도 접해보지 못한 사람과는 다른 반응상태를 나타낸다는 사실에 주목하고 이러한 과민반응을 '변화된 반응능력'이란 뜻에서 이런 반응형태를 '알레르기(Allergy)' 라고 하자고 처음으로 제안하였다.

원래 알레르기(Allergy)란 희랍어의 Allos(변하다)와 Ergos(작용)에서 유래하였다. 이런 어원을 가지고 있는 알레르기는 결국 과민반응이다. 과민반응은 1963년 Gell과 Coombs가 처음으로 4가지 유형으로 분류를 한 이래 전통적으로 이들의 방식을 지금까지도 많이 인용하고 있다. 이 중에서 특히 제1형 과민반응만을 알레르기

반응이라고 하기도 한다.

아토피(Atopy)는 알레르기(Allergy)와 같은 뜻인가?

아토피란 용어는 1923년 Coca 등이 천식과 고초열을 동반한 인체의 과민반응이란 의미로 처음 사용한 후에 1930년 Sulzburger 등이 범발성 신경성 피부염을 아토피피부염이란 병명으로 사용할 것을 제안하면서 아토피피부염이란 병명이 공식화하게 되었다.

아토피(Atopy)는 아토포스(Atophos)로 부적당한(out of place)이란 의미이다. 아토피의 정의는 흔한 알레르겐에 대해 IgE항체를 생산하는 유전적 소인을 말한다. 많은 학자들은 증상의 유무에 상관없이 흔한 흡입성 항원으로 피부단자 시험을 하였을 때 양성반응을 보이는 경우에 아토피라는 용어를 사용할 것을 제시하고 있으나, 일부에서는 알레르기 비염, 기관지천식, 아토피피부염 등과 같이 아토피 질환의 임상 증상이 있을 때 아토피라는 용어를 사용하자고 제안하고 있다.

그러나 천식이나 비염, 습진 등을 앓고 있는 환자들에서 이들 질환의 병태생리가 모두 IgE항체에 매개되는 것은 아니므로 최근에는 좁은 의미의 IgE매개성 즉시형 과민반응이란 테두리를 벗어나서 알레르기 질환을 면역학적인 과민반응의 결과로 발생하는 질환을 뜻하는 넓은 의미로 정의하는 경향이다.

예를 들어서 대부분의 사람에게 아무런 문제를 일으키지 않는 특정 항원이 특정한 환자에게 천식, 두드러기 등을 일으키게 하는데 이러한 반응을 알레르기라고 할 수 있다. 꽃가루가 날려서 콧물과 재채기를 한다면 꽃가루 알레르기가 있는 것으로 볼 수 있고 이런 경우 꽃가루만 회피하면 증세는 저절로 사라질 수 있다. 그런데 꽃가루가 날리는 철도 아닌데도 콧물과 재채기가 나면서 피부에 발진도 생기면서 소양감이 심한 증상이 생기는 아이의 경우 일반적인 꽃가루 알레르기와는 다른 양상이다. 물론 이 아이의 경우에도 꽃가루가 날리는 계절에 증상이 더 심할 것이다. 그러나 직접적인 연관은 없는 상태이다.

이 경우 꽃가루로 피부단자 시험을 한다면 양성반응을 보이거나 꽃가루에 특이한 IgE항체의 역가가 높아져 있는 것을 아토피 소인이 있다고 부른다. 그러나 아토피성 피부염 환자로 진단을 내리기 위해서는 다른 진단기준이 있다. 그래서 요즘에는 전문가들조차 이런 용어들을 혼용해서 쓰는 경향이 있다. 즉 특정 항원이 밝혀진 경우에 특정 항원에 대한 알레르기란 표현을 주로 많이 쓰고 정확한 특정 항원을 잘 모르고 특히 대상자가 아이인 경우에 임상 증상이 특정 질환의 진단기준을 만족시킬 때 주로 아토피란 용어를 쓰게 된다. 그러나 많은 경우 여전히 아토피나 알레르기 두 가지 용어를 혼용해서 쓰고 있다.

알레르기 질환은 제4형 과민반응과 제1형 과민반응 모두와 관계가 깊다.

알레르기 환자에서 알레르겐으로 유발시험을 하였을 때 조기반응은 제1형 과민반응으로서 비반세포(Mast cell)에서 분비되는 화학매체에 의해서 발생을 하는 것이고 후기반응은 알레르기 염증반응으로서 제4a2 아형 과민반응과 제1형 과민반응 모두와 관여하는 반응으로 보는 것이 타당하다. 따라서 만성적인 알레르기 염증반응은 제4형 과민반응의 T림프구(Th2 type)와 제1형 과민반응의 비반세포(Mast cell)에 의해서 매개가 되고 이들 세포에서 분비되는 사이토카인(Cytokine)에 의해서 호산구, 호염기구 등의 염증세포가 침윤되어 만성적인 알레르기 염증반응이 발생하는 것이다.

특히 호산구는 과거에 기생충 감염 시 기생충을 죽이거나 알레르기 반응 시 비반세포(Mast cell)에서 유리되는 히스타민을 비롯한 화학 매체 등을 분해하는 유익한 세포로 알려져 왔었다. 그러나 최근에 알레르기 질환이 호산구에 의한 염증반응에 의해서 발생하는 과민성 질환임이 밝혀지면서 최근에는 호산구에 대한 이미지가 180도 바뀌었다.

알레르기 질환을 Th2 가설로 이해한다.

1986년 Mosmann 등이 생쥐의 보조 T세포에 2가지 종류가 존재하고 이들은 각각 다른 사이토카인을 분비한다는 것을 밝혔는데 Th1 세포는 IL-2, IFN-γ를 생성하고 Th2 세포는 IL-4, IL-5, IL-6, IL-9, IL-10, IL-13 등을 생성한다. Th2 가설은 알레르기 질환은 Th1 반응의 감소와 Th2 반응의 증가에 의하여 일어난다고 보는 것이다. 왜 알레르기 환자에서 Th2 세포로의 분화가 많이 일어나게 되었는지 정확한 기전은 밝혀지지 않았지만 알레르기 질환에서 Th1 · Th2의 불균형이 중요한 기전으로 작용한다는 것은 분명하다. 천식 환자의 기관지 생검, 알레르기성 비염 환자의 비점막, 아토피피부염 환자의 피부생검 등에서 Th2 세포가 분비하는 사이토카인의 양상이 발견된 것도 Th2 가설에 힘을 실어준다.

즉 쉽게 말해서 정상인의 경우는 알레르겐에 노출이 되더라도 Th1 세포의 반응이 나타나는 반면 알레르기 환자는 Th2 세포의 반응이 나타난다는 것이다. 우리는 제1형 과민반응 즉 알레르기 반응에서 IgE가 중요한 역할을 한다는 것을 앞에서 살펴보았는데 바로 Th2 세포에서 생성된 IL-4가 B림프구를 자극하여 IgE를 생성시킨다. 반면에 Th1 세포에서 생성된 IFN-γ는 IgE의 생성을 억제한다. 따라서 천식 및 알레르기 질환에 대하여 연구를 할 때 한약으로 치료를 해서 과연 이런 사이토카인의 변화를 이끌어낼 수 있는가에 대해서 관심이 많았다.

우리는 연구를 통해서 천식 환자군이 정상군에 비하여 확실히 IL-4, IL-5가 증가해 있고 IFN-γ는 감소되어있다는 것을 확인할 수 있었다. 알레르기 질환에서 Th1 · Th2의 불균형은 어찌 되었든 실존하는 사실이라는 것은 부정할 수 없다. 따라서 전 세계적으로 알레르기 질환을 치료하는 약물들의 궁극적인 추구 방향은 Th1 · Th2의 불균형을 과연 해결할 수 있는가가 최대의 관심사였다. 가장 좋은 약물이라고 한다면 결국 IL-4, IL-5는 감소시키고 IFN-γ는 증가를 시켜야 된다는 말로 이해를 하면 될 것이다.

우리는 그간 알레르기 질환을 치료하기 위하여 임상에서 써왔던 처방들을 실험했을 때 이런 조건을 충분히 만족시키는 이상적인 결과를 얻었다. 그리고 실제 임상에서 이를 증명하기 위하여 지금도 계속 연구 중에 있다. 많은 사람들이 한약 하면 무조건 보약이라고 생각을 하는 경우가 많다. 질병을 효과적으로 치료하기 위하여 이렇게 많은 연구를 하고 있는 것이 현대 한의학의 진면목이다.

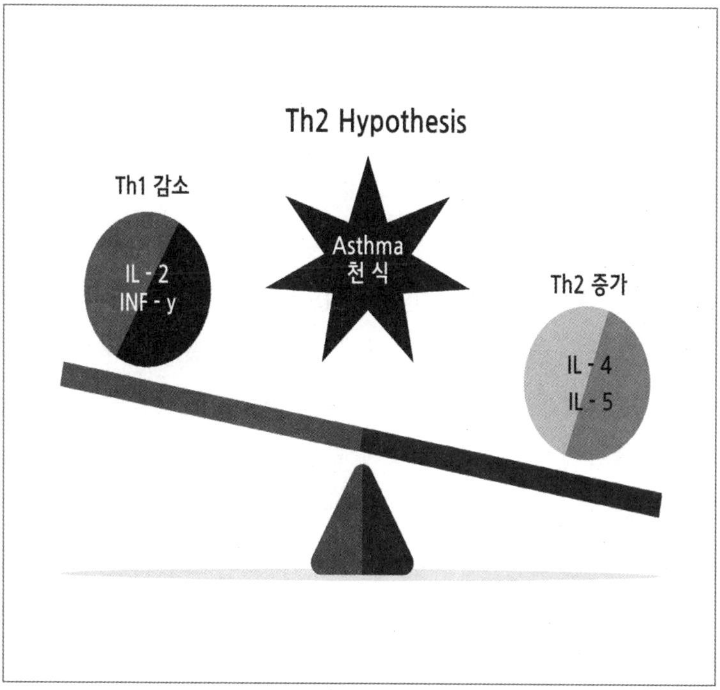

Th2 가설

알레르기는 다인성(多因性) 질환이다.

알레르기는 여러 가지 위험인자가 복합적인 인과관계에 의해 발생되는 다인성(多因性) 질환(multifactorial disease)이다. 따라서 알레르기의 발생에 작용하는 위험인자는 소인, 유발물질, 기여인자, 방아쇠인자의 4가지로 나누어 그 역할을 생각할 수 있다.

소인(素因)이란 알레르기 환아가 태어나면서부터 가지고 있는 특성 즉 아토피 등을 말하는 것으로 알레르기의 발생 여부를 결정하는 가장 중요한 인자가 된다. 유발물질이란 알레르기 소인을 가지고 있는 환자에게 감작을 일으켜 알레르기 증상이 나타나도록 유인하는 물질을 말하는 것으로 천식이나 알레르기 비염의 경우 가장 중요한 것은 집먼지진드기, 동물의 비듬, 화분 등과 같은 흡입항원이다. 특히 1세 이전에 이와 같은 흡입항원에 과다하게 노출될 경우에 천식이 발생할 위험성은 상당히 증가하게 된다. 기여인자란 알레르기에 대한 소인을 가지고 있는 사람이 유발인자에 노출되었을 때 알레르기의 발생을 촉진시킬 수 있는 요소를 말한다. 기여인자는 알레르기에 대한 감수성을 증가시킬 수도 있다.

예를 들어 천식의 경우 흡연, 대기오염, 바이러스 호흡기감염, 출생 시 저체중아, 기생충감염 등이 여기에 해당된다. 특히 출생 시 저체중아의 경우 성장부진도 같이 일어날 가능성이 높기 때문에 한의학적으로 정기(正氣)를 기르기 위하여 힘써야 할 것이다. 방아쇠 인자란 알레르기를 발생시키지는 않지만 일단 알레르기가 생기면 이를 악화시키는 것을 말한다. 예를 들어 천식의 경우 중요한 방아쇠인자에는 운동, 찬 공기, 자극성 가스, 기상변화, 감정변화가 포함되는데 이들은 천식의 발병에 크게 관계를 한다고 보기는 어렵지만, 일단 천식이 생긴 환자의 경우 천식을 악화시킬 수 있기 때문에 방아쇠인자로 본다.

근래에 전 세계적으로 소아 및 성인에서 천식이 증가하고 있다고 보고되고 있다. 이는 환자 및 의사에게서 천식의 인지도가 높아진 원인도 있겠지만 유전적인 원인의 변화보다는 생활 여건의 발전, 예방백신의 효과 및 세균감염의 기회감소 등으로 인한 환경적인 변화에 기인하는 것으로 설명되고 있다.

특히 인간은 출생 후 면역계의 성숙을 위해서는 여러 미생물로부터의 자극이 필요한데 현대의 생활환경은 이런 자극을 충분히 받지 못하는 경우가 많다. 쉽게 말해서 손, 얼굴을 잘 씻지 않는 나쁜 개인 위생환경이 알레르기의 발병에 예방 효과가 있다고 볼 수 있다는 얘기다. 조금 적당하게 외부의 미생물로부터 지속적으로 자극을 받아야 우리의 면역시스템이 Th2쪽으로 치우쳐서 발달을 하지 않을 것이라는 주장도 조금 엉뚱해 보이지만 무시할 수는 없다. 그렇다고 아이들을 아주 더럽게 키우라는 얘기는 아니다. 다만 어려서 항생제를 너무 많이 사용하는 경우 알레르기의 발병이 높은 것은 사실이다. 아이가 조금만 열나면 해열제부터 찾는 부모님들은 다시 한번 생각해 볼 일이다.

알레르기 질환에는 어떤 것이 있는가

알레르기 질환의 종류는 너무 많아서 전문가들조차 그 종류를 다 열거하기가 힘들 정도이고 모든 질환에 대한 치료 경험이 있다고 보기가 힘들다. 알레르기 질환의 유형은 형태는 서로 달라도 요약하면 크게 2가지로 요약이 가능하다.

첫째 호흡기와 관련된 알레르기 질환으로 천식, 알레르기성 비염, 호산구성 폐질환, 알레르기성 기관지폐 아스페르길루스증(ABPA) 등이 있다.
둘째 피부와 관련된 알레르기 질환으로 아토피피부염, 두드러기, 혈관부종, 접촉 피부염, 알레르기 결막염, 햇빛 알레르기, 음식물 알레르기 등이 있다.

독자분들 중에서도 자신이나 가족이 앓고 있는 알레르기 질환의 이름이야 금방 눈에 들어왔겠지만 생소한 질환명도 분명히 있었을 것이다. 이 수많은 질환들에 대해서 독자분들에게 모두 설명할 자신도 없고 본인이 그럴만한 자격도 되지 않는다고 생각이 된다. 다만 대표적인 알레르기 질환인 아토피피부염, 알레르기 비염, 천식에 대해서 간단하게 설명하고자 한다. 특히 천식에 대해서는 축적된 자료가 많기 때문에 자료를 근거로 해서 조금 더 자세히 설명하고자 한다.

알레르기란 용어는 한의학에서는 없었다.

알레르기란 용어는 서양에서 1906년에 만들어졌기 때문에 엄밀하게 말해서 동양에서는 알레르기란 용어에 대한 기술은 없었다. 그러나 환자가 서양에만 있고 동양에는 없다는 것은 말이 되지 않는다. 고대의 문헌들에 알레르기 환자에 대한 기록을 곳곳에서 살펴볼 수 있다. 그러나 한의학에서는 환자에 대한 기술은 있었지만 사실 오늘날의 서양의학처럼 정확하게 항원을 찾아내는 진단법과 그 체내기전을 밝히는데 관심을 기울이지 않은 것은 사실이다. 또한 관심이 있었더라도 방법론이 발달되지 못했던 것도 사실이다.

알레르기의 진단은 일반적으로 2단계로 나누어 이루어지는데 1단계는 환자가 호소하는 증상에 의해 장기별로 분류하고 세밀한 진찰을 통해서 어떤 범주의 알레르기 질환에 속하는지 진단하는 단계이고 2단계는 알레르기 원인물질을 밝히는 단계이다. 그러나 전통적인 한의학에서는 원인물질을 밝히는 쪽으로는 크게 장점이 없다. 단순하게 어떤 음식이나 어떤 냄새에 노출되었을 때 증상이 생기는지에 의해서 식품항원과 흡입항원의 가능성을 추정하거나 어떤 물건과 접촉했을 때 증상이 생기는지에 의해서 접촉항원을 추정하는 수준이다. 반면에 서양의학은 알레르기 피부시험이나 첩포시험을 통해서 항원을 알아내거나 유발시험까지 실시하기도 하고 최근에는 각종 면역학적 검사도 시행하고 있다. 일반인이 요구하는 정확한 진단면에서 보자면 한의학의 완패인 것이다. 물론 한의학적인 진단은 별개의 문제이다.

알레르기 질환의 정답은 한의학이다.

이렇게 진단에서 완패를 인정하면서도 한의학으로 알레르기 질환을 치료하는 방법에 대하여 큰소리를 칠 수 있는 것은 알레르기 질환은 일종의 문명병이요, 현대병이기 때문이다. 앞에서 이미 살펴보았듯이 최근의 알레르기 질환은 과거와 다르게 그 환자수가 급속하게 증가하고 있으며 발병시기도 다양해지고 있고 자연적으로 호전되는 비율은 크게 떨어지고 있으며 대도시와 오염지역에서 발병률이 크게 증가하는 것과 동시에 가족력이 없는 집안에서의 발병률도 증가하고 있는 추세다. 이는 알레르기 질환이 유전적인 영향을 받는 것 보다 환경적인 영향을 많이 받고 있다는 증거이다. 즉 알레르기 질환은 우리가 발전을 위해 희생했던 자연(自然)이 인간에게 주는 경고라는 말이다.

앞으로 우리가 살아갈 환경은 어떤 특단의 조치가 취해지지 않는 한 점점 인간이 살아가기에 나빠질 것은 분명하다. 따라서 알레르기 질환은 점점 늘어갈 수밖에 없는 처지다. 한의학은 이런 외부의 조건보다는 내부의 조건에 더 많은 관심을 가지고 발전해온 의학이다. 사실 우리가 자연과 더불어 살아갈 때 회피할 수 없는 환경이 많다. 환경오염이 심해져 가는 미래에는 어떻게 보면 우리 중 누구도 알레르기 질환으로부터 자유로울 수 없을지 모른다. 그렇기 때문에 통제할 수 없는 외부조건에 해답을 찾기보다는 자기가 통제할 수 있는 내부조건에 집중하는 것이 한의학적 접근방식의 장점이다.

한의학은 그 어떤 의학보다도 자연의 원리로 인체를 이해하고, 기(氣)의 편차로 생긴 질병을 자연에 존재하는 약재의 기(氣)의 편차를 이용하여 교정하기 위하여 발전해온 의학이다. 알레르기 질환을 치료하기 위해서는 자연(自然)이 인간에게 주는 경고를 잘 해석하고 자연(自然)으로 돌아가는 삶을 살아야 한다. 자연 친화적인 삶을 살고자 한다면 바로 수천 년간 선인들의 지혜가 담겨 있는 한의학이 정답일 것이다.

필자는 한의학이 모든 질환에 대한 해답을 제시할 것이라고 생각하는 사람은 아니다. 다만 알레르기 질환은 면역기능체계의 카오스(Chaos)이기 때문에 특정 장기에 국한된 질환의 경우에 우위를 보이던 기존의 서양의학적 사고방식만으로는 많은 부분 한계에 부딪칠 수밖에 없다. 즉 특정 장기에 국한된 질환일 경우 서양의학의 우위를 인정한다는 얘기다. 이렇게 분석적으로 발달한 서양의학에 비하여 한의학은 인체는 소우주라고 생각하였고 유기능 체계를 이용하여 인체를 기능적으로 분류하고 이해하여 치료하여왔다. 따라서 한의학의 경우 알레르기 질환에서 우위를 점할 수밖에 없다.

특히 알레르기 질환은 인류가 경험했던 어떤 질병보다도 개인에 따른 변화와 편차가 큰 질환이기 때문에 개별적인 접근이 이루어져야 하는데 바로 이런 '맞춤의학'의 역할을 훌륭하게 수행할 수 있는 만반의 준비가 된 의학체계가 바로 한의학이기 때문이다.

알레르기 질환의 완치가 쉽지는 않다.

많은 환자들이 "선생님, 알레르기 비염이 완치가 되나요? 양방에서는 완치가 안 된다고 하던데요?"라고 묻는 경우가 많다. 우선 완치가 무엇인지부터 묻고 싶다. 감기나 독감이 완치가 가능한가? 감기가 한 번 걸린 이후 두 번 다시 안 걸리는가? 고혈압이나 당뇨가 완치가 가능한가? 현재 당신이 고혈압약과 당뇨약을 완전히 치료하기 위해서 복용하고 있는가? 높아진 혈압을 내리기 위해서 혈압약을 복용하고 있지 않은가? 당신은 혈압을 조절하기 위하여 현재 얼마나 열심히 운동하고 음식을 조절하고 있는가?

당신이 알고 있는 질환 중에 완치가 되는 질환이 무엇이 있는가? 위염이 생겨서 1달간 치료 후에 호전되었다가 1년 뒤에 다시 재발했다면 위염은 완치된 것인가? 완치가 안 된 것인가? 필자는 지금 선문답을 통해서 문제의 본질을 흐리자는 게 아니다. 문제의 본질이란 우리가 인정하기 싫을 정도로 간단한데 있을 수도 있다. 다만 저를 포함한 대다수의 인간은 편한 것을 추구하고 본인의 행동 양식이나 사고방식을 바꾸도록 요구하는 것에 본능적인 거부반응을 느끼게 된다. 우리 인간은 실험실의 마우스가 아니다. 통제된 생활환경 속에서 치료를 받는 것이 아니다. 수많은 상호작용을 필요로 하는 환경 속에 노출되어 있으면서 치료를 받는 것이다. 즉 완치라고 하는 것은 의사가 가져다주는 선물이 아니다. 환자의 노력에 의하여 될 수도 있고 안 될 수도 있다. 생각해 보라. 멋진 몸매를 위하여 운동을 매일 하면서도 우리 중 몇 명이나 조각 같은 몸을 가졌는가? 답은 의외로 가까운 곳에 있다.

합리적인 한의사와 알레르기 질환을 치료하기 위한 먼 여정을 같이 하는 것은 좋은 가이드와 히말라야 원정을 준비하는 것에 비유할 수 있을 것이다. 잘 준비하고 도전하더라도 쉽지는 않을 것이다. 필자는 정상을 밟도록 도와주는 가이드다. 정상을 밟는 것은 결국 환자의 몫이다. 자신의 건강을 위하여 생활습관을 변화시키려는 강력한 의지를 가진 환자라면 반드시 정상을 밟을 것이다. 반드시 기억하라. 질병에 지친 당신의 현재 몸 상태는 결국 과거에 당신이 인식하지도 못한 생활습관의 결과라는 것을 겸허하게 받아들이고 과거의 생활습관을 바꿀 준비부터 하라.

4 아토피피부염

알레르기 질환의 유병률 1위는 아토피피부염이다.

아토피피부염은 세계적으로 증가추세에 있으며 유병률이 인구의 20%라는 보고도 있는데 최근에는 우리나라 초등학생 아이들 중 25% 이상이 아토피피부염을 앓고 있을 정도로 증가하였다. 알레르기 질환에 대하여 서양의학뿐만 아이라 한의학에서도 연구를 많이 하고 있지만 아토피피부염을 비롯한 알레르기 질환의 유병률이 떨어지는 것이 아니라 무서운 속도로 늘어나고 있다.

과거에는 태열(胎熱)이라고 하여 아이가 땅을 밟고 걷거나 초등학교에 입학할 무렵이 되면 저절로 좋아지는 것으로 생각한 아토피피부염이 최근에는 사춘기가 지나 성인이 되어도 절대 사라지지 않고 계속 괴롭히는 질병이 되었다. 그리고 어린 아이들에게서도 성인형 아토피피부염 증세가 나타나고 치료가 힘들어지고 있는 것이 현실이다. 많은 부모님들이 아토피피부염의 심각성에 대해서 자각하고 있는 추세지만 여전히 아직도 많은 부모님들이 단순하게 피부의 문제로 생각하고 빨리 피부 증상이 사라지는 간단한 방법만을 찾으려고 하는 경향이 있다.

아토피피부염을 치료하기 위해서 장기간이 걸린다고 하면 이해를 하지 못하는 경우가 많다. 아토피피부염을 치료하기 위해서는 아토피피부염에 대한 정확한 이해에서 출발할 필요가 있고 그러기 위해서는 부모님들이 아토피피부염에 대해서 공부할 필요가 있다. 막연하게 뭐가 좋다는 식의 지식의 나열이 아니라 왜 아토피피부염의 치료가 어려운가에 대한 이해를 하고 있어야 어떤 치료방법을 선택하는데 있어서 그 치료방법이 우리 아이에게 의미가 있겠는가 하는 것을 판단할 안목이 생기는 것이다. 막연하게 주변 어머니들의 얘기만 듣고서 묻지마식의 치료를 행하는 것은 아토피피부염을 합리적으로 치료하는데 있어서 전혀 도움이 되지 않는다.

아토피피부염은 피부의 발진, 가려움증, 건조증 등이 대표적인 증상이다.

아토피피부염에 대한 진단기준은 여러 가지가 있지만 Haniffin과 Rajka의 진단기준이 많이 이용이 되고 있다. 하지만 실제 임상에서 아토피피부염은 피부의 발진과 심한 가려움증, 건조증 등으로 요약된다.

특히 아토피피부염 환자를 가장 참기 힘들게 하는 것은 심한 가려움증인데 주로 낮 동안에는 가끔씩 가려움이 있다가 대개 초저녁이나 한밤중에 심해진다. 가려운 이유는 주로 히스타민과 류코트리엔 등이 관여하는 것으로 추정이 되는데 가렵기 때문에 자연스럽게 긁게 되고 긁은 부위는 붉게 부어오르고 이런 악순환이 반복된다. 피부염이 있는 부위가 재생될 때 표피의 피부는 각질화되고 그 아래 새로운 피부가 차올라오는데 각질화는 피부를 건조하게 만들게 되고, 피부가 건조해지면 가려움을 느끼게 된다.

피부는 여러 층으로 구성되어 있는데 각질층을 구성하는 지질에서 가장 많은 성분이 세라미드다. 세라미드는 스핑고신(sphingosine)에 지방산이 결합한 구조를 갖고 있으며 분자 내에 당과 지질이 함께 포함되어 있는 당지질로 분류된다. 생체 내에선 피부 이외에 혈액, 뇌, 척수, 신경 조직에서 발견된다. 세라미드는 각질층 세포간지질의 약 40~50%를 차지하기 때문에 피부의 보습에서 중요한 역할을 하고 있다. 아토피피부염을 앓고 있는 경우 세라미드가 적어서 수분을 보존할 수 없기 때문에 피부가 점점 건조해지게 되어 건조한 계절에 아토피피부염이 악화되는 것이다.

아토피피부염은 알레르기 질환이며 면역체계의 불균형으로 설명된다.

우선 머릿속에 확실하게 기억해야 할 것이 아토피피부염은 알레르기 질환이라는 사실이다. 즉 단순하게 피부 자체에 문제가 있는 것이 아니라 우리 몸 안의 면역체계의 불균형으로 인해서 생긴다는 것을 명심해야 한다. 이 사실을 정확하게 알아야만 피부에 뭔가를 바르는 형태의 치료만으로는 아토피피부염이 완치될 수 없다는 것을 이해하게 될 것이다.

우리는 앞에서 알레르기 질환은 제1형 과민반응뿐만 아니라 제4형 과민반응과도 깊은 관계가 있으며 Th1 · Th2의 불균형에 의하여 생긴다는 사실을 이미 살펴보았다. 정상인은 Th1 cell과 Th2 cell이 균형을 이루고 있는 반면 아토피피부염 환자는 혈청 내에 IgE라는 면역글로불린과 호산구가 증가되어 있고 호염기구에서 히스타민분비가 증가되어 있다. 또한 Th2 cell에서 IL-4, IL-5, IL-13 등의 분비가 증가된 반면 Th1 cell에서 IFN-γ의 분비는 감소되어 있다. 이는 Th2 가설의 기본적인 설명과 맞아 떨어지는 검사결과다. 사실 현재 알레르기 질환에 도움이 된다는 수많은 제품들이 모두 면역에 대해서 얘기를 하고 있지만 실상 이런 면역체계의 불균형을 바로 잡는데 도움을 준다는 정확한 근거를 갖고 있지는 못하다.

첫째. 부모님으로부터 면역체계의 불균형이 유래되기 쉽다.

대부분의 엄마들이 아이를 가지면 태교에 조금이라도 신경을 쓰기 마련이다. 아이가 만들어지는 출발점은 바로 정자와 난자가 만나는 순간부터인데 정자와 난자가 건강하지 못하면 아이가 약하게 태어날 가능성이 크다.

한의학에서 보면 아버지의 정(精)과 어머니의 혈(血)이 만나서 임신이 된다고 보는데 술을 마시고 합방을 해서 아이를 가지게 되면 체내에 열이 쌓인 상태이기 때문에 신장에 모인 열이 정(精)을 혼탁하게 하고 간장에 모인 열이 혈(血)을 혼탁하게 하여 아토피피부염을 가진 아이가 나올 가능성이 높다고 본다. 특히 임신기간 중 엄마에 의해서 태아는 영향을 많이 받을 수밖에 없는데 우리가 흔히 아토피피부염을 태열(胎熱)이라고 부르는데 이것이 태중열독(胎中熱毒)이라는 뜻임을 고려한다면 아토피피부염은 아기가 임신 중에 가지고 있던 열을 밖으로 품어내는 과정이라는 뜻으로 결국 임신기간 중 엄마의 체내환경과 밀접한 관계에 있다고 보아야 할 것이다.

그럼 무엇이 태아에게 열을 조장하는 것일까? 가장 가능성이 높을 것으로 생각되는 것은 임신기간 중 엄마가 섭취하는 음식이다. 임신 전이나 임신 중에 술(酒), 밀가루 음식(麵), 매운 음식(辛), 육고기(肉), 카페인, 인스턴트식품의 과도한 섭취는 태아에게 탁한 기운과 열을 전달하여 나중에 아이가 태어났을 때 아토피피부염과 같은 알레르기 질환을 앓을 가능성을 높여 주게 된다.

음식 외에 중요한 요소는 임신기간 중 엄마가 받는 정신적, 육체적 스트레스인데 스트레스를 받게 되면 기(氣)의 흐름이 나빠져서 울체되기 쉽다. 이렇게 기가 울체되면 체내에 노폐물이 생기기 쉽고 열(熱)이 발생하게 된다. 이렇게 음식과 정신적, 육체적 스트레스는 결국 태열(胎熱)의 형태로 아이에게 그대로 전달이 되어 알레르기 질환을 일으키는 것이다.

따라서 특히 부모님이 알레르기 질환을 앓아서 자식에게 알레르기 질환을 물려주기 싫다면 임신하기 전부터 주의를 해야 할 것이다. 음식은 아주 담백하게 먹고, 인스턴트식품을 멀리하고, 술을 마시고 부부관계를 하지 말고, 임신기간 중 정신적, 육체적 스트레스를 적절하게 해소하기 위한 운동과 명상법 등을 미리 익혀 놓아야 할 것이다. 물론 부모가 모두 알레르기 질환을 앓은 과거력이 없다고 하더라도 최근에 알레르기 질환으로 고통받는 아이들이 늘어가는 현실을 감안한다면 2세를 준비 중인 모든 부모님에게 해당되는 내용이라고 보아야 할 것이다.

둘째. 아이들이 먹는 음식에 의해 면역체계의 불균형은 생긴다.

과거에 한의사들이 아토피성 피부염을 치료할 때 음식물에 대하여 제한을 하면 많은 의사들은 거기에 대해서 반대를 한 게 사실이다. 하지만 최근 면역학적 검사가 비약적으로 발전함에 따라서 음식물 알레르기와 아토피성 피부염과의 상관관계에 대해서 부정하는 의사는 거의 없어지고 있다.

어떤 엄마들은 알레르기를 일으키기 쉬운 음식물 전체를 안 먹이는 경우가 있는데 극도의 음식물 제한은 아이에게 심각한 영양의 불균형을 초래하여 아이의 성장부진을 유발한다. 요즘은 정보화시대기 때문에 우유, 달걀, 콩 등의 식품이 주요한 알레르겐으로 작용한다는 사실쯤은 누구나 알고 있다.

우선 연령에 따라서 섭취하는 음식물도 다르기 때문에 나누어서 살펴보면 만 6개월 이하의 아이들은 주로 우유에 대한 알레르기가 가장 문제가 될 것이고 만 6개월에서 만 3세 이하의 아이들은 주로 이유식에 대한 알레르기가 가장 문제가 될 것이고 만 3세에서 12~14세까지는 성인과 섭취하는 음식물과 비슷하기 때문에 앞으로 어떤 음식을 먹을지에 대한 문제가 중요해진다. 여기에서 우리는 2가지에 대하여 이해를 하고 넘어가야 한다. 즉 체질과 환자와 관계없이 모든 알레르기 환자들이 피하는 것이 좋은 음식과 본인에게만 알레르겐으로 직접적으로 작용을 해서 반드시 피하면 좋은 음식을 나누어서 알 필요가 있다.

우선 체질과 환자와 관계없이 모든 알레르기 환자들이 피하면 좋은 음식은 각종 인공감미료와 화학조미료가 많이 들어간 인스턴트 식품과 패스트푸드가 대표적이고 그 외에 너무 맵거나 짠 자극적인 음식, 초콜릿, 코코아, 사탕 등 단맛이 너무 많이 나는 음식, 동물성 기름이 많은 음식 등이다. 또한 최근에는 부모님들이 채식을 좋아하지 않고 육류를 선호하는 가정이 많은데 육류의 과도한 섭취는 알레르기 질환을 일으킬 가능성이 아주 높다.

따라서 아토피피부염에 걸린 소아를 치료하는데 있어서 식이요법은 어떤 형태로든 아주 중요한 위치를 차지하고 있기 때문에 마음대로 먹고 안이하게 아토피피부염을 치료한다면 절대 완치는 불가능한 것이다.

셋째. 소화기능이 약하면 면역체계의 불균형이 생기기 쉽다.

소화기를 통해서 들어오는 각종 세균, 바이러스, 기생충 등은 소화기의 연동운동, 장내 정상세균총, 위산, 분비형 IgA 등에 의해서 방어된다. 이런 방어시스템 덕분에 우리가 섭취하는 음식물은 알레르기의 항원성을 갖추지 못하고 잘게 부서져서 영양소로 흡수되거나 대소변으로 배출된다. 그러나 이런 방어시스템에 문제가 생겨서 충분히 잘게 부서지지 않은 채로 장 점막을 통과하게 되면 우리 몸 안에서 알레르겐으로 작용을 하게 된다. 따라서 아이가 잘 토하고 소화를 잘 못 시키거나 장염에 자주 걸린다면 소화기능이 약해서 섭취한 음식물이 잘게 부서지지 않은 형태로 장 점막을 통과할 가능성이 높아서 알레르기가 생길 가능성이 높아진다.

한의학에서 소아들의 병은 10에 8, 9가 태음(太陰)에 문제가 있다는 학설이 있다. 즉 여기서 태음(太陰)이라는 것은 쉽게 말해서 소화기를 뜻한다고 보면 될 것이다. 그만큼 아이들에게 있어서 소화기능은 중요하다.

그런데 최근 엄마들 중에 이유식을 너무 빨리 시키는 경우를 종종 보게 된다. 조기교육의 열풍이 육아에도 그대로 부는 셈인데 아이를 빨리 잘 키우고 싶은 욕심에서인지는 몰라도 이유식도 남들보다 빨리 시작하는 경우가 많은데 이유식 시기는 생후 6개월 이후가 적당하다. 생후 6개월 이후라도 아이의 소화기능이 약한 경우라면 한의사에게 진료를 받고 소화기능을 좋아지게 하는 것이 알레르기 질환을 예방하는 방법이 되겠다. 또한 이유식을 할 때도 소화가 용이하도록 잘게 갈아서 주거나 익혀서 주는 것이 알레르기 질환을 예방하는 방법이다.

넷째. 새것을 가까이하면 면역체계의 불균형을 악화시키기 쉽다.

최근에 문제가 되고 있는 것이 새집증후군(Sick-house syndrome)이다. 새로 지었거나 리모델링한 건물에 들어가면 냄새가 코를 자극하거나 눈이 맵고 가슴이 답답하거나 두통이 생기거나 피부가 가려운 경우가 많은데 이런 증상 등을 새집증후군이라고 한다. 이는 새집을 지을 때 사용되는 시멘트, 석고보드, 페인트, 벽지, 바닥제, 가구 등과 이들을 시공할 때 사용되는 접착제, 실리콘, 유기용제 등 모두가 유해 화학물질을 뿜어내기 때문이다.

정상인들의 경우에도 새집에 들어가서 누구나 이런 불편을 겪을 수 있겠지만 알레르기 환자의 경우 평상시에 본인이 앓고 있던 질환이 심해지는 경우가 거의 대부분이다. 비단 새집뿐만 아니라 새옷, 새 가구 등 모든 새것이 면역체계의 불균형을 악화시키기 쉽기 때문에 이미 알레르기 환자로 진단된 경우라면 이사를 가거나 집안을 꾸밀 때 세심한 배려가 필요하다.

다섯째. 열(熱)이 많고 음(陰)이 부족하면 면역체계의 불균형이 생긴다.

진료실에서 엄마들이 "우리 아이는 너무 열이 많아요." 하고 얘기를 하는 경우가 많다. 보통 한의학에서 보면 소아를 순양지체(純陽

之體)라고 하여 양기(陽氣)가 아주 충만한 것으로 본다. 즉 이 양기(陽氣)는 바로 생명력으로 소아의 엄청난 성장발육을 이끄는 원동력인 것이다.

다만 이 양기(陽氣)가 온몸을 끊임없이 순화하여 제 역할을 충실히 수행하는 경우라면 문제가 되지 않지만 순환이 제대로 되지 못하면 열독(熱毒)으로 변하여 인체에 질병을 일으킬 수 있는 것이다. 이렇게 열독(熱毒)으로 자리를 잡게 되면 체내의 음양의 조화가 깨어져서 음(陰)이 부족해지기 쉽다. 따라서 아이들의 경우 감기가 걸리더라도 쉽게 고열이 나고 탈수가 되는 것이다.

열(熱)이 많고 음(陰)이 부족한 아이들의 경우 쉽게 피부가 건조해지고 소양감이 심하고 긁어서 진물이 나기가 쉬워진다. 따라서 양기(陽氣)가 충만하면서 순환이 잘 되고 있는 경우 알레르겐으로 작용하기 쉬운 우유, 계란, 콩 등을 먹더라도 아무런 문제가 생기지 않는 반면 열(熱)이 많고 음(陰)이 부족한 아이들의 경우 알레르겐으로 작용하기 쉬운 음식물은 당연하거니와 일반적으로 알레르겐으로 작용하지 않는 음식물에 대해서도 아토피피부염으로 악화되기 쉬운 것이다.

여섯째. 활성산소는 면역체계의 불균형을 악화시킨다.

일본에서 아토피피부염의 대가로 알려진 니와유키에 박사는 활성

산소가 아토피피부염의 주원인이라고 주장해왔는데, 이는 아주 의미 있는 주장이라고 생각이 된다. 활성산소란 산소라디칼(Oxygen free radical) 및 이것으로부터 파생된 여러 가지 산소화합물들을 통칭하는 것으로, 이들은 모두 반응성이 높은 특징을 가지고 있다.

원래 병원체나 이물질을 제거하기 위한 생체방어과정에서 산소, 과산화수소와 같은 활성산소가 많이 발생한다. 이들의 강한 살균작용으로 병원체로부터 인체를 보호하기도 하는데 다만 발생량이 과도해지면 유해물질이 되기 때문에 유해산소로 불리는 것이다. 최근에는 아토피피부염은 물론이거니와 인류의 질병 중 80~90%가 활성산소와 관련되어 있는 것으로 보고 있으며 노화를 촉진하는 것으로 알려져 항노화에 대한 연구에서 활성산소는 아주 중요한 연구 테마로 급부상하고 있다.

노화의 활성산소설(The free radical theory of aging)은 1956년 Harman에 의해 제안되었으며, 정상적인 대사과정에서 부수적으로 생성되는 여러 가지 활성산소들에 의하여 생체구성 성분들이 산화적 손상을 받게 되고 이러한 손상들이 축적되어 노화와 죽음에 이르게 된다는 것이다. 이는 기초대사율과 수명은 반비례 관계에 있으며 노화과정이 진행됨에 따라 활성산소에 의한 산화적 손상물들이 증가되며 항산화제를 처리하거나 항산화력이 높아지면 평균 수명이 연장된다는 연구결과들에 의하여 그 이론이 뒷받침되고 있다.

아토피피부염에서 활성산소의 역할은 결국 지질과의 결합을 통해서 과산화지질을 형성하게 되는데 바로 이 과산화지질이 아토피피부염을 악화시키는 주요한 인자인 것이다. 과산화지질은 불포화지방산이 활성산소를 흡수하여 산화되어 생기는 물질이다. 특히 이미 앞에서 살펴보았듯이 각질층의 세라미드 등을 파괴시켜 피부의 수분 보습 기능을 빼앗아 버려 아토피피부염의 건조증이 생기는 것이다.

우리 몸에는 활성산소가 과도하게 생산되었을 경우 이것을 제거하는 SOD(Superoxide dismutase)라는 효소가 있다. 니와유키에 박사의 연구에 의하면 아토피피부염환자는 과산화지질은 증가되어 있는 반면 SOD는 감소되어 있다고 한다. 이를 통해서 아토피피부염 환자에서 활성산소의 역할과 SOD의 중요성을 얘기하고 있는데 다른 면역학적 기전과 보완 검토될 필요가 있다고 생각이 된다. 이는 한의학에서 열독(熱毒)이 발생하고 음(陰)이 부족해져서 아토피피부염이 심해지는 것으로 보는 것과 일맥상통한 면이 있다고 보인다.

활성산소 + 지질(불포화지방산) = 과산화지질

일곱째. 과도한 스트레스는 면역체계의 불균형을 악화시킨다.

어려서부터 아토피피부염으로 고생한 아이들의 경우, 과거에는 사춘기를 겪으면서 자연스럽게 호전되는 경우가 많았다. 그러나 최근에는 사춘기 이후에도 여전히 아토피피부염 증상이 남아있고 더욱 심해져 가는 경우가 늘어가고 있다. 성인형 아토피피부염의 증가는 이제 피할 수 없는 흐름이다.

성인형 아토피피부염의 증가에 일조를 하는 것이 바로 과도한 스트레스다. 어려서부터 입시 준비로 내몰린 대부분의 아이들과 미래에 대한 확신을 주지 않는 회사와 사회적 분위기 때문에 일에 치이는 회사원이 많아졌다. 공부와 일 때문에 바빠서 자연스럽게 수면이 부족해지고 스트레스는 쌓여 가는데 운동 등을 통해서 이를 해소하지 못하는 경우가 많기 때문에 아토피피부염이 낫지 않고 악화되는 것이다.

이렇게 정신적, 육체적 스트레스를 받게 되면 기(氣)의 흐름이 나빠져서 울체되기 쉽다. 이렇게 기(氣)가 울체되면 체내에 노폐물이 생기기 쉽고 열(熱)이 발생하게 된다. 간혹 아토피피부염 환자가 온천으로 휴양을 갔다 오고 나서 좋아졌다는 경우가 있는데 이런 경우도 바로 충분히 휴식을 취하면서 과로와 스트레스를 피하고 충분한 숙면을 취하였기 때문에 기(氣)의 흐름이 좋아져서 호전되었을 가능성이 있다.

아토피피부염을 앓는 아이들의 식이요법

알레르기를 가장 많이 일으키는 음식물을 'Big5'라고 하는데 우유, 계란, 어류, 견과류, 콩과식물이고 우리나라에서 발표된 내용에 의하면 음식물 알레르기를 일으키는 10대 음식물로 계란, 돼지고기, 복숭아, 고등어, 닭고기, 우유, 메밀, 게, 밀가루, 토마토의 순이었다는 것을 이미 앞에서 살펴보았다.

필자는 아주 극도의 식이요법을 주장하는 한의사는 아님을 분명히 밝혀 둔다. 하지만 아토피피부염은 음식물과의 상관성이 아주 높다는 것을 부정할 수는 없다. 이것도 안되고 저것도 안되고 모든 것을 못 먹게 하고 생식만을 시키는 극도의 식이요법은 아이들에게서는 영양의 심각한 불균형을 초래해서 득보다 실이 클 수도 있다.

그럼, 어떻게 하면 식이요법을 효과적으로 할 수 있을까? 우선 만 1세 이하 아이들의 경우 우유에 대한 알레르기가 있을 가능성이 높다. 우선 모유수유를 하고 있는데도 불구하고 아토피피부염을 앓고 있는 경우라면 우선 엄마가 식이제한을 해 보는 것이 좋다. 제일 먼저 우유와 계란의 섭취를 제한한 뒤에 모유수유를 하면서 피부발진을 관찰한다. 우유와 계란 외에도 각종 가공식품과 인스턴트식품의 섭취는 피하는 것이 좋다. 이렇게 2주에서 4주정도 경과를 지켜볼 때 별다른 변화가 없거나 증상이 악화된다면 모유수유를 중단하고 분유로 바꾸어 주어야 한다.

모유와 분유를 혼합수유하려고 하는 경우 또는 모유를 먹일 형편이 되지 않아서 분유를 먹이는 경우에 아이의 아토피피부염이 심해진다면 분유의 선택 시 주의가 필요하다. 분유를 먹을 때 아토피피부염이 심해졌다면 이는 우유에 대한 알레르기가 있음을 의미한다. 우유에는 카제인이라고 하는 단백질이 있는데 주로 카제인에 대한 알레르기가 제일 많기 때문에 카제인을 분해한 알레르기 특수 분유를 먹이는 것이 좋다. 이렇게 분유를 바꾸어 주면 대부분의 경우 아토피피부염이 호전되거나 없어지는 경우가 많다. 그러나 우유에는 카제인 외에도 많은 단백질 성분이 있는데 이렇게 카제인이 가수분해된 분유를 섭취하여도 아토피피부염 증상이 심해지는 경우에는 콩분유(Isomil)를 먹이게 된다.

생후 6개월이 되면 이유식을 시작하게 되는데 이때 식품 일기를 부모님은 반드시 적을 필요가 있다. 이유식을 시작할 때는 알레르기 발생빈도가 가장 낮은 식품부터 하는 것이 안전하다. 쌀미음부터 시작하는 것이 좋다. 우유, 계란, 콩 및 곡류, 육류, 해산물, 채소, 과일 등 여러 가지 재료가 혼합된 것을 주기보다는 각각을 따로 주면서 피부반응을 살펴볼 필요가 있다. 알레르겐으로 작용하는 단백질에 따라서 증상이 생기고 사라지는 시기와 기간이 다르기는 하나 일반적으로 1주일 정도를 관찰하면 그 식품에 대한 알레르기 반응을 알 수 있다.

증상의 호전과 악화가 음식과 관련이 있다는 사실을 명심하고 관찰할 필요가 있다. 이 시기가 중요한 이유는 음식에 대한 선입견이 없기 때문에 심리적인 요소로 인한 반응에 대하여 고려하지 않아도 되기 때문이다. 이미 어느 정도 자란 경우에는 선입견에 의한 알레르기 반응도 일어날 수 있기 때문에 이중 맹검으로 유발시험을 해 보지 않으면 그 결과를 신뢰하기 어려운 반면 이 시기에는 그런 부분을 고려하지 않아도 되기 때문에 식품 일기를 적어 두면 나중에 많은 도움을 받을 수 있다.

만 12~14세까지는 음식으로 인해서 아토피피부염이 악화될 가능성이 아주 높기 때문에 특히 음식에 신경을 많이 쓸 수밖에 없다. 우선 평상시에 아이에게 가장 안전한 음식에 우유, 계란, 콩 및 곡류, 육류, 해산물, 채소, 과일 중 알레르기를 일으킨다고 알려진 음식을 한 가지만 추가해서 1주일 정도 먹으면서 피부반응을 살펴볼 필요가 있다. 먹어도 아토피피부염이 악화되지 않고, 중지해도 아토피피부염이 호전되는 변화가 없다면 그 음식은 먹어도 상관이 없는 것으로 일단 판정한다. 그리고 지속적인 섭취기간 중 처음에는 증상의 악화가 있었지만 계속 섭취를 하였을 때 다시 증상이 호전된 경우에는 그 음식은 먹어도 상관이 없는 것으로 일단 판정한다.

이런식으로 알레르기를 일으키는 식품으로 확인이 되면 최소 1년 이상은 그 음식은 멀리하는 것이 좋다. 물론 그 음식을 싫어하지도 않고, 아니 좋아하는 경우에 1년 이상을 먹지 못한다는 것은 엄청나게 괴로운 일일 것이다. 그러나 지속적으로 음식을 섭취할 경우에는 어떤 치료를 받더라도 아토피피부염이 호전되기는 어렵다는 사실도 기억해야 할 것이다.

알레르기와 밀접한 음식들

	식품군	비고
1	무조건 피할 음식군	인스턴트식품, 패스트푸드, 너무 맵고 짠 음식, 너무 단 음식, 인공 감미료와 조미료가 많이 들어간 음식
2	우유	알레르기를 일으킬 가능성이 아주 높은 식품이다. 특히 분유나 우유에 들어있는 카제인에 대하여 알레르기 반응이 생긴다. 우유에 알레르기가 있으면 다른 유제품에도 알레르기가 있을 가능성이 높다. 치즈, 버터, 요구르트, 아이스크림 등이 모두 여기에 속한다. 우유에 알레르기가 있더라도 다른 유제품에 알레르기가 없는 경우도 있고 우유에는 아무런 반응을 보이지 않다가 다른 유제품에 알레르기를 보이는 경우도 있다. 따라서 우유와 각각의 유제품에 대해서 반응을 체크해 보아야 한다.
3	계란	알레르기를 일으킬 가능성이 아주 높은 식품이다. 만 1세 이전에는 먹이지 않는 편이 좋다. 노른자보다는 흰자가 알레르기를 유발한 가능성이 높다. 계란을 먹일 때는 되도록 완숙으로 먹이는 것이 좋고 우선 노른자를 먹여보고 다음에 흰자를 먹여보고 안전할 때 다른 요리방법으로 조리해서 시도를 해본다. 메추리알, 타조알 등도 계란과 단백질 성분이 유사하기 때문에 만 1세 이전에는 먹이지 않는 편이 좋다.
4	콩	알레르기를 일으킬 가능성이 아주 높은 식품이다. 콩마다 단백질 성분에 차이가 있기 때문에 각각의 콩에 대하여 다른 반응을 보일 수 있다. 간장, 된장은 콩이 발효과정을 거쳤기 때문에 콩보다는 안전하다. 간장과 된장에 안전하면 두부, 두유 등을 시도해 본다.

5	곡류	곡류는 전반적으로 저알레르기 식품에 속한다. 우리 민족의 주식인 쌀은 가장 저알레르기 식품에 속한다. 따라서 이유식은 쌀미음부터 하는 것이 좋다. 보리도 알레르기를 일으킬 수 있기 때문에 반드시 평가를 해 보는 것이 좋다. 보리차도 알레르기를 일으킬 수 있다. 밀가루는 곡류 중에 알레르기를 일으킬 가능성이 아주 높은 식품이다. 한의학에서 밀가루 음식은 식적(食積)을 형성하기 쉽기 때문에 소화력이 떨어지는 아이들의 경우 아토피피부염이나 두드러기로 고생하지 않더라도 밀가루 음식은 멀리하는 것이 좋다. 아토피피부염이나 두드러기가 있는 아이라면 밀가루에 알레르기가 없다고 하더라도 자주 섭취하지 않는 편이 좋다. 메밀도 알레르기를 일으킬 가능성이 높기 때문에 주의를 요한다.
6	육류	모든 육류는 알레르기를 일으킬 가능성이 높다. 쇠고기, 닭고기, 돼지고기의 순서로 시도를 하되 삶은 고기부터 시작하는 것이 좋다. 만1세 이전에는 먹이지 않는 편이 좋다. 특히 돼지고기는 소화력이 약한 아이들의 경우에는 문제를 일으킬 가능성이 높기 때문에 주의를 요한다. 이미 충분히 자란 아이들의 경우 아토피피부염이 있다면 육류의 섭취는 충분히 줄이는 것이 좋다.
7	해산물	김, 미역, 다시마 등의 해조류는 알레르기를 일으킬 가능성이 낮다. 따라서 이유식 초기부터 시도를 해도 무방하다. 반면에 조개는 맑은 국물을 우려서 반응을 본 뒤에 살은 뒤에 시도해 본다. 게, 새우등도 처음에 삶아서 먹여본 뒤에 반응을 본다. 게는 알레르기를 일으킬 가능성이 높기 때문에 알, 내장 등은 처음에 먹이지 않는다. 낙지, 문어, 오징어, 꽁치 고등어 등도 알레르기를 일으킬 가능성이 높다. 특히 고등어는 해산물 중에 알레르기를 유발할 가능성이 가장 높은 식품이기 때문에 만 1세 이전에는 먹이지 않는 편이 좋다. 만약 고등어에 알레르기 있다면 다른 등푸른생선도 조심할 필요가 있다

8	채소류	채소류는 전반적으로 알레르기를 일으킬 가능성이 낮다. 하지만 이유식을 처음 시작할 때는 반드시 익혀서 먹이는 편이 안전하다. 버섯, 호박, 당근 등은 알레르기를 일으킬 가능성이 낮은 반면 토마토와 시금치는 알레르기를 일으킬 가능성이 높은 편이다. 특히 시금치는 끓는 물에 데쳐서 먹기 때문에 조금 더 안전한 반면 토마토는 처음부터 생(生)으로 먹일 가능성이 크기 때문에 알레르기를 일으킬 가능성이 높다. 파, 마늘, 양파 등 향과 맛이 강한 채소는 반드시 익혀서 테스트를 해야 한다. 오이도 알레르기를 일으킬 가능성이 낮지만 간혹 있다. 오이에 알레르기가 있는 경우 참외에도 알레르기가 있는 경우가 많다.
9	과일류	모든 과일은 알레르기를 일으킬 가능성이 아주 낮다. 다만 복숭아는 알레르기를 일으킬 가능성이 아주 높은 과일이다. 복숭아에 알레르기가 있다면 통조림과 복숭아 향이 첨가물로 든 사탕, 음료수 등도 피한다. 간혹 바나나, 아보카도, 밤, 키위 등 여러 가지 과일에 알레르기를 보이는 환자가 있는데 이런 경우 라텍스(고무의 주성분)에 알레르기 반응을 보일 가능성이 높다.

5

알레르기 비염

발작적인 재채기, 맑은 콧물, 코막힘이 알레르기 비염의 3대 증상

한의원에 내원한 A군은 아침마다 발작적인 재채기와 맑은 콧물을 흘려서 늘상 소아과와 이비인후과를 자주 내원하곤 하였다. 그런데 병원에서 2~3일 치료하면 괜찮아지는 듯하다가 또 1주일 정도가 경과하면 다시 증상이 생기곤 하였다. 이런 생활을 반복한 지가 이미 3년이 넘었다. 이런 경우가 바로 알레르기 비염이다.

발작적인 재채기, 맑은 콧물, 코막힘이 알레르기 비염의 3대 증상인데 이중 2가지 이상이 있으면 우선 알레르기 비염을 의심해볼 만하다. 이외에도 눈 주변과 코 주변이 가렵거나 후각이 떨어지고 머

리가 아플 수도 있다. 이미 앞에서 유병률을 살펴보았지만 알레르기 비염은 초등학생에서는 15% 이상의 높은 유병률을 보인다. 아이들의 경우 부모나 친척들 중에 알레르기 질환을 앓고 있지 않다면 10% 미만의 유병률을 보이는 반면 부모가 모두 알레르기 질환의 과거력이 있는 아이의 경우는 75% 정도의 유병률을 보인다. 이렇게 유전적인 영향이 많기 때문에 만약 결혼 후 아이를 가질 계획이 있다면 임신 전에 알레르기 비염을 먼저 치료하고 나서 임신을 하는 것이 좋다고 생각된다.

발작적인 재채기, 맑은 콧물, 코막힘의 3대 증상 중 유난히 재채기와 콧물 증상이 심한 경우가 있고 코막힘이 다른 증상에 비해 특히 심한 경우가 있다. 알레르기 비염은 증상이 나타나는 시기에 따라서 계절성과 통년성으로 구분되는데 계절성 알레르기 비염은 꽃가루에 의한 알레르기와 같이 꽃가루가 날리는 계절에만 증세를 보이는 경우를 말하며 통년성 알레르기 비염은 집먼지진드기나 동물의 털에 대한 알레르기와 같이 일 년 내내 증세를 보이는 경우를 말한다.

감기를 달고 사는 아이는 알레르기 비염을 의심하라.

한의원에 내원한 B군의 엄마는 B군이 거의 매일 감기를 달고 산다고 하였다. 병원을 밥 먹듯이 드나들지만 감기가 나을만하면 다시 걸린다고 하였다. B군을 진찰한 결과 알레르기 비염이었다. 이런 경우는 임상에서 흔하게 볼 수 있는 경우다.

감기는 바이러스에 의해서 일어나는 질환이다. 감기를 일으키는 바이러스는 여러 가지가 있지만 그중에서 가장 많은 빈도를 차지하는 것이 리노바이러스(rhinovirus)다. 리노(rhino)라는 뜻은 코라는 뜻이다. 즉 코를 침범하는 바이러스라는 의미를 가지고 있기 때문에 붙여진 이름이다. 따라서 일반적인 감기 증상 중 코 증상이 많은 것이 이유가 있다.

감기와 알레르기 비염이 혼돈되는 경우가 많다. 그러나 감기는 정상적인 면역기능을 갖춘 아이들의 경우 일반적으로 증상이 생긴 지 1주일 이내에 소실되는 경우가 대부분이다. 그런데 1주일 이상 증상이 지속되고 계속 반복된다면 이는 통년성 알레르기 비염일 경우가 많다. 특히 초등학교에 입학하기 이전의 아이들은 통년성 알레르기 비염이 대부분인데, 꽃가루와 같은 계절성 알레르겐에 감작되어 알레르기가 생기기 위해서는 수년 동안 이들 알레르겐에 반복되어 노출되는 기간이 필요하기 때문에 드물다. 따라서 통년성 알레르기 비염이 감기의 잦은 재발이나 부비동염으로 잘못 진단되는 경우가 종종 있다.

일반적인 감기라면 병원에서 치료하지 않더라도 1주일 이내에 증상이 소실되어야 하는데 병원에서 계속 치료를 하면서도 1주일 이상 지속된다면 이는 감기가 아닐 가능성이 아주 크다는 사실을 명심하라. 감기가 아닌데 계속 감기약을 먹으니 증상이 사라질 리가 있겠는가?

한의학에서 보는 알레르기 비염

알레르기 비염이 발생하는 원인은 아주 다양하다. 자연에서 모든 일이 아무런 법칙 없이 우연에 의해서 일어나는 것 같지만 가만히 잘 살펴보면 필연적인 법칙에 의해서 돌아가는 것을 알 수 있다. 필자가 거창하게 자연의 법칙에 대해서 논할 만큼의 통찰력을 가지고 있다는 생각은 전혀 하지 않는다. 다만 알레르기 비염 환자를 많이 진료하면서 병이 발생되는 원인이 크게 3가지 정도로 나누어진다는 것을 알 수 있었다.

첫째, 가장 많은 경우가 비기허약(脾氣虛弱)한 경우다. 원래 한의학에서는 폐(肺)가 기(氣)를 주관한다고 보았고 비(脾)는 기혈을 만드는 근원으로 보았다. 폐에서 필요한 기(氣)는 비장에서, 음식물에서 섭취된 아주 정미로운 물질들이 운반되어 만들어지는데 이때 비기(脾氣)가 허약하면 폐기(肺氣)도 부족해진다. 폐기(肺氣)가 부족해지면 폐(肺)의 기운이 널리 펼쳐지고 아래로 기운을 내려보내는 작용이 제 역할을 못 해서 기운과 진액이 정체를 하게 된다. 정체된 기운과 진액이 코에 머무르게 되면 알레르기 비염이 생기는데 이때 이것을 비기허약(脾氣虛弱)으로 한습(寒濕)이 비(鼻)에 머무르게 되어 발생되는 것으로 생각된다. 이런 경우는 밥도 잘 못 먹고 소화도 잘 못 시키고 눈 밑이 검푸르고 코가 잘 막히고 콧물을 잘 흘린다.

둘째는 폐기허약(肺氣虛弱)한 경우다. 폐는 기운을 널리 펼치는 작용을 하고 피부와 밀접한 상관이 있는 것으로 보는데 폐의 기운이 허약하면 찬바람이 피부나 코를 통해서 폐로 침범을 하여 폐기능이 제 역할을 못 해서 알레르기 비염이 생기는 것이다. 이런 경우는 다른 경우도 마찬가지이지만 유난히 추위와 찬바람에 민감한 경향을 보이고 맑은 콧물을 줄줄 흘리고 재채기를 심하게 하는 경우가 많다.

셋째는 신기허약(腎氣虛弱)한 경우다. 한의학에서는 호흡을 주관하는 장기가 폐(肺)로 보지만 기운을 받아들이는 근본은 신(腎)에 있다고 보았다. 그런데 신(腎)의 정기가 부족하면 기(氣)는 아래로 내려가지 못하고 기(氣)가 위로 뜨게 되어, 돌아다니게 되어 재채기가 빈번하게 일어나기 쉽다. 또한 한의학에서는 신(腎)을 물(水)을 주관하는 장기로 보는데 신(腎)의 양기(陽氣)가 부족해지면 차가운 물이 폐를 침범하여 맑은 콧물이 멈추지 않게 되는 것으로 본다.

물론 이 3가지 경우 외에도 다양한 원인이 있을 수 있다. 특히 알레르기 비염을 오랜 기간 앓게 되면 비강점막에 변화가 생기게 되고 이런 경우 담어(痰瘀) 즉 담음(痰飮)과 어혈(瘀血)이 관련되어서 생기는 알레르기 비염도 많다. 실제 치료에 있어서는 이런 요소가 고려되어야 하므로 아주 복잡해진다. 그러나 단순하게 3가지로 요약을 해서 설명한 이유는 이미 앞에서 살펴본 한의학의 정기(正氣) 위주의 건강관과 발병관 때문이다.

정기존내 사불가간(正氣存內 邪不可干)은 정기(正氣)가 체내에 잘 간직되어 있으면 사기(邪氣)가 감히 침범하지 못한다는 뜻으로 한의학의 건강관을 보여주고 사지소주 기기필허(邪之所湊 其氣必虛)는 사기(邪氣)가 몰려와서 병이 생기려면 반드시 정기(正氣)가 먼저 허(虛)한 상태에 있어야 한다는 한의학의 발병관을 보여줌을 이미 앞에서 살펴보았다. 이 문장은 그 뜻을 음미하며 할수록 너무나 임상에서 잘 적용되는 훌륭한 문장이라는 생각이 된다. 특히 사지소주 기기필허(邪之所湊 其氣必虛)에서 반드시 필(必)자를 썼는데 "반드시"라는 표현에 특히 주목할 필요가 있다. 즉 모든 질환은 기본적으로 허(虛)하기 때문에 발병한다는 사실을 기억해야 한다.

알레르기 비염의 각종 증상들

비강 내시경을 통해서 콧속을 들여다보면 점막이 창백하면서 부어 있고 수양성의 맑은 콧물 또는 점액성 콧물이 고여 있는 것을 볼 수 있다. 그러나 환자마다 차이가 많고 수시로 소견이 변할 수 있으므로 그렇게 간단하지는 않다.

아이들의 경우 맑은 콧물, 발작적인 재채기, 코막힘의 3대 증상 외에도 눈부심과 과도한 눈물과 앞머리의 통증과 후각의 감퇴, 코를 자주 후비거나 목을 자주 가다듬거나 목의 가래를 호소하기도 한다. 또한 장기간 비염을 앓았던 경우 눈 밑의 피부가 보랏빛으로 변하는데 이것을 알레르기성 샤이너(Allergic shiner)라고 한다.
이 외에 코의 간지러움 때문에 코를 자주 문지르거나 밀어 올리는 행동을 자주 하게 되고(Allergic salute) 콧잔등에 주름이 생기게 된다(Allergic nasal crease). 코가 심하게 막혀 코로 숨쉬기가 힘들게 되면 입을 벌려서 구강으로 호흡을 하게 된다. 그러나 이런 각종 증상이 알레르기 비염으로 진단할 수 있는 특유의 소견이라고 보기는 어렵지만 실제 임상에서는 많은 도움이 된다.

수술로도 코막힘을 완전히 없앨 수는 없다.

한의원에 내원한 C양의 경우는 코막힘이 심하여 레이저 수술을 받은 경우인데 C양의 부모님은 수술을 받고 나면 코막힘이 완전히 사라지는 것으로 생각하였다. 그래서 수술을 받았는데 얼마 지나지 않아서 다시 코막힘 증상이 생겨서 한의원에 내원한 것이다.

만성 비염 환자에서 코막힘의 해결을 위하여 사용되는 수술방법은 주로 하비갑개의 부피를 줄여 줌으로써 비강의 환기를 개선하는데 있다. 수술은 비가역적인 코막힘을 호소하는 환자에서 적용되는 것이다. 우선 여기서 다시 한번 확인을 하고 넘어갈 것은 알레르기 비염은 알레르기 질환이라는 사실이다. 알레르기 비염도 Th2 세포에서 분비되는 사이토카인의 양이 많아져서 생기는 알레르기 질환이기 때문에 수술을 통해 일시적으로 증상을 개선시킬 수는 있지만 이런 기본적인 병태생리 자체를 개선시킬 수는 없기 때문에 증상의 재발은 당연히 예측되는 결과이다.

따라서 알레르기 비염으로 인해서 코막힘을 호소하는 경우 우선 알레르기 비염에 대하여 한의학적인 근본적인 치료를 통해서 증상의 개선을 시도하는 것이 합리적이다. 그러나 경우에 따라서는 코막힘의 개선이 쉽지 않은 경우가 있을 수 있다. 즉 비가역적인 요소가 있는 경우이다. 결론적으로 수술의 적응증은 충분한 한방치료를 시행했음에도 불구하고 증상의 개선이 없는 알레르기 비염의 경우에 한하는 것이 합리적이다.

알레르기 비염을 조기에 치료해야 하는 이유

아이들의 알레르기 비염은 반드시 조기에 치료해 주어야 한다. 아이들을 조기에 치료해야 하는 이유는 3가지 정도로 요약해 볼 수 있다.

첫째, 알레르기 비염이 있는 아이들은 성장부진이 일어날 가능성이 아주 크다. 이미 앞에서 살펴보았듯이 가장 많은 경우가 비기허약(脾氣虛弱)한 경우이므로 이런 아이들 중 상당수는 밥도 잘 먹지 않는 경우가 많다. 둘째, 부비동염(축농증)이나 천식, 기관지확장증과 같은 질환이 생길 가능성이 아주 높다. 부비동염(축농증), 천식, 기관지확장증 등 어떤 질환도 쉬운 질환이 하나도 없다. 이런 질환이 생길 경우 병원을 제집 드나들 듯이 하게 될 것이며 건강하게 잘 자라기는 힘들어질 것이다. 셋째. 아이들이 집중력이 떨어지고 산만해져서 학습장애가 생길 가능성이 높다. 집중력이 떨어지고 산만해진 아이들은 당연히 같은 시간 공부를 했을 때 학습효과가 떨어질 것은 분명한 사실이다. 나중에 학업성적이 떨어져서 엄청난 사교육비를 들인다고 하더라도 이미 저만큼 앞서나가 있는 아이들을 쫓아가기란 쉬운 일이 아니다.

아이들을 잘 키우기 위해서 노력을 많이 하는 부모님들 중에서도 자녀들의 알레르기 비염을 장기간 방치해두면서 심할 때만 임시방편으로 치료하는 경우가 많이 있다. 이는 자녀를 잘 키우기 위한 투자에서 상당히 큰 실수를 저지르고 있는 것이다. 알레르기 비염의 한방치료는 자녀를 잘 키우기 위해서 선택이 아닌 필수라는 사실을 명심해야 할 것이다. 특히 어떤 부모님들 중에는 자녀의 알레르기 비염을 감기가 자꾸 걸리는 것으로 생각을 하고 나이가 들면서 차츰 좋아지는 것 아니냐고 막연하게 낙관적으로 생각하는 경우도 많이 있다. 그러나 같은 알레르기 질환 중에서 아토피피부염과 천식은 아이가 성장해감에 따라서 증상이 소실되고 자연관해의 경향을 보이는 비율이 높은 반면에 알레르기 비염이 자연적으로 호전되는 비율은 아주 낮은 편이라는 사실에 주목할 필요가 있다. 결국 현명한 판단은 부모님에게 달려 있는 것이다.

환절기에 유난히 약한 우리 아이

통년성 알레르기 비염으로 고생하는 아이들도 1년 내내 증상이 있는 경우보다는 특정 계절에 다른 계절보다 심해지는 양상을 보이는데 대부분은 계절이 바뀌는 환절기에 심해지는 경우가 많다.

춘하추동(春夏秋冬)의 사계절이 바뀌는 시기를 우리는 보통 환절기라고 하는데 이때는 일교차가 크고 실내외의 온도차가 크다. 이런 자연계의 변화는 반드시 인체에 영향을 미치기 마련인데 이때 자연계의 기(氣)의 변화를 인체에 전달해주는 메신저 역할을 하는 중기(中氣)라는 것이 있다. 중기(中氣)는 일단 자연계의 기(氣)의 변화를 한 번 걸러서 변화의 충격이 우리 몸에 최소한 전해지도록 하는 역할을 한다고 볼 수 있는데 이런 중기(中氣)가 부족해지면 자연계의 기(氣)의 변화가 바로 우리 몸에 충격을 주기 때문에 질병이 발생할 가능성이 높아진다.

따라서 중기(中氣)는 계절과 계절을 부드럽게 연결시켜 주는 연결고리 역할을 한다고 볼 수 있는데 이 중기(中氣)의 근원은 바로 비장(脾臟)에 있다. 알레르기 비염에서 가장 많은 경우가 비기허약(脾氣虛弱)한 경우라고 한 것과 연결 지어서 생각해 보면 우리 아이가 왜 환절기에 유난히 맥을 못 추고 약한지 이해가 될 것이다. 따라서 환절기에 감기로 유난히 고생을 하는 아이들이라면 미리 중기(中氣)가 부족해지지 않도록 환절기 전에 한방치료로 중기(中

氣)를 보강할 필요가 있다.

소청룡탕과 보중익기탕이 알레르기 비염을 치료하는 대표방이다.

알레르기 비염을 치료하는 처방은 환자마다 다를 수밖에 없다. 환자마다 자신이 가지고 있는 체내의 모순점이 다르기 때문에 그 모순점을 해결하는 한방처방도 다를 수밖에 없기 때문이다. 그러나 각 환자마다의 개별성과 특수성을 인정한다고 하더라도 알레르기 비염이라는 질환을 앓고 있는 이상 어느 정도의 공통적인 부분은 있기 마련이다. 그래서 한의학의 가장 큰 장점이 맞춤의학이라는 것을 필자가 강조하면서도 특정 질환에 대해서 몇 가지 대표적인 처방들이 효과가 있다는 것도 무시할 수 없는 점이다.

알레르기 비염의 경우 대표적인 치료 처방이 소청룡탕과 보중익기탕이다. 근거중심 의학 즉 EBM적인 측면에서 검증된 대표적인 처방은 소청룡탕이다. 일본의 耳鼻咽喉科臨床에 발표된 논문에 의하면 61군데의 시설이 공동으로 220 예의 통년성 알레르기 비염을 대상으로 한 이중맹검 랜덤화비교시험(DB-RCT)을 실시한 결과 플라시보(위약)군에 비하여 소청룡탕군이 유의하게 뛰어나다는 결과가 나왔다.

현재 필자도 임상에서 소청룡탕을 아주 많이 활용하고 있으며 소청룡탕에 대하여 많은 연구를 하였다. 물론 알레르기 비염에 소청룡탕만을 쓰는 것은 절대 아니다. 보중익기탕을 비롯한 많은 처방들이 실제 진료에서 활용되고 있고 환자마다 자신의 모순점을 효과적으로 개선하기 위하여 기본적인 처방에 가감이 되어서 사용되고 있기 때문에, 실질적으로 알레르기 비염으로 필자에게 치료를 받고 있는 수많은 환자들 중 같은 한약을 복용하고 있는 경우는 없다.

알레르기 비염은 완치가 가능한가?

알레르기 비염으로 고생하는 D양의 부모님은 병원에서 알레르기 비염은 완치가 되지 않으니까 심할 때만 병원에 오라는 얘기를 들었는데 필자에게 정말 완치가 불가능한지 물었다. 결론부터 얘기하자면 완치라고 표현할 정도로 좋아진다는 것이다.

우선 여기에서 한 가지 짚고 넘어갈 부분이 있다. 우리는 항상 질병과 건강이라는 있지도 않은 가상의 상태를 설정한 뒤 단순한 2분법적인 사고로 모든 것을 평가하려고 한다. 인체는 단순하게 질병과 건강으로 나누어서 생각할 수 없다. 종합검사 상 정상으로 나온 사람들은 모두 같은 수준의 건강상태를 가지고 있다고 볼 수 있는지 생각해 보면 아니라는 것은 누구라도 동의할 것이다. 몸의 변화는 시간을 두고 서서히 일어나는 것이고 이런 변화는 경험해 본 뒤에야 이전과 비교해서 말을 할 수 있는 것이다.

학교성적이 1등과 꼴찌만 있는 것이 아니듯 우리의 건강도 마찬가지다. 현재 알레르기 비염을 앓고 있는 당신의 자녀는 F학점인 상태다. 이제 과외를 통해서 F학점을 면하기 위해서 치료를 받으면서 자꾸 A+인 상태의 아이들과 비교하는 것은 옳지 않다. 지금까지 당신의 자녀의 건강상태는 60점 이하의 F학점에서 왔다갔다한 것이다. 몸 상태가 나쁘면 10점 이하인 경우도 있었고 조금 몸 상태가 좋으면 50점인 경우도 있었지만 결국 60점 이하의 F학점에서 왔다갔다한 것이다. 이제 당신의 자녀를 F학점에서 D학점으로 진입시키기 위한 치료를 시작해야 한다. 일단 낙제를 면하고 학점을 이수해서 같이 진급하기 위해서 말이다. D학점으로 진입하고 나면 F학점일 때와는 몸 안의 여건이 많이 달라진다. 과거의 악순환(惡循環)의 고리에서 탈출해서 이제 선순환(善循環)으로 진입할 수 있는 기로에 서게 된 것이다. 이때가 중요하다. 방심하지 않고 잘 생활한다면 선순환(善循環)으로 체내의 기(氣)가 순행함으로써 보다 건강하게 되겠지만 자칫 방심한다면 다시 F학점으로 돌아가기 때문이다.

최소 3개월 정도는 치료해야 한다.

알레르기 비염으로 고통받은 지 10년이 넘은 E군의 어머니는 치료를 시작한 지 2주가 지나서 아직도 아이가 비염 증상이 있다고 말씀하였다. E군의 경우 본인에게 치료를 받으러 오기 전에 국내의 유명한 대학병원과 한의원, 한방병원을 두루 섭렵한 뒤에 내원한 환사녔나.

치료를 시작하기 전 과거의 치료 경험을 문진했을 때 정확한 치료 기간도 물어보았는데 E군의 경우 다닌 병원은 수십 군데인 반면 한 군데서 치료받은 기간은 1달이 넘는 경우가 드물었다. 이런 환자들은 절대 좋아질 가능성이 없다. 필자는 E군의 어머니에게 물었다. "물이 몇 도에서 끓습니까?" E군의 어머니는 어리둥절해 했다. 그래서 자세하게 설명을 했다. "물은 100도에서 끓습니다. 가스레인지의 불을 30초 동안 가열했다가 다시 끄고 나서 10분이 지난 뒤에 다시 30초 동안 가열하고 다시 끄고 나서 10분이 지난 뒤에 30초 동안 가열하기를 반복해서 해보세요. 물이 끓는지. 변화라고 하는 것은 적절한 자극량과 시간이 필요한 것입니다. 알레르기 비염을 앓고 있는 아이들의 몸 상태는 전부 다릅니다. 그래서 치료에 소요되는 기간도 다를 수밖에 없습니다. 기본적으로 이런 아이들의 몸에 근본적인 변화가 일어나기 위해서는 평균 최소 3개월 정도의 시간은 필요합니다. 물론 제가 치료했던 수많은 아이들 중 어떤 아이들은 2주 정도만 치료하고 나서도 아주 많이 좋아져서 경과를 관찰하는 경우도 많이 있습니다. 학교에서 같은 등록금을 내고 다니면서 같은 선생님한테 같은 과목을 배워도 성적은 천차만별입니다. 선생님이 학생을 차별해서 가르쳤기 때문에 성적이 다르게 나왔겠습니까? 우리들은 자꾸 주변에서 잘된 한 두 케이스로 일반화하려고 하는 오류를 범하게 됩니다. 지금 어머니께서는 아이의 성적이 부진한 것을 지나간 수많은 훌륭한 선생님들 탓만 하셨습니다. 이제 또다시 선생님 탓하면서 제대로 찾아온 천우신조의 기회를 차버린다면 E군은 더욱 힘들어질 것입니다. 저를 믿고 치료를 계속해 보세요." 이렇게 설명을 했지만 E군의 어머니는 결국 치료를 연속해서 받지 않았다. 아마도 지금도 계속해서 닥터쇼핑을 하고 있을 것이다.

알레르기 질환뿐만 아니라 만성적인 질환에서 제일 중요한 것은 환자와 의사의 신뢰관계다. 서로가 서로를 믿지 못하면 치료가 제대로 될 가능성은 없다. 그래서 의료인들은 과거에 병원을 자주 바꾼 환자의 말을 믿지 않는다. 지금 알레르기 비염으로 고생하는 아이들로 골머리를 앓고 있는 당신도 한 번 반성해 볼 필요가 있다. 서울에서 부산 가는 기차를 타고 나서 이제 겨우 수원에 도착했는데 부산이 나오지 않았다고 해서 수원에서 중도하차를 한 것은 아닌지.

몸을 따뜻하게 하고 차가운 것을 멀리하라.

대부분의 알레르기 비염을 앓고 있는 환자들의 경우 차가운 공기에 노출된 경우 증상이 발생하거나 심해지는 경우가 많다. 몸을 차갑게 하고 차가운 음료수나 음식을 먹는 것은 결국 폐와 비를 상하게 한다.

냉장고에서 나온 차가운 물이나 아이스크림을 자주 먹는 경우는 특히 알레르기 비염을 악화시킨다. 몸을 차갑게 하는 경우도 마찬가지다. 코는 외부의 천기(天氣)가 들어오는 통로이고 비위는 외부의 지기(地気)가 들어오는 통로인데 이렇게 코, 비위, 피부를 차가운 기운에 자주 노출시키면 몸은 당연히 아주 냉(冷)해진다.

이렇게 냉기(冷気)가 체내에 축적되면 기(気)의 순환이 잘 될 리가 없다. 특히 폐와 비의 기운이 손상을 받기 때문에 알레르기 비염을 앓고 있는 사람들은 반드시 몸을 따뜻하게 해 주는 것이 중요하다. 특히 몸이 냉(冷)한 여자아이들의 경우 성인이 되어서도 계속 알레르기 비염으로 고생하는 경우를 흔하게 볼 수 있다.

알레르기 비염을 치료하기 위해서 우선 아침에 기상을 하면 양손의 중지를 구부려서 가운데 마디로 콧망울 옆에서 콧뿌리 쪽으로 50회 정도 마찰을 해주어서 코에 온기(温気)를 불어 넣어주는 것이 도움이 된다. 외출 시에는 항상 목과 어깨를 따뜻하게 해주고 여자들의 경우에는 짧은 치마나 복부를 노출하는 옷차림보다는 보온에 신경을 쓴 옷을 입고 집에 돌아와서는 족욕이나 반신욕을 해주는 것도 도움이 된다. 이는 전신의 혈액순환을 도와주고 인체의 상부와 하부에 몰려 있는 기(気)의 편차를 교정하는데 도움을 주기 때문에 알레르기 비염의 치료에도 당연히 도움이 된다. 다만 자기 전에 머리를 감았을 경우에는 반드시 물기를 확실히 말리고 잠을 자는 것이 좋다. 물을 마실 때도 냉장고에서 바로 나온 찬물보다는 조금 미지근한 물을 마시는 편이 좋다. 자기 2시간 전에 차가운 과일이나 아이스크림을 섭취하는 것은 특히 알레르기 비염에 해롭다.

이외에 특히 집먼지진드기나 동물의 털 등이 알레르기 비염의 주요 항원이므로 집 안의 청소를 잘해서 먼지를 없도록 해주고 침구류는 항상 습하지 않도록 햇빛에서 건조를 잘해줄 필요가 있다. 햇빛에 건조 시에는 몽둥이 등을 이용해서 털어주어 죽은 집먼지진드기의 시체가 항원으로 작용할 여지를 없애줄 필요가 있다. 카펫이나 천 소파 등의 사용은 되도록 피하고 실내에서 애완동물은 되도록 기르지 않는 편이 좋다. 주방에서 요리를 한 뒤나 청소 시에는 반드시 실내의 공기를 확실하게 환기시켜주는 것이 좋다. 또한 최근에 각광을 받고 있는 아로마테라피로 처방받은 아로마 램프로 향을 확산시키거나, 증기로 흡입을 하거나 목욕을 할 때 아로마를 이용하면 많은 도움을 받을 수 있다.

6 천식

천식은 호흡기 알레르기 질환의 대표적인 질환이다.

유병률을 보면 천식보다 알레르기 비염이 더 높은데 천식을 호흡기 알레르기 질환의 대표적인 질환이라고 하면 독자분들이 이상하게 생각할 수도 있을 것이다. 왜 알레르기 비염이 호흡기 알레르기 질환의 대표적인 질환이 아니고 천식이 대표적인 질환이라고 하는지에 대해서 불만을 가질지도 모르겠다. 우선 간단하게 말씀드리자면 수많은 학회의 이름을 살펴보라. 알레르기를 연구하는 우리나라의 대표적인 학회 이름은 대한 천식 및 알레르기학회이다. 뿐만 아니라 국외의 유명한 많은 학회 이름을 살펴보아도 항상 천식 및 알레르기학회가 많다. 즉 수많은 알레르기 질환과 동격으로 천식이 언급되고 있다는 사실에 일반인들은 주목할 필요가 있다.

천식은 선진국병이며, 천식 유병률도 점점 높아지고 있다.

천식의 유병률은 지난 30여 년간 지속적으로 증가하였다. 2000년 WHO 보고서에 의하면 세계 인구의 약 10%가 천식을 앓고 있으며, 10년마다 40%씩 증가하였다고 한다. 소아청소년 천식의 유병률은 인종에 따라서 다양하고, 국가 간에 큰 차이를 나타낸다. 우선 천식을 '지난 12개월 동안 천명이 있었던 경우'로 정의했을 때 각국의 유병률을 비교해보면 호주, 뉴질랜드와 영국에서 유병률은 약 30%로 높은 편이나, 미국의 경우 9.6%~13.0%, 일본과 중국 등에서는 약 11% 전후의 비교적 낮은 유병률을 나타낸다. 국내 소아천식의 유병률은 연구마다 차이가 있었다. 1995년 9.5%(대상 25,117명), 2000년 4.9%(대상 27,831명), 2010년 10.1%(대상 4,003명) 정도였다.

성인 중 13%가 천식 환자이다.

2004년 서울아산병원 호흡기내과 오연목, 김동순 교수팀이 전국 20~44세 성인남녀 5,048명을 대상으로 천식 증상 유병률을 조사하여 발표한 결과에 의하면 전체의 12.9%가 천명음을(wheezing sound), 13.5%는 수면 중에 기침이나 호흡곤란 등으로 인한 수면 장애 증상을 호소했다고 한다. 이 연구의 참가자 대부분은 조사 당시 천식 치료를 받지 않고 있는 상태였다고 하니 더욱 충격적인 수치이다. 천식 유병률의 결과가 연구마다 다양하게 나오는 것은 우선 천식이라는 질환이 의사의 판단에 의해 임상적으로 진단되기 때문이다. 일관된 진단 기준이 있지만, 국민건강영양조사 등의 설문 조사는 환자의 기억에 의존하므로 실제의 유병률을 반영하기에는 무리가 있을 수밖에 없다. 또한 국민건강보험공단이나 건강보험심사평가원의 진료자료를 이용할 수 있으나 이는 실제 질병이 아닌 처방에 의존하기 때문에 해석에 주의가 필요하다. 필자가 진료를 할 때에도 기침을 주 증상으로 내원한 환자의 30% 정도는 천식인 경우가 대부분이다. 만약 야간에 기침 때문에 수면에 방해를 받는 환자라면 반드시 전문가의 진료를 받아볼 필요가 있다.

발작적인 기침, 호흡곤란, 천명이 천식의 3대 증상이다.

일반인들이 질환을 쉽게 이해할 수 있는 것은 증상이라고 판단이 되는데 전형적인 3대 증상은 발작적인 기침, 호흡곤란 및 천명이다. 대부분의 경우 천식은 일과성이며 3대 증상 모두가 관찰된다. 즉 발작할 때가 있다는 말이다. 발작 시작 시 환자들은 마른기침과 흉부의 압박감을 느끼고 호흡이 점차 거칠어지며 천명이 현저해지고 숨을 내뱉는 게 길어지면서 빈호흡, 빈맥을 흔히 보인다. 증상이 더 심해지면 천명이 매우 심해지고 보조호흡근이 활성화되면서 자주 기이맥이 발생하기도 한다. 비전형적인 환자들은 간헐적인 마른기침, 혹은 운동성 호흡곤란만 호소하는 수도 있다.

천식의 확진은 폐기능 검사를 통해서 가능하다.

천식의 진단은 우선 자세한 병력의 청취와 임상증상, 검사소견을 참고로 해서 한다. 이 중 제일 중요한 것이 병력의 청취이다. 알레르기성 질환의 가족력이 과거에 알레르기 질환을 앓은 적이 있는지 우선 파악을 해야 한다. 가족력과 과거력에 알레르기 질환이 있는 경우 천식일 가능성이 아주 높다. 반면에 가족력과 과거력 상 알레르기 질환이 없다고 하더라도 천식의 3대 증상인 발작적인 기침, 호흡곤란, 천명의 증상이 3회 이상 반복될 경우 천식일 가능성을 시사한다고 보아야 한다.

간혹 천명이나 호흡곤란 없이 기침만 하는 경우가 있는데 이때 천식을 놓칠 가능성이 많다. 진찰을 받으러 올 당시 증상이 있다면 진단을 하기가 수월하겠지만 천식의 전형적인 소견이 보이지 않는다고 해서 천식을 진단에서 완전히 배제해서는 안된다.

검사는 폐기능 검사, 기관지유발검사, 동맥혈가스분석, 흉부X선 검사, 알레르기 피부반응시험, 말초혈액 호산구, 총IgE측정 등을 하게 되는데 이중 초등학교에 입학한 이후에는 반드시 폐기능 검사를 통해서 천식을 진단하는 편이 좋다. 결국 천식의 확진은 기도과민성과 기도폐쇄를 증명함으로써 가능한데 최대호기속도(Peak expiratory flow rate: PEFR)와 1초간 노력성 호기량(Forced expiratory volume in one second: FEV1)이 각각 20% 이상 감소하고 기관지확장제 투여 후 1초간 노력성 호기량 혹은 최대호기 속도가 15% 이상 호전을 보이는 경우 기도폐쇄와 기도의 가역성이 확인된 것으로 보아서 천식으로 확진한다.

Q&A

Q. 병원에서 우리 아이가 천식기가 있다고 하던데...

A. 천식의 진단은 기도의 가역적 폐쇄를 증명하는 것이 제일 중요한데 영유아에서는 폐기능 검사가 어렵습니다. 따라서 2세 이전의 어린이에서는 임상적으로 기관지확장제에 대해 호전을 보이는 천명이 3회 이상 반복되는 경우 천식으로 진단하기도 합니다. 아이들의 경우 최소한 6세 이상은 되어야 폐기능 검사가 가능해 집니다. 원래는 폐기능 검사나 기관지유발검사를 통해서 천식을 확진할 수 있는데 사실 6세보다 어리거나 검사하기가 곤란한 경우에는 천명을 확인하고 천식에 준해서 치료를 하고 기관지확장제에 반응할 경우 우선 천식으로 생각을 하게 됩니다. 아마도 이런 경우에 천식기가 있다고 말한 것으로 생각됩니다.

부모가 천식이면 아이에게 유전될 가능성이 높다.

천식 및 알레르기 질환은 한 가족에서 같이 발생되는 경우가 많다. 일반적으로 한쪽 부모가 천식이 있는 경우에 자녀가 천식이 있게 될 가능성을 25%로 보고, 양쪽 부모가 모두 천식이 있는 경우에는 자녀가 천식이 있게 될 가능성을 50%로 보고 있으나 정확한 예측은 아니다. 최근 논문에 의하면 10세 이전에 아토피 질환이 나타났던 아이들의 87%가 가까운 친척 중 아토피 환자를 가지고 있었으며, 가족 중에 아토피 질환이 있는 가계에서 태어난 사람은 20세 이내에 남아의 28%, 여아의 10%가 기관지천식 혹은 알레르기성 비염이 발생하는 반면 아토피 질환이 없는 가계에서 태어난 경우 남아의 1.5%, 여아의 0.08%만이 기관지천식 혹은 알레르기성 비염이 생기는 것으로 보고되었다. 그러나 아직까지 천식 및 알레르기 질환의 정확한 유전방식에 대해서는 논란이 많은 실정이다.

여기에서 우리가 함정에 빠지지 말아야 하는 부분이 있다. 아토피 질환이 가족적인 발생 경향이 있다는 것은 단순히 아토피 질환이 피를 통해 유전된다는 사실 이외에 가족들이 공유하는 동일한 환경적인 인자(식생활, 주거생활 등)에 의해서도 영향을 받는다는 사실이 아닐지 살펴볼 필요가 있다. 만일 전적으로 피를 통해서 유전된다면 우리가 통제할 수 없는 상황이지만 환경적인 인자와 관련이 깊다면 미연에 충분히 개선의 여지가 있기 때문이다.

우리 아이가 앓고 있는 천식이 없어질 수는 없는가?

이 질문이 천식 환자를 보면서 가장 많이 받는 질문이다. 임상경험이 많은 대부분의 의사나 한의사도 이 질문에 선뜻 대답할 수 있는 사람은 많지 않을 것이다. 천식은 무덤까지 갖고 가는 질환이니 계속 관리해보자는 얘기를 가장 많이 듣거나 선뜻 몇 개월만 치료하면 완치된다고 얘기를 듣고서 치료를 했으나 만족스럽지 못한 결과를 얻을 분들이 대부분일 것이다. 경우에 따라서는 면역치료를 받느라고 3년씩 고생하고 별다른 성과를 거두지 못한 분들도 많을 것이다.

사실 이 질문에 자기 생각으로 답을 하지 않고 정확한 자료에 의해 답을 하기 위해서는 일정기간 관찰 가능한 소아 인구집단을 대상으로 한 전향적인 코호트 연구결과를 바탕으로 해야 하는데 부끄럽게도 아직 국내에는 이런 자료가 없다. 따라서 외국자료를 참조할 수밖에 없는 형편이다. J Allergy Clin Immunol에 발표된 소아기부터 성인까지 장기간 추적 관찰한 연구결과에서 7세 때 천명이 있었던 소아의 43%가 28세 때 추적관찰 시 천명이 없어졌고, 32%는 천명의 빈도가 더욱 잦아져 있었다고 보고하였다. Am J Respir Crit Care Me에 발표된 출생 시부터 33년간 추적한 연구에서는 7세 이전에 천식이나 천명성 기관지염으로 진단되었던 소아를 23세 때 설문 조사한 결과 단지 10%만이 지난 1년간 천명의 병력을 보고하였으나, 33세 때 27%에서 천명이 있었으며, 33세 때 천명을 보고한 군들은 대조군과 비교했을 때 FEV1이 10%가량 저하되어 있었다고 보고하였다.

소아천식 환아를 둔 부모님들이 착각하고 있는 것 중의 하나가 아이가 자라면서 저절로 좋아질 것이라고 믿는 것이다. 필자는 진료할 때 이런 부모님들에게 묻는다. 모든 아이들이 학교를 다니면서 학력이 좋아지지만 아이의 영어 실력을 높이거나 수학 실력을 높이기 위하여 얼마나 투자하고 있는지 물어본다. 대부분의 부모님들이 실력이 있는 학생은 더 올라갈 석차가 없는데도 열심히 과외공부를 시키고 있거나, 실력이 없는 학생은 조금이라도 점수를 높이기 위하여 많은 과외수업을 받고 있다고 대답을 한다. 지금 소아천식 환아들의 경우 빨리 훌륭한 선생님을 만나서 적절한 지도를 받아야 할 성적이 부진한 학생들이다. 그런데 전혀 공부를 시키지 않고 저절로 실력이 좋아지길 기대한다면 이는 잘못된 판단이다.

여기서 부모님들이 히니 주의할 점이 있다. 엉이나 수학 실력이 하루아침에 높아질 수 있는가? 과대광고에 속아 넘어가 쓸데없이 고액과외를 받고 있지는 않는지 확인해 볼 필요가 있다. 천식의 치료에도 그대로 적용되는 부분이다. 제발 단기간에 승부를 내려고 하지 마라. 다년간 천식 환아들을 진료하면서 느끼는 점은 경한 천식일 때 조기에 한의학적인 치료를 시작하는 경우 좋은 결과를 얻을 가능성이 높다는 것이다. 즉 조기에 치료를 하지 않고 그냥 놓아둘 경우 악화된다는 근거는 소아기 기도과민성이 성인기 기도과민성을 예측하는 지표로 사용할 수 있다는 보고와 지속적인 증상을 갖는 천식 환아의 경우 기도과민성의 정도가 심하고 시간이 흐른 뒤에도 호전되지 않았다는 보고 등이다.

한의학에서는 천식을 효천(哮喘)이라고 한다.

한의학에서는 천(喘)이란 호흡급촉(呼吸急促)한 것을 말하고 효(哮)란 후중유성향(喉中有聲響)한 것을 말하는데, 즉 숨이 찬 모든 것은 천(喘)이라고 하고 가래소리가 목에서 그르렁 거리는 것을 효(哮)라고 하는 것이다. 따라서 천증(喘證)에는 효증(哮證)을 겸하지 않으나 효증(哮證)에는 천증(喘證)이 포함되어 나타난다고 하였다. 이와 같이 효증(哮證)에는 반드시 천증(喘證)을 겸하여 나타난다고 하여 효천증(哮喘證)을 하나의 증후로 보았다.

쉽게 말해서 숨이 차다고 해서 모두 천식은 아니다. 심장이 좋지 않아도 숨이 찰 수가 있고 중증근무력증 같은 질환도 숨이 찰 수가 있다. 하지만 목에서 가래가 그르렁 거릴 때는 반드시 숨이 찰 수밖에 없다고 선인들은 본 것이다. 이 얼마나 탁월한 관찰인가. 따라서 현대에 우리가 천식이라고 이름 붙인 질환은 한의학에서는 효천(哮喘)의 범주로 보는 것이 타당한 견해다. 물론 천증(喘證)이나 해수(咳嗽)로 분류된 일부에서도 천식으로 볼 수 있는 것들이 있다. 천식은 알레르기 및 호흡기질환에서 아주 어려운 질환이므로 천식에 대한 전문지식을 가진 한의사에게 진료를 받는 것이 아주 중요하다.

천식의 기본에는 정기(精氣)의 부족(不足)이 깔려 있다.

호흡은 우리가 생명을 유지하는데 있어서 가장 기본이다. 호흡은 폐장(肺臟)에서 이루어지는 것 같지만 그 기운을 아래로 받아들이는 기본 원동력은 신장(腎臟)에 있다. 인체의 정기가 충분하면 호흡이 깊고 길어지게 되고 각종 호흡 수련법에서 강조하듯이 저절로 단전호흡을 할 수 있게 된다. 그러나 반면에 정기가 충분하지 못하면 호흡이 얇아지고 짧아지게 되는 것이다. 무게중심을 아래로 낮추듯이 우리의 호흡의 중심을 얼마나 아래로 낮출 수 있는냐는 그 사람 신장(腎臟)의 정기(精氣)가 얼마나 충분한지 부족한지에 달려 있는 것이다.

아이들의 경우에는 부모님으로부터 물려받은 선천적인 정기(精氣)가 바로 신장(腎臟)에 저장되어 있다. 그래서 약하게 태어나서 정기(精氣)가 부족한 아이가 천식과 같은 호흡기 알레르기에 걸릴 가능성이 높다. 정기(精氣)는 쉽게 말해서 인체의 기본적인 면역력 정도로 이해를 해도 같은 용어는 아니지만 큰 무리는 없다.

즉 정기(精氣)가 부족할 경우 면역력이 약하다는 얘기인데 우리 인체의 면역력을 한눈에 체크할 수 있는 손쉬운 방법이 있다. 바로 감기가 얼마나 자주 걸리는지를 보면 아이의 면역력을 단번에 체크할 수 있다. 평균적인 면역력을 갖춘 아이라면 1년에 2회 정도 감기에 걸린다고 보면 된다. 그리고 감기에 한번 걸렸을 때 1주일 이내에 회복되는 정도의 몸 상태가 평균적인 면역력이라고 이해를 하면 된다.

당신의 아이는 현재 얼마나 자주 감기에 걸리고 있으며 얼마나 빨리 회복되고 있는가를 보라. 같은 놀이방이나 유치원이나 학교를 다닐 때 다른 아이들은 다 괜찮은데 우리 아이만 감기를 달고 사는 것은 아닌지 체크해 보라. 정기(精氣)가 부족해서 자주 감기에 걸리는 아이를 계속 치료하려고 병원에 데리고 다닌 것은 아닌지 반성해 보라.

천식을 치료하려면 담어(痰瘀)를 제거하라.

천식으로 고생하는 아이들을 보게 되면 항상 가래 끓는 소리가 그르렁 그르렁하는 것을 들을 수 있다. 청진기를 통해서 들어보면 더 정확하게 들어볼 수가 있는데 밖으로 내뱉는 가래가 별로 없다고 하더라도 항상 감기를 달고 살거나 기침을 자주 하는 아이들을 청진해 보면 주로 콧물이 뒤로 넘어가면서 기침을 하거나 아니면 예외 없이 폐 안에 가래의 양이 상당히 증가해 있는 경우가 대부분이다. 이렇게 내부에 있는 가래는 질병을 앓으면서 생긴 부산물이 분명하나 이미 생긴 이후에 효율적으로 제거가 되지 못하면 결국 2차적으로 질병을 일으키는 병인(病因)으로 작용하게 되는 것이다.

천식의 치료에 있어서도 이 부분이 상당히 중요하다. 구병(久病)담어(痰瘀)라고 하여 오래된 병에는 반드시 담음(痰飮)과 어혈(瘀血)이 있는 것으로 보았다. 천식의 경우도 예외는 아니다. 오랜 기간 천식을 앓고 있는 아이들이 잘 낫지 않는 이유가 바로 여기에 있다. 처음에 감기나 비염에 걸렸을 때는 음(飮)의 형태로 이동성이 쉽고 비교적 제거하기가 용이한 상태다. 그러나 시간이 지속되어 열(熱)을 받게 되면 담(痰)을 형성하게 되고 여전히 이동성은 있으나 제거하기가 그렇게 쉬운 상태는 아니다. 이런 상태에서 제대로 된 치료를 받지 못하고 계속 표피적인 치료만 지속할 때 결국 어혈(瘀血)을 형성하게 되어 장기적인 염증으로 자리를 잡게 되고 결국 기도의 모양도 리모델링이 되어서 치료를 어렵게 만드는 것이다.

이해를 돕기 위해서 쉽게 말하자면 여러분들 중에 세면 중에 가래를 세면대에 뱉어 본 기억이 한두 번쯤은 있을 것이다. 가래가 흰색이고 비교적 잘 나오는 경우에는 세면대에 떨어지자마자 물을 틀어 놓으면 바로 배수구속으로 빨려 들어가 버린다. 하지만 누런색의 찐득찐득한 가래일 경우는 양상이 조금 다르다. 세면대에 착 달라붙어서 물을 틀어 놓았는데도 불구하고 잘 떨어지지 않아서 결국 샤워기를 틀어서 내려보낸 경험이 한두 번쯤은 있을 것이다. 천식에서 내부의 담어(痰瘀)가 기존의 치료방법으로 치료하기 어려운 이유를 바로 이렇게 머릿속에 그려보면 쉽게 이해가 될 것이다.

천식 치료 시 한약과 양약의 병용투여는 아주 합리적이다.

한약을 복용한다고 해서 모든 양약을 바로 중단하는 것은 합리적이지 않다. 특히 경구용 스테로이드제를 복용하고 있다면 갑자기 중단하는 것은 위험을 초래하는 일일 수도 있다.

천식 환자의 경우 반드시 갑자기 상태가 악화되는 급성 발작기와 상태가 호전되는 완해기를 반복하게 된다. 특히 계절에 따라서도 환자별로 민감하게 반응하는 경우가 많이 있다. 합리적인 천식 관리의 첫걸음은 평상시에 합리적인 의료인을 자신의 양한방 주치의로 확보하는 데서 시작된다는 사실을 잊지 마라.

천식 치료에 많이 쓰이고 있는 한약재 중에는 마황이라는 약재가 있다. 마황은 일본의 長井長義가 1885년 에페드린(ephedrine)을 발견하여 한약에서 유효성분이 분리된 최초의 한약재로서 유명한데, 마황에 함유된 에페드린(ephedrine)의 adrenaline양작용(교감신경흥분작용) 때문에 불면, 흥분, 동계, 빈맥, 발한과다 등에 주의하여야 한다. 즉 마황의 경우 속효성 기관지확장제와 병용 시에 부작용이 있을 가능성이 많이 있다. 따라서 한의사의 조언을 받아서 한약과 양약을 병용한다면 보다 합리적으로 치료를 받을 수 있을 것이다.

서양의학의 속효성 증상완화제와 한의학의 기도개형(airway remodeling)을 막아주고 면역체계의 불균형을 바로 잡아주는 한약을 병용투여 한다면 환자는 별다른 고통 없이 천식으로부터 해방될 수 있을 것이다. 제일 좋은 전문 의료인의 조건은 양방과 한방의 경계를 넘어서 환자에게 도움을 줄 수 있는 지식을 쌓는데 인색하지 않아야 할 것이다. 지금 당신이 진료받고 있는 선생님은 어떤 선생님인지 확인해 보라. 막연하게 서로의 의학체계에 대한 비방을 하고 있지는 않은지?

만성 천식은 소청룡탕보다 청상보하탕이 우수하다.

소청룡탕은 많은 분들이 이름 정도는 들어보셨을 것이다. 최근에 임상연구를 하면서 재미있는 결과를 얻었다. 일반적으로 천식 치료의 대표적인 처방으로 알려진 소청룡탕과 청상보하탕의 효능을 비교하면서 당연히 초기에는 소청룡탕의 효능이 우세하고 후기에 청상보하탕의 효능이 우세할 것으로 모두들 예상을 했었다. 그러나 결과는 전혀 달랐다.

폐기능 검사 중 가장 의미 있는 지표인 FEV1.0%인 경우 청상보하탕은 4주간의 치료 후 의미 있는 호전이 있었던 반면에 소청룡탕은 의미 있는 변화를 보이지 않았다. 그리고 삶의 질의 경우도 청상보하탕이 예상과 달리 초기 2주 동안의 호전율이 소청룡탕보다 높았다. 하지만 필자는 크게 놀라지 않았다. 그 이유는 만성적인 호흡기질환의 경우 제일 중요한 것은 신허(腎虛)와 담어(痰瘀)로써 이 사실을 알고 평상시 임상에 응용하여 좋은 치료 효과를 얻어 오고 있었기 때문에 이런 결과가 나올 것이라고 어느 정도 예상을 하고 있었다.

소청룡탕(小青龍湯)

> 일반적으로 표증과 실증의 풍한천(風寒喘)에 쓰는 처방으로 알려져 있으며 알레르기성 천식, 알레르기성 비염 및 급성기 관지염, 콧물감기 등의 초기에 가장 사랑받는 처방입니다.

청상보하탕(淸上補下湯)

> 신허(腎虛)를 동반하면서 위로는 담음(痰飮)을 동반한 실증을 가지고 있는 상실하허(上實下虛)를 치료하는 대표적인 처방으로 만성적인 호흡기질환에 가장 사랑받는 처방입니다.

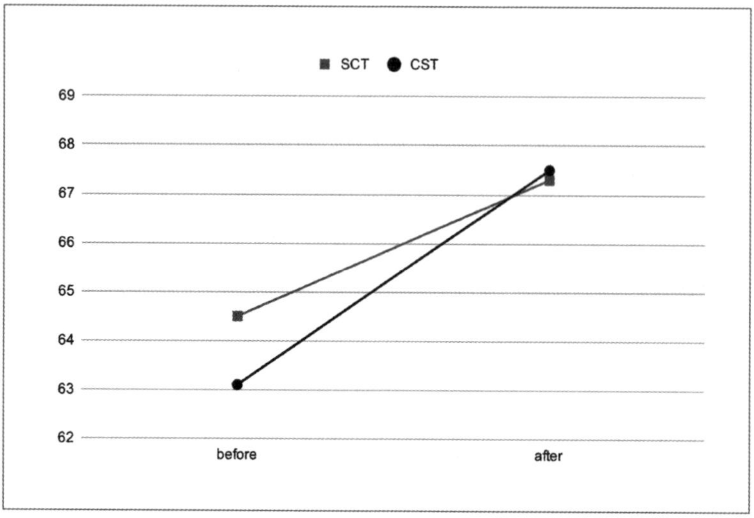

FEV$_{1.0}$%의 변화

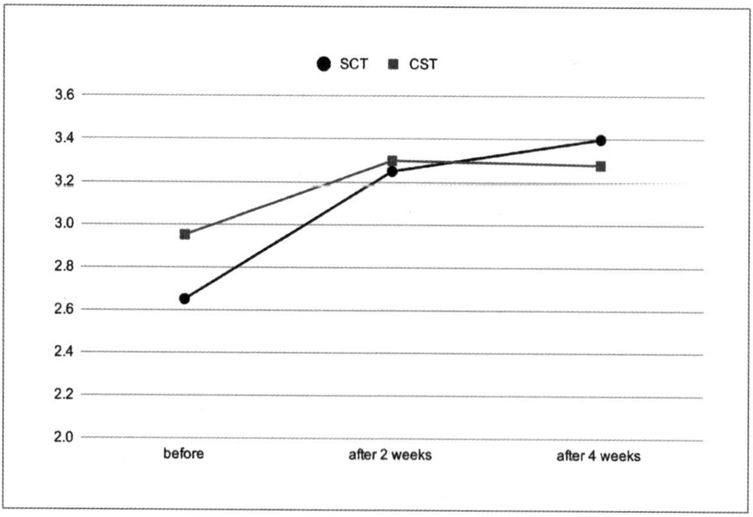

삶의 질의 변화

일본에서는 1980년대까지만 해도 천식 치료에 시박탕과 소청룡탕을 임상에서 많이 썼다. 그러다가 1990년대 들어와서 팔미지황환과 맥미지황환 등의 처방이 주목을 받게 되었다. 즉 천식을 바라보는 시각이 바뀌었음을 의미한다. 반면에 우리나라에서는 경희대학교 한방병원 호흡기내과를 이끌어 오신 이형구(前) 학장, 정승기(前) 주임교수께서 맥문동탕과 청상보하탕을 임상에서 많이 활용해 왔다.

한의학하면 수천 년간 고정불변의 정체된 학문으로 생각해 온 독자들은 신선한 충격을 받았을 것이다. 환자들의 욕구를 충족시키기 위하여 한의사들도 수많은 연구를 통해서 보다 합리적인 근거를 제시하기 위해 지금도 끊임없이 노력중이라는 사실을 기억하라.

한약을 복용하고 당장 효과가 나지 않았다고 해서 효과가 없다고 단정할 수는 없다.

"한약을 얼마나 복용하면 반응이 있는지 없는지 알 수가 있는 것입니까?" 본인에게 치료를 받기 위해 내원한 환자가 처음에 한 말이다. 충분히 이해가 간다. 어느 한의원을 가든지 속 시원하게 얘기해주는 사람이 없으니 얼마나 답답하겠는가. 최근에 직접 연구했던 결과를 가지고 설명을 드리는 것이 뜬구름 잡는 얘기가 안 될 것 같다.

오래된 기침에 주로 응용하는 패모산에, 천식에 효과가 있는 약물을 가미한 가미패모탕이란 처방을 만들어서 최근 신약으로 천식 치료에 응용하고 있다. 이 가미패모탕을 천식 환자들에게 4주간 투여할 때 환자들을 허증군(虛證群:DSG), 실증군(實證群:ESG), 허실착잡군(虛實錯雜群:CSG)으로 나누어서 효과를 살펴보았다.

결과는 과연 어떠했을까? 우선 가미패모탕은 완고한 실증(實證)의 천식 치료에 응용되는 처방이라는 것을 염두에 둘 필요가 있다. 과연 실증군에서 가미패모탕 투여 후 바로 효과가 있었을까? 허증군은 전혀 효과가 없었을까? 이 실험결과는 정말 학계 전체를 뒤흔들 만큼 큰 센세이션을 불러일으켰다.

간단하게 설명하자면 삶의 질(QLQAKA)의 경우 실증군(ESG)은 가미패모탕을 복용한 이후에 즉시 효과를 나타낼 것으로 생각되었으나 예상과는 달리 처음 2주 동안에는 의미 있는 변화가 전혀 없다가 2주 이후에야 의미 있는 변화를 보이기 시작하였다. 그것도 아주 가파른 기울기를 보이면서 삶의 질이 좋아짐을 보였다. 반면에 허증군(DSG)과 허실착잡군(CSG)의 경우 초기 2주에 의미 있는 변화를 보인 후 2주 이후에는 의미 있는 변화를 보이지 않았다.

정말 흥미로운 연구결과였다. 생각해 보라. 대부분의 한약은 1제 단위로 복용을 하게 되는데 원래 1제는 10일분이다. 최근에는 1제로 2주 정도를 복용하는 경우가 많은데 대부분의 환자는 한약 1제를 복용하고 나서 눈에 띄는 변화가 없으면 자신의 몸에 맞지 않는 것으로 생각하는 경우가 많다. 그런데 가미패모탕은 분명히 실증의 천식 환자를 위한 처방이었는데 1제를 다 먹는 동안 큰 변화가 일어나지 않았다. 아마도 대부분의 한의원에서 한약 1제를 다 먹었는데 아무런 효과가 없으면 다음에 그 환자는 치료를 받으러 내원하지 않을 가능성이 크다.

만성적인 천식에서 가장 중요한 요소는 신허(腎虛)와 담어(痰瘀)라는 사실만 명심하면 그다지 어려운 문제가 아니다. 우리가 일반적으로 만성 천식을 변증할 때 그게 실증이든 허증이든 허실착잡증이든 간에 제일 중요한 병리기전으로 작용하는 것이 담어(痰瘀)라는 얘기를 연구결과에서 가르쳐 주고 있는 것이다. 기도개형과 담어(痰瘀)의 상관관계는 현재 천식을 비롯한 만성적인 호흡기질환의 한방치료에서 커다란 한 축을 형성하게 되었다.

간단하게 결론을 정리하자면 허증과 허실착잡증과 실증 모두에서 제일 중요한 것은 담어(痰瘀)라는 사실이다. 그리고 담어(痰瘀)를 치료하는 가미패모탕의 경우 허증과 허실착잡증에서는 빠른 효과를 보여준 반면 실증의 경우 이미 기도개형이 상당히 진행되어 있거나 점액전으로 인하여 가성(假性) 기도개형이 유발된 상태이므로 약물치료에 빠른 반응을 보이지 않는 것이다. 그러나 결국 2주 정도의 기간이 경과하면서부터 호전을 보이는 것을 볼 때 역시 변증을 통한 치료가 틀리지 않았다는 것을 다시 한번 확인할 수 있었다. 환자들에게 당부할 말이 있다. 이제부터 한약을 복용하면 바로 즉시 효과가 나야 한다는 환상을 버려라.

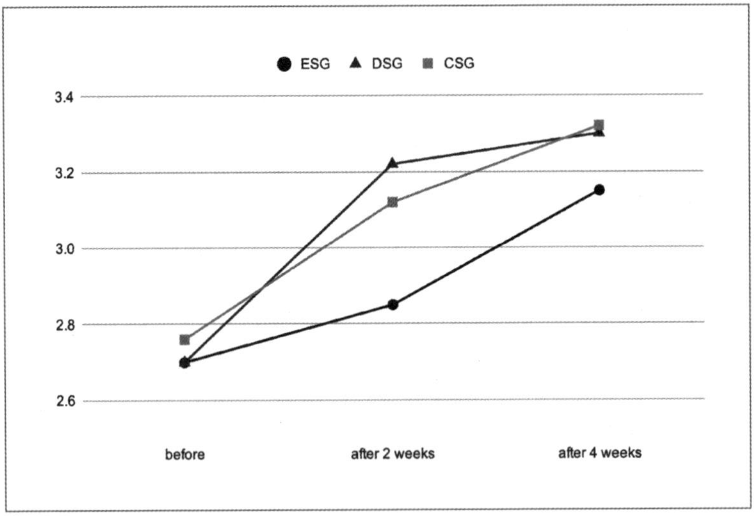

Effects of Gamipaimo-tang on QLQAKA in Patients Groups Classified by Deficiency-Excess Differentiating Syndromes

3개월에 한 번 정도는 한약으로 치료를 받는 편이 좋다.

한약을 4주간 복용하고 천식 증상이 호전되었다가 4개월 후 다시 재발하였다. 한약을 먹고 나서 완치가 된 줄 알았는데 도대체 얼마나 자주 한약을 먹어야 하는가? 천식을 관리해 나가다 보면 누구나 겪는 과정이다.

사실 한약을 일정 기간 복용하고 나서 두 번 다시 재발하지 않게 되면 제일 좋지만 성인 천식의 경우 그런 결과를 얻기는 상당히 힘이 든다. 물론 소아천식의 경우는 얘기가 다르다. 경증의 천식 환자분들의 경우에는 한약으로 4주간 치료 후에 6개월 이상을 별다른 불편함 없이 생활하는 경우도 많이 있다. 그러나 지속적인 천식 증상이 있는 만성적인 천식 환자의 경우에는 어떻게 복용을 시키는 것이 좋은가에 대한 해답을 얻기 위하여 지금도 연구 중이다. 그래서 아주 최근의 연구결과를 알려 드리도록 하겠다. 모든 환자분이나 모든 한약처방에 동일하게 적용되는 것은 아니다.

폐기능 검사 결과 4주간의 한약 치료 후 치료 전에 비하여 유의성 있는 호전을 보였다. 그리고 치료를 중단하고 3개월 후에 다시 폐기능 검사를 실시하였다. 그 결과 치료를 중단하기 전에 비하여 유의하게 악화되었다. 그러나 폐기능 검사는 어느 일정 시점에서의 그 환자의 상태를 반영할 뿐 그동안 환자의 전체적인 상태를 전부 반영할 수는 없다. 그래서 폐기능 검사 결과 이외에 환자들의 삶의 질을 평가하였는데 4주간의 한약 치료 후 의미 있는 호전을 보였으나 3개월 후에 치료를 중단하기 전에 비하여 급격한 감소를 보였다. 그러나 치료 전에 비하여 높은 삶의 질을 유지하고 있었다. 이상의 연구결과 4주간의 한약치료 후 3개월 정도가 경과하면 다시 한약을 복용할 필요가 있다고 판단된다.

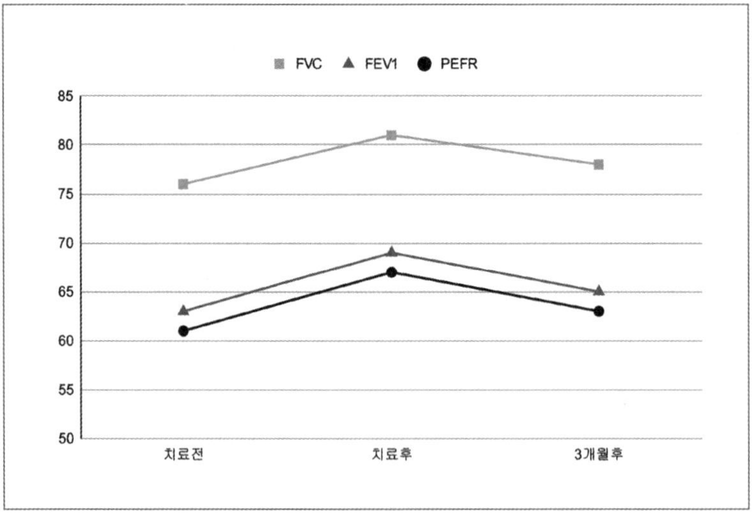

Effects of Chungsangboha-tang on PFT

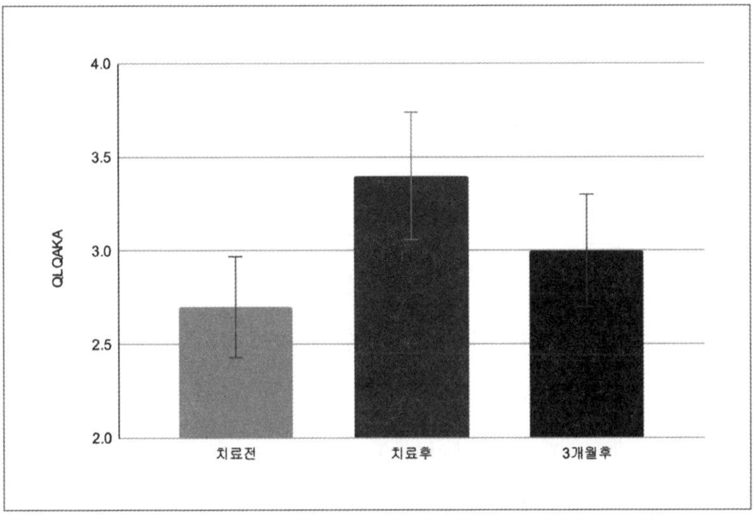

Effects of Chungsangboha-tang on QLQAKA

한약을 복용하면 스테로이드로부터 탈출할 수 있다.

우선 정답부터 말하면 스테로이드로부터 탈출할 수 있다. 필자는 막연하게 될 것이라는 얘기를 하는 것이 아니다. 많은 환자분들이 한약을 복용함으로써 한약을 복용하기 이전의 기관지 확장제나 흡입용 스테로이드제의 사용 횟수보다 훨씬 적은 횟수를 사용하고도 전보다 호전된 경우를 많이 경험하였고 지금도 수없이 경험하고 있다. 특히 속효성 기관지 확장제를 남용하여 생기는 부작용(진전, 빈맥, 불안 등의 증상)이 사라지게 되고 흡입용 스테로이드제의 사용을 줄임으로써 각종 부작용은 최소화하면서도 효과는 극대화할 수 있다.

스테로이드제의 사용을 줄이는 효과를 스테로이드 절약 효과(steroid sparing effect)라고 하여 필 학회에 발표한 적이 있다. 연구결과 만성 천식의 대표적인 처방인 청상보하탕(淸上補下湯)을 투여 전에 13명의 환자가 흡입용 스테로이드제(ICS)를 사용하였으나 청상보하탕을 4주간 투여 후에는 8명은 흡입용 스테로이제(ICS)를 사용하지 않고도 4주 동안 별다른 필요성을 느끼지 못하였으며 5명의 환자는 간헐적 사용을 하였으나 평소의 절반 이상을 감량하였다.

이상의 결과가 스테로이드 절약 효과(steroid sparing effect)라고 할 수 있는 이유는 다음과 같다. 흡입용 스테로이드제(ICS)를 사용하다가 중단하면 천식이 악화될 가능성이 있다. J Immunol에서 4주 내지 10주 동안 흡입용 스테로이드제(ICS)로 천식을 조절하다가 이를 중단한 후 천식이 악화됨을 보고하였다. 특히 Krann 등은 J Allergy Clin Immunol에서 1일 400㎍ 부데소나이드(budesonide)를 8주간 흡입치료 후 부데소나이드(budesonide)를 중단하였을 때 2주 이내에 기도 직경 및 기도과민성이 흡입치료 이전 상태로 되돌아간다고 보고하였다. 따라서 청상보하탕을 복용하고 나서 흡입용스테로이드제(ICS)를 4주 동안 사용하지 않거나 줄일 수 있었다는 것은 청상보하탕의 스테로이드 절약 효과(steroid sparing effect)에 대한 충분한 증거라고 생각되는 부분이다.

지금까지 흡입용 스테로이드제와 속효성 기관지 확장제, 항류코트리엔제로 자녀들의 천식 관리를 하면서 최선을 다했다고 생각하는 부모님들은 이제 가까운 한의원에서 한의학적인 방법으로 천식을 같이 관리해보면 당신의 자녀들의 일생이 달라지는 것을 경험할 것이다.

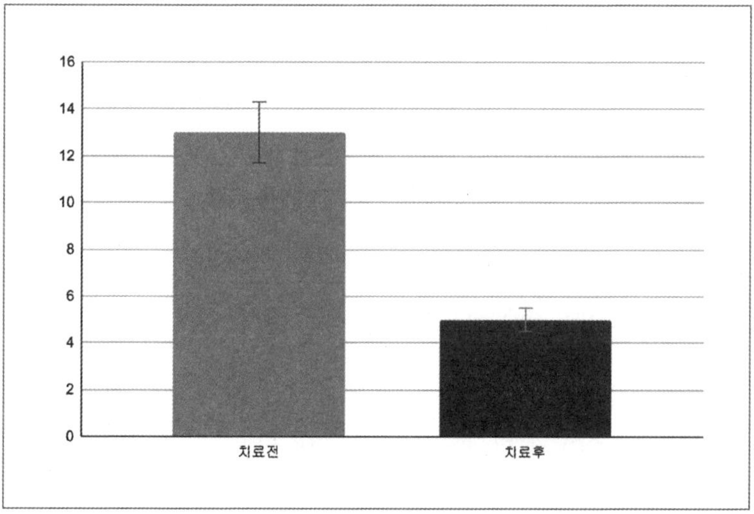

청상보하탕의 스테로이드 절약 효과(Steroid Sparing Effects)

스테로이드제를 쓰던 환자군은 한약의 효과가 더디 난다.

우선 환자분의 상태를 정확하게 파악할 필요가 있다. 흡입용 스테로이드제뿐만 아니라 경구용 스테로이드제를 쓸 수밖에 없을 정도로 심각하게 나쁜 상태에서 아무런 대책도 없이 경구용 스테로이드제를 단번에 중단하는 것은 아주 심각한 부작용을 초래할 수 있다. 많은 의사 분들이 우려하는 바가 이런 내용이다. 하지만 이는 천식과 알레르기 질환을 제대로 공부한 한의사에게 진료를 받는다면 걱정을 하지 않아도 좋다. 환자가 갑자기 양약의 투약을 끊는다고 앞서나가도 한의사가 먼저 말릴 것이기 때문이다. 차근차근 조금씩 줄여나가서 갑자기 투약을 중단함으로써 생기는 부작용을 막는 것은 기본 중의 기본이다.

스테로이드제에 대한 필자의 연구결과로는 스테로이드제를 쓰고 계신 분들이 전혀 안 쓰고 계신 분들보다 평상시 느끼는 삶의 질이 더 높았다. 즉 그만큼 스테로이드제는 항염증 작용을 가지고 있기 때문에 단기간 환자들의 삶의 질을 높여 주는 것은 부정할 수 없는 사실이다. 하지만 과연 장기간 투여했을 때 천식을 완치시키는 방향으로 만성적인 염증을 호전시킬 수 있는가 하는 질문에는 그렇지 않기 때문에 자꾸 한방치료에서 답을 찾으라고 얘기하고 있는 것이다.

천식 환자들에게 동일한 기간 동안 한약으로 치료했을 때, 폐기능 검사 결과상 흡입용 스테로이드제를 안 쓰던 군은 통계적으로 유의성 있는 호전을 보였으나 흡입용 스테로이드제를 쓰던 군은 전혀 의미 있는 변화가 없었다. 그러나 흡입용 스테로이드제를 쓰던 환자군(ICSG)의 경우에도 환자 자신이 느끼는 삶의 질에는 현저한 효과가 있었다.

필자의 단기간의 연구결과, 평상시 흡입용 스테로이드제를 장기간 사용한 환자의 경우 한약으로 4주간 치료 시 환자가 느끼는 자각 증상과 삶의 질은 분명히 호전되었다. 흡입용 스테로이드제를 쓰고 있지 않던 환자군(NICSG)은 당연히 삶의 질이 호전되었다. 흡입용 스테로이드제나 경구용 스테로이드제를 쓰고 있는 환자의 경우 왜 이렇게 폐기능 검사 상의 의미 있는 변화를 보이지 않고 삶의 질에서는 향상을 보이는 것일까? 아마도 이것은 환자의 기도개형(airway remodeling)에 기인한 가능성이 높을 것으로 생각이 된다. 만성적인 천식 환자의 경우 흡입용 스테로이드제를 쓰고 계신 환자분들이 안 쓰고 계시던 환자분들에 비해 치료 효과가 더디 나타나는 것은 사실일 것으로 생각된다.

		치료전	치료후	p-value
steroid 비투여군	FVC	73.04 ± 17.80	77.43 ± 16.64	0.023
	FEV1.0	58.17 ± 19.17	65.61 ± 20.24	0.012
	PEFR	55.30 ± 20.01	65.22 ± 26.54	0.003
steroid 투여군	FVC	86.15 ± 16.84	86.31 ± 18.92	ns
	FEV1.0	72.23 ± 23.47	71.54 ± 26.25	ns
	PEFR	65.85 ± 24.62	65.62 ± 24.34	ns

ns : non-significant(의미 없음)

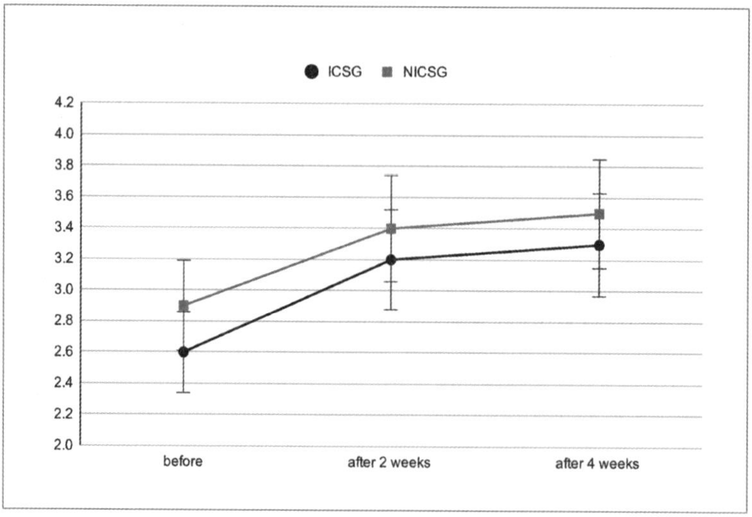

청상보하탕의 삶의 질에 대한 효과

출발점이 다르면 결승점까지 달리는 시간도 달라야 한다.

만성적인 천식 환자의 경우 흡입용 스테로이드제를 쓰고 계신 환자분들이 안 쓰고 계시던 환자분들에 비해 치료 효과가 더디 나타날 가능성에 대해 앞에서 언급하였다. 이런 사실을 모르고 같은 초등학교에 다니는 A군과 B군이 천식으로 치료를 받은 적이 있다.

A군은 치료 후 경과가 좋아서 8주 정도 지나고 나자 속효성 기관지 확장제를 전혀 쓰지 않을 정도로 호전되었고 전에는 1주에 1회 정도는 천식발작이 있던 것이 그 후 6개월이 경과하도록 전혀 천식발작을 하지 않아서 A군의 부모님이 아주 좋아했었다.

반면에 A군의 소개로 온 B군의 경우 내원 당시 천식발작 때 흡입용 스테로이드제에 잘 반응하지 않아서 경구용 스테로이드제를 복용하고 있던 학생이었다. B군은 A군과 달리 치료과정 중에 2~3회의 가벼운 천식발작이 있었다. 그런데 B군의 부모님은 A군에게는 약을 잘 지어 주셨는데 자기 아이에게는 약이 잘 맞지 않는 것이 아니냐고 물었다. B군 같은 경우 치료를 시작할 당시의 몸의 상태가 A군과는 확실히 달랐기 때문에 치료 경과나 기간도 다를 수밖에 없다는 것을 부모님께 설명을 드렸고 B군의 부모님도 이해를 하였기 때문에 B군의 경우 A군보다 더 장기간 관리를 받았다. 물론 현재는 아주 좋아진 상태다.

필자가 경희대 한의학과를 다닐 때의 일이다. 당시에는 학교 앞에서 자취를 하고 있었는데 필자는 수학은 남들보다 조금 하는 편이라서(^^) 수학 과외로 나름대로 용돈을 짭짤하게 벌고 있을 때였다. 한번은 강남의 모 고등학교 학생들을 가르쳤는데 한 학생은 중위권 학생이었고 나머지 한 학생은 하위권 학생이었다. 6개월을 가르친 뒤에 중위권 학생은 수학 성적이 몰라보게 좋아져서 수학시험을 반에서 2등을 하였다. 반면 하위권 학생의 경우 고등학생이지만 중학교 과정도 잘 모르는 것이 많아서 기본기를 잡아주기 위해 가르치면서 노력은 2배로 들었지만 별로 성적이 오르지 않았다. 반에서 2등 한 집에서는 특별보너스까지 받았으나 별로 성적이 오르지 않은 집에서는 정리해고(?)가 되었다. 재미있는 일은 정리해고된지 4개월이 지나서 겨울방학이 시작될 무렵이었다. 정리해고된 집에서 갑자기 전화가 왔었다. 부모님의 말씀인즉 같은 학교 친구 중에 중위권에 머물러 있던 학생이 반에서 1~2등을 다툴 정도로 성적이 향상되었기 때문에 그 당시 학교에서 화제였던 모양이었다. 그래서 누구에게 배웠는지 수소문해서 다시 연락을 하려고 보니 나여서 깜짝 놀랐다고 한다.

여기서 하나 배울 점이 있다. 출발점이 다르면 분명 결승점까지 달리는 시간도 달라야 한다는 평범한 진리를 많은 분들이 알면서도 자꾸 모르는 척 외면하려고 한다는 사실이다. 천식을 비롯한 모든 어려운 질환의 치료과정도 바로 이와 전혀 다르지 않다. 원래 남의 떡이 커 보이고 남의 과외선생님이 좋아 보이는 법이다. 지금 책을 읽고 있는 독자분들도 한번 반성해 볼 일이다. 혹시 참을성 없이 병원을 바꾸면서 닥터쇼핑을 하고 있지는 않은가. 바로 지금 당신의 눈앞에서 당신을 위해 열심히 진료해 주는 선생님이 명의인데도 멀리서 명의를 찾고 있는 것은 아닌지 말이다.

소아청소년 키성장 · 성조숙증 클리닉

초판 1쇄 인쇄 2022년 10월 25일
초판 1쇄 발행 2022년 10월 25일

저자 황우석, 황만기
펴낸이 권우석
책임편집 정윤정
펴낸곳 도토리
주소 경기도 고양시 덕양구 행주산성로 144번길 70

메일 dotorimedia@naver.com
블로그 blog.naver.com/dotorimedia

ISBN 979-11-91733-23-5

※ 값은 뒷표지에 있습니다.

※ 잘못된 책은 구입하신 곳에서 바꾸어 드립니다.

이 도서는 한국출판문화산업진흥원의 '2022년 중소출판사 출판콘텐츠 창작 지원 사업'의 일환으로 국민체육진흥기금을 지원받아 제작되었습니다.